ハヤカワ文庫NF
〈NF519〉

幻覚の脳科学
見てしまう人びと

オリヴァー・サックス
大田直子訳

早川書房
8164

日本語版翻訳権独占
早　川　書　房

HALLUCINATIONS
by
Oliver Sacks

Translated by
Naoko Ohta
Published 2018 in Japan by
HAYAKAWA PUBLISHING, INC.
This book is published in Japan by
direct arrangement with
THE WYLIE AGENCY (UK) LTD.

ケイトに捧ぐ

目次

幻覚の脳科学

見てしまう人びと

はじめに

「幻覚（hallucination）」という言葉が一六世紀初頭に初めて使われたときは、「さまよう心」というほどの意味しかなかった。一八三〇年代になってようやく、フランスの精神科医ジャン＝エティエンヌ・エスキロールが、この言葉に現在の意味を与えた。それ以前、いま私たちが幻覚と呼んでいるものは、ただ「亡霊（apparition）」と呼ばれていた。「幻覚」という言葉の厳密な定義は、いまだに状況によってかなり異なるが、その理由はおもに、幻覚と誤知覚と錯覚の境界線を見定めるのが、必ずしも容易ではないことにある。しかし大まかに言うと、幻覚は外的現実がまったくないのに生まれる知覚、つまりそこにないものを見たり聞いたりすることである。(1)

知覚はある程度共有できる。そこに木があることに、あなたと私が同意することはありえる。しかし私が「そこに木が見える」と言い、あなたにそれらしいものが見えなければ、あなたは私の「木」は幻覚、つまり私の脳か心がつくり上げたものであって、あなたにもほかの誰にも知覚できないと考える。しかし幻覚を感じている者にとって、幻覚はとてもリアルに思える。自分をとりまく外の世界に出現する、その現われ方をはじめ、あらゆる点で知覚にそっくりなのだ。

幻覚には、とかくぎょっとさせられる。部屋の真ん中の巨大なクモや、身長一五センチの小人など、現われるものそのものが予想外なせいもあるが、もっと根本的に「他者との合意による確認」が得られないせいだ。自分に見えているものがほかの誰にも見えていなくて、巨大なクモや小人たちは「自分の頭のなか」にいるのだと気づいて、ショックを受ける。

三角形、友だちの顔、エッフェル塔など、ごくふつうのイメージを思い浮かべるとき、そのイメージは自分の頭のなかにある。幻覚のように外界に現われることはなく、知覚や幻覚にある細かい属性はない。そのような自発的イメージは、自分でつくり出すものであり、好きなように修正できる。それにひきかえ、幻覚に対して人は受け身で、それを自分ではどうすることもできない。幻覚は勝手にあなたの身に起こる——あなたの好きなようにではなく、向こうの好きなように現われたり消えたりするのだ。

偽幻覚と呼ばれるかたちの幻覚もある。外界に現われるのではなく、言ってみれば、まぶたの内側に見えるのだ。このような幻覚はよく、目を閉じて眠りに落ちそうなときに起こる。しかしこのまぶたの内側に見えるものも、幻覚がもつほかの特徴をすべて備えている。不随意で、コントロールできず、色や細部が異常だったり、異様な形で奇妙に変形したりする場合もあって、通常の視覚心像とはまったくちがう。

幻覚は誤知覚や錯覚と共通するところもあるだろう。誰かの顔を見ていて、顔の半分しか見えない場合、これは誤知覚だ。状況がもっと複雑になると、区別はあいまいになる。目の前に立っている誰かを見ていて、人影が一つではなく、そっくりの人影が五つ並んで見える場合、この「多視《ポリオピア》」は誤知覚か、それとも幻覚なのか？　誰かが部屋を左から右へ横切るのが見えて、そのあと何度もまったく同じ方向に部屋を横切るのが見えたら、このような繰り返し（「反復視《パリノプシア》」）は知覚異常か、幻覚か、それとも両方？　幻覚が何もないところからつくり上げられるのに対し、そもそも何か――たとえば人影――がある場合、そのような現象を誤知覚または錯覚と呼ぶ傾向がある。しかし私の患者の多くは、明白な幻覚と錯覚と複雑な誤知覚を経験していて、そのあいだに境界線を引くのが難しい場合もある。

幻覚現象は人間の脳ができたときから起こっていると思われるが、それに対する私たちの理解は、この二～三〇年で大幅に進んだ。[2]この新たな知識はとくに、脳を画像化して、人が幻覚を起こしているあいだの脳の電気的活動や代謝活動をモニターできるようになって得られたものだ。そのような技術が、（手術を必要とする難治性癲癇《てんかん》患者への）電極埋め込みの研究に加わったおかげで、多様な幻覚それぞれの原因になる脳の部位が明確になっている。たとえば、ふつうは顔の認識に関与する右下側頭葉《みぎかそくとうよう》が異常に活性化されると、顔の幻覚を見るようになることがある。脳の反対側には、本来なら読字に使われる領域、紡錘状回内の視覚性単語形状領域がある。ここが異常に刺激されると、文字や擬似語の幻覚が生まれる可能性性がある。

従来の神経学の基盤となっている、事故や病気による障害や喪失が負の症状なのに対して、幻覚は「正の」現象だ。幻覚現象の研究はしばしば、その現象に関連する脳の構造とメカニズムが何かをつきとめることを目指すので、脳の機能に関して、より直接的な洞察を可能にするかもしれない。

幻覚は昔から、私たちの精神生活や文化に重要な役割を果たしてきた。実際、幻覚体験がどの程度まで芸術や民間伝承や宗教の誕生にかかわっているのか、考えずにはいられない。片頭痛などの病気のときに見られる幾何学模様が、アボリジニ芸術のモチーフになっているのでは？（けっして珍しくない）小人の幻覚が、民間伝承の小人や小鬼や妖精を生んだのでは？　邪悪なものに捕らえられてあえいでいる恐ろしい悪夢の幻覚が、悪魔や魔女、あるいは敵意に満ちた異星人の概念が生まれるのに関係しているのでは？　ドストエフスキーが経験したような「恍惚感をともなう」癲癇発作が、神の観念の創出に一役買っているのでは？　体外離脱体験があるから、人は魂が肉体を離れられると感じるのでは？　幻覚に実体がないから、人は幽霊や魂を信じるのでは？　なぜ、既知の文化はすべて幻覚を起こす薬物を見つけ出し、それを何よりもまず神聖な儀式に使ったのだろう？

これは目新しい考えではない。一八四五年にアレクサンドル・ブリエール・ド・ボワズモンが、幻覚に関する初の体系的医学書の「幻覚と心理学、歴史学、倫理観、および宗教との関係」というタイトルの章で、そのような考えについて探究している。ウェストン・ラ・バールやリチャード・エヴァンズ・シュルテスなどの人類学者は、世界中のさまざまな社会における幻覚の役割を記録している。(3) 当初は神経系の気まぐれに思えたものが文化的に重要であることを、私たちがだんだんに、広く深く理解するようになっただけなのだ。

（幻覚の一種とも言える）夢の領域は広大で興味深いが、この本では、一部の幻覚がもつ夢に似た性質と、ある種の発作で起こる「夢幻状態」に触れるほかは、ほとんど論じないつもりだ。夢幻状態と幻覚の連続性を主張する人もいる（とくに入眠時と出眠時の幻覚はそうかもしれない）が、一般的に、幻覚は夢とは別物である。

幻覚はたいてい、想像や夢や空想のような創造性、あるいは知覚のような細部の生々しさと外在性があるように思える。しかし、それぞれと神経生理学的メカニズムの共通点はあるかもしれないが、幻覚はそのどれでもない。幻覚は、他に類のない特別なカテゴリーの意識であり、精神生活なのだ。

統合失調症患者がしばしば経験する幻覚も、それだけをテーマにした本で別に考えなくてはならない。なぜなら、その幻覚は、統合失調症患者の深く変容した内面生活と生活環境から切り離せないからだ。したがって、この本では統合失調症の幻覚についてはあまり触れず、「器質性」精神病――時として譫妄《せんもう》、癲癇、薬物使用、特定の内科的疾患をともなう一過性精神病――で起こりうる幻覚に重点を置く。

多くの文化は幻覚を、夢と同じように特別な意識状態と見なし、到達できるのは幸運なことと考えて、精神修養、瞑想、薬物、または孤独によって、積極的に求めている。しかし現代の西洋文化においては、狂気の兆候か、脳に悲惨なことが起こる前触れとされることのほうが多い――大部分の幻覚には、そのような暗い意味合いはないのだが。幻覚はひどく不名誉なことであり、患者はたいてい自分の幻覚体験を認めたがらない。友だちだけでなく医者にも、自分が正気を失いつつあるのだと思われるのがいやなのだ。私はとても幸運なことに、診療室でも、（ある意味で診療室の延長と考えている）読者との手紙のやり取りでも、自分の経験を喜んで話してくれる人々に大勢出会ってきた。その人たちの大部分は、自分が話をすることで、幻覚というもの全体を取り巻くつらい誤解が解けてほしいと言っている。

だから私はこの本を、幻覚体験とそれが体験者におよぼす影響を語る、幻覚の自然経過記録、またはアンソロジーのようなものと考えている。なぜなら、幻覚の力を理解するには、当人による一人称の記録によるほかないからだ。

医学的分類（失明、感覚遮断、ナルコレプシーなど）によって整理されている章もあれば、感覚様相（聴覚、嗅覚など）によって整理されている章もある。しかしこのような分類には、重なる部分や相互につながる部分がたくさんあり、同じような幻覚がさまざまな状況下で起こる可能性もある。したがってこの本では、幻覚体験の幅広さと多様さが感じられ、人間のありようの根幹を伝えられると思う実例を示している。

（注1）私が気に入っている定義はウィリアム・ジェイムズが一八九〇年に『心理学の諸原理』で述べているものだ。「幻覚は、厳密に感覚的なタイプの意識であり、そこに現実の物があるかのような、しっかりした真の感覚である。たまたまそこに物がないだけだ」。ほかにも大勢の研究者が独自の定義を提案しており、ジャン・ダーク・ブロムは百科事典のような『幻覚辞典』に多数収録している。

（注2）ほかの動物に幻覚が起こるかどうかは確証がないが、ロナルド・K・シーゲルとマレー・E・ジャーヴィックが論評で述べているように、自然界だけでなく実験動物で「幻覚様行動」が観察されている。

（注3）ラ・バールは一九七五年に発表した論文で、幻覚に関する人類学的視点を広く再考している。

第1章　静かな群衆――シャルル・ボネ症候群

二〇〇六年一一月も末のある日、私は勤めている老人ホームから緊急の電話連絡を受けた。入居者の一人でロザリーという九〇代の婦人が、突然幻を見るようになり、どうしようもなくリアルに思われる妙な幻覚を感じているというのだ。看護師は彼女を診てくれと精神科医に電話をしたのだが、問題が神経学的なもの、ひょっとするとアルツハイマーか脳卒中ではないかとも考えていた。

私は到着してロザリーとあいさつしたとき、彼女が全盲だと知って驚いた。看護師はそのことを何も言っていなかったのだ。数年間、まったく何も見えていなかったのに、いま目の前に幻が「見えて」いる。

「どういうものですか？」と私は訊いた。

「東洋風の衣装を着た人たち！」と彼女は大きな声で言った。「ゆったりしたドレスで、階段を上がったり下りたりしていて……男性が私のほうを向いてにっこりするけど、口の端に大きな歯が見えるんです。それに動物も。この場面が白い建物と一緒に見えていて、そして雪が降っています。柔らかい雪がクルクル回っていますね。馬が（きれいな馬ではなくて役馬が）見えて、雪を掻き捨てる装具を引っ張っていて……でも切り替わり続けていて……子どもが大勢見えます。階段を上ったり下りたり。東洋の衣装みたいな明るい色、バラ色やブルーを着ています」。彼女はそんなシーンを数日にわたって見ていた。

私はロザリーを観察していて、（ほかの多くの患者と同じように）幻覚を見ているあいだの彼女が目を開けていて、何も見えないのに、まるで実際の光景を見ているかのように目があちこち動くことに気づいた。これは、私より先に看護師も気づいていたことである。そのように目を向けたり走らせたりする状態は、場面を想像するときには起こらない。たいていの人は、何かを思い浮かべたり、心のなかのイメージに集中したりするとき、目を閉じるか、または何を見るでもないぼんやりした視線になる傾向がある。コリン・マッギンが著書『マインドサイト』で述べているように、人は自分の心像のなかに意外なものや斬新なものが見つかるとは思わないが、幻覚は驚きに満ちていることがありえる。幻覚はたいてい心像よりはるかにディテールが豊かで、じっくり眺めて検討したくなる。

ロザリーによると、彼女の幻覚は夢というより「映画のよう」だという。映画のように、心を奪われることもあれば、退屈なときもある（「例によって上ったり下りたりばかり、いつも東洋風の衣装ばかり」）。来ては去り、彼女には何の用もないように思われた。無声の画像で、向こうは彼女に気づいていないようだ。異様に静かなことを除けば、その人たちはとてもリアルで、確実にそこにいるように見える。ただし映像のようにうっぺらに見えることはある。しかし、彼女はこのような経験をしたことがなかったので、「私は頭がおかしくなっているのかしら？」と考えずにはいられなかった。

私はロザリーにじっくり質問したが、精神錯乱や妄想を思わせるものは何も見つからなかった。検眼鏡で目をのぞき込むと、網膜の著しい劣化は見えたが、ほかに異常はない。神経学的には彼女は完璧に正常であり、年齢のわりにとてもはつらつとした勝ち気な老婦人だ。私は彼女の脳と心の状態について言って聞かせた。「あなたは本当にまったく正気のようですよ」。妙な話だが、目の見えない人や視覚に障害のある人が幻覚を見るのは珍しくはなく、その幻影は「精神病」ではなく、視覚を失ったことへの脳の反応なのだと、私は彼女に説明した。彼女はシャルル・ボネ症候群と呼ばれる病気だった。

ロザリーはこの説明を聞いて、失明してから数年たったいま、なぜ幻覚が始まったのか不思議がった。しかし自分の幻覚は広く認められている病気の症状であり、その病気には名前さえあると聞いてとても喜び、自信を取りもどした。彼女は胸を張って立ち、こう言った。「看護師たちに言ってくださいね、私はシャルル・ボネ症候群なんだって」。そして尋ねた。「そのシャルル・ボネって、誰なんですか？」

シャルル・ボネは一八世紀のスイスの博物学者で、昆虫学からポリプなど微小動物の生殖と再生まで、幅広い研究を行なった。目の病気のせいで最愛の顕微鏡を使えなくなると、植物学に転向して光合成についての先駆的実験を行ない、そのあと心理学へ、そして最終的に哲学へと転じた。祖父のシャルル・リュランが視力の衰えとともに「幻」を見るようになったと聞いたボネは、詳しい説明を口述してくれと頼んだ。

ジョン・ロックは一六九〇年に出版した『人間知性論』で、人の心は感覚からの情報を受け取るまで白紙の状態だという考えを述べている。このいわゆる「感覚論」は、ボネをはじめ一八世紀の哲学者や理性論者におおいに好まれた。さらにボネは、脳を「複雑な組成の器官、より厳密に言うと、種々の器官の集まり」ととらえ、その種々の「器官」すべてに独自の専門機能があるとしていた（当時、脳は構造と機能が分化していない均質なものと一般に考えられていたので、そのように脳をモジュールとする見方は先鋭的だった）。したがってボネは祖父の幻覚を、自分が脳の視覚器官と主張するものが引き続き活動している結果だと考えた。もはや感覚を利用できないので、記憶を利用して行なわれる活動だというのである。

のちに自分自身の視力が弱ったとき、同じような幻覚を経験したボネは、さまざまな感覚と精神状態の生理学的基盤について考察した一七六〇年刊行の著書『心の機能に関する分析（*Essai analytique sur les facultés de l'âme*）』で、リュランの経験を簡単に説明しているが、ノート一八ページにわたるリュランの報告書の原本は、そのあと一五〇年近く行方不明になっていて、二〇世紀初頭になってようやく見つかった。最近、ダウエ・ドラーイスマがリュランの談話を翻訳し、著書『アルツハイマーはなぜアルツハイマーになったのか——病名になった人々の物語』（鈴木晶訳、講談社）で、シャルル・ボネ症候群の詳しい病歴に収録

している。(1)

ロザリーとちがって、リュランはまだいくらか視力が残っていて、彼の幻覚は現実に見えているものに重ね合わせられていた。ドラーイスマはリュランの話を次のように要約している。

一七五八年二月、奇妙なものが彼の視界に漂うようになった。始まりは四隅に小さな黄色い丸のついた青いハンカチのようなものだった。……ハンカチは彼の目の動きについてくる。壁、ベッド、タペストリー、何を見ていても、部屋にある平凡な物すべてをハンカチがさえぎってしまう。リュランは完全に正気で、本当に青いハンカチがそこを漂っていると考えることはなかった……。

八月のある日、孫娘が二人、彼に会いに来た。リュランはマントルピースと向き合ったアームチェアにすわり、孫娘は彼の右側にいた。すると左から二人の若い男が現われた。赤とグレーの上等なマントを着て、帽子には銀色の縁取りがしてある。「おまえたち、とてもハンサムな紳士を連れてきたんだね! なぜ一緒に来ると言わなかったんだい?」。ところが娘たちは誰も見えないと断言した。ハンカチと同じように、二人の男性の像は少しして消え去った。そのあと数週にわたって、大勢の架空の訪問者があり、全員が女性だった。美しく髪を整えていて、頭の上に小さい箱を乗せている人もいた……。

少しあとで、リュランが窓のそばに立っていると、馬車が近づいてくるのが見えた。隣人の家の前で止まり、彼が驚いて見ていると、馬車は各部の大きさのつり合いがとれたままどんどん大きくなっていき、とうとう地上九メートルほどの家のひさしと同じ高さになった。……実にさまざまな光景が見えることに、リュランはびっくりした。たくさんの小さい点が突然ハトの群れになったこともあれば、ヒラヒラと舞うチョウの群れになったこともある。埠頭のクレーンで吊り下げられているみたいに、回転する輪が空中に浮かぶのが見えたこともある。街を散歩していたとき、立ち止まって巨大な足場に見とれて、そのあと家に帰ると、居間に同じ足場が高さ三〇センチ足らずのミニチュアで見えた。

リュランが気づいたように、シャルル・ボネ症候群の幻覚は現われては消えるもので、彼の場合、数カ月続いたあと永遠に消え去った。

ロザリーの場合、幻覚は現われたときと同じくらい不思議なことに、二〜三日後に治まった。ところがほぼ一年後、私はまた看護師から電話を受け、彼女が「ひどい状態」だと言われた。診察に行くと、ロザリーは開口一番こう言った。「突然、青天の霹靂《へきれき》で、シャルル・ボネが仕返しにもどって来たんです」。彼女の説明によると、二〜三日前に「人影が歩き回るようになって、部屋いっぱいに見えるんです。壁が大きな門に変わって、何百という人々が押し寄せ始めました。女性は着飾っていて、きれいな緑色の帽子をかぶり、金色の縁取りのある毛皮を着ているのですが、男性が恐ろしいんです。大きくて、恐ろしくて、みすぼらしい身なりで、だらしなくて、話をしているみたいに唇が動いています」。そのさなか、幻はロザリーにとってまさに現実に思えた。彼女は自分がシャルル・ボネ症候群であることを忘れかけていた。「とても怖かったので、何度も叫んでしまいました。『この人たちを部屋から追い出して、門を開けて！　追い出して！　そして門を閉めて！』」。彼女は看護師がこう言うのを聞いた。「彼女は正気じゃないわ」。

三日たったいま、ロザリーは私に言った。「また現われたきっかけはわかる気がします」。彼女の話によると、週の前半にとてもストレスの多い疲労困憊の時間を過ごしたのだという。ロングアイランドの胃腸専門医の診察を受けるために、炎天下を長々と移動し、その途中であおむけに転倒してしまったのだ。何時間もあとに帰ってきたときは、ショックを受け、脱水状態で、いまにも倒れそうだった。彼女は寝かされ、深い眠りに落ちた。翌朝目が覚めると、恐ろしい人々の幻が部屋の壁を通り抜けて入ってきて、それが三六時間続いた。そのあと多少気分がよくなり、何が起きているかを理解する分別を取りもどした。その時点で、彼女は若いボランティアに、インターネットでシャルル・ボネ症候群の説明を検索し、そのコピーを老人ホームのスタッフに渡して、ことの真相を教えるように指示した。

それから二～三日のうちに、彼女の幻はかなり弱くなり、人と話をしたり、音楽を聞いたりしているときには、まったく見えなくなった。彼女が言うには、幻覚は前より「内気」になって、いまでは晩に静かにすわっているときだけ現われる。私はプルーストが『失われた時を求めて』のなかで、コンブレーの教会の鐘について、日中にはその音が小さくなり、昼の騒音と大声がやんだときにしか聞こえないことを語ったくだりを思い出した。

シャルル・ボネ症候群（CBS）は、一九九〇年以前はまれなものと考えられていた。医学文献に診療例がわずかしかなかったのだ[2]。私にはこれが妙なことに思えた。老人ホームや養護施設で三〇年以上働いていて、シャルル・ボネのような複雑な幻視を経験する、目がほとんどまたはまったく見えない患者を大勢診てきたからだ（おもに音楽の幻聴を経験する、耳がほとんどまたはまったく聞こえない患者も、同じくらい大勢いる）。CBSは実は、文献が示しているよりはるかによく生じているのではないか。CBSはいまだに医者にさえもあまり認識されていないので、かなり多くの症例が見落とされるか、誤診されていることはおおいに想像できるが、最近の研究はCBSが実はかなりよくあることを裏づけている。オランダで視覚障害のある高齢者六〇〇人近くを研究しているロベルト・テウニッセらが、人、動物、光景のような複雑な幻覚を見ている人が一五パーセントいて、像や光景にはなっていないが形、色、たまに模様が見える単純な幻覚を経験する人は八〇パーセントもいることを発見している。

CBSの大半の症例は、このような初歩レベルの単純なパターンや色にとどまっているのだろう。この種の単純な幻覚を（おそらく一時的に、またはたまに）見る患者は、医師の診察を受けるときに報告するほど、気に留めたり記憶したりしていないのかもしれない。しかし、もっとしつこい幾何学的な幻覚を見る人もいる。黄斑変性《おうはんへんせい》をわずらうある老婦人は、私がそのような問題に関心を持っていると知って、視覚に障害が出始めた最初の二年間、どんなふうに見えたかを説明してくれた。

大きな光の点がグルグル回ってから消えて、そのあと色つきの旗がはっきり見えて……まさにイギリス国旗のようでしたよ。どこから来たのかはわかりません。……最後の数カ月は六角形が見えて、たいていピンク色の六角形でした。最初、六角形の内側にもつれた線と、黄色やピンクや薄紫や青の小さいボールもありました。いまは浴室のタイルにそっくりの黒い六角形だけです。(3)

CBS患者の大半は、自分が幻覚を見ていることに(たいていは幻影があまりに場ちがいなので)気づくが、リュランの孫娘についてきた「ハンサムな紳士」のように、もっともらしくて状況に合っている幻覚もありえるので、そのような場合、少なくとも最初は現実ととらえられることもある。(4)

もっと複雑な幻覚の場合、顔が見えるのはよくあることだが、ほとんどが見知らぬ顔である。患者のひとりであるデイヴィッド・スチュワートが未刊の回想録で、このことを述べている。

また幻覚を見た。……今回は顔で、とくに目立ったのは、無骨な船長のような男の顔だ。ポパイではなかったが、そんな感じだ。彼がかぶっている帽子は青くて、ひさしが黒光りしていた。その顔は青白く、頬はかなり丸くて、明るい目に、かなりの団子鼻。前に見たことのない顔だ。風刺漫画ではなく、とても生き生きしているように見えて、知り合いになりたいような人物だった。彼はまばたきせずに、穏やかだが無関心な表情で私を見つめていた。

スチュワートによると、無骨な船長が現われたのは、彼がジョージ・ワシントンの伝記のオーディオブックを聞いているときで、その本には船乗りについてのくだりがあった。さらにスチュワートは、「ブリュッセルで一度——一度だけ——見たことがあるブリューゲルの絵をほぼ再現した」幻覚や、サミュエル・ピープスの自伝を読んだすぐあとに、ピープスが所有していたと思われる馬車の幻覚を見たことがあるとも語っている。

幻覚の顔には、スチュワートの船長のようにわかりやすくて現実味のあるものもあれば、ひどくゆがんでいる顔や、ときには断片からなっている顔もある。鼻が一つ、口の一部、目が一つ、髪の毛の生えた巨大な頭、すべてがでたらめに並べられているのだ。

ＣＢＳ患者が、文字、活字、音符、数字、数学記号、その他の表記の幻覚を見る場合もある。そのような幻視をすべてひっくるめて「テキスト幻覚」という名で呼ばれるが、だいたいにおいて、見えるものは実際に読んだり演奏したりできないデタラメなもので、実にばかげている場合もある。私が手紙のやり取りをしているドロシー・Sは、これも彼女の数あるCBS幻覚の一つだと言っている。

それから単語があります。知られている言語のものではなくて、母音がない単語もあれば、多すぎる「skeeeekkseegsky」みたいなものもあります。すばやく左右に動いて、進んだりもどったりしているので、それを読み取るのは難しいです。……自分の名前の一部や変形版がちらりと見えることもあります。「ドロ」とか「ドルシー」とか。

幻覚のテキストは、明らかに経験と関係していることもある。たとえば、毎年ヨム・キプール（訳注　ユダヤ教の贖罪の日）のあとの約六週間は、壁中にヘブライ文字が見えると手紙に書いてきた男性がいる。緑内障のせいでほぼ失明した別の男性は、「漫画の吹き出し」の中に活字が並んでいるのをよく見るが、単語を読み解くことはできないと報告している。テキスト幻覚は珍しくない。何百人というCBS患者を診てきたドミニク・フィッチェは、その約四分の一は何らかのテキスト幻覚を経験したことがあると推定している。

一九九五年、マージョリー・Jが「楽譜が見える目」なるものについて手紙をくれた。

私は緑内障で視野のおもに下半分が見えない七七歳の女性です。二カ月ほど前、楽譜の線、スペース、音符、音部記号が見え始めました。実際、何を見ていても、失明している部分だけに楽譜が見えるのです。しばらく無視していましたが、ある日シアトル美術館に行って、展示の解説文が楽譜に見えたとき、本当にある種の幻覚が見えているのだとわかりました。

……私はピアノを弾いていて、楽譜の幻覚が現われる前には本気で楽譜に集中し、……それは白内障を摘出する直前で、音符を見るために一生懸命集中しなくてはなりませんでした。クロスワードパズルの四角が見えることもあり……でも楽譜は消えません。視界が失われたことを脳が受け入れず、私の場合は楽譜でそこを埋めているのだと言われました。

やはり優れたアマチュア・ピアニストでもある外科医のアーサー・Sは、黄斑変性で視力が低下しつつある。二〇〇七年、初めて楽譜が「見える」ようになった。その見かけは非常にリアルで、「本当の楽譜と同じように」五線と音部記号が白い背景にはっきり印刷されていて、アーサーは一瞬、脳のどこかがオリジナルの音楽をつくっているのかと考えた。しかしよく見てみると、その楽譜は読むことも演奏することもできないことがわかった。やたらと複雑で、五線が四本だったり六本だったりして、一本の縦棒に六個以上の音符がついたありえないほど複雑な和音や、複数のフラットやシャープが水平に並んでいる。「何の意味もない楽譜の寄せ集め」だと彼は言う。このえせ楽譜の一枚が数秒見えて、突然消え、別の同じくらい無意味な一枚に入れ替わる。この幻覚は、読もうとしている紙や書こうとしている手紙にかぶさってくるなど、わずらわしい場合もあった。

アーサーは数年前から本物の楽譜を読むことができないが、マージョリーと同じように、生涯にわたって音楽と楽譜に浸ってきたことが、自分の幻覚のかたちを決定したのだろうかと考えている。(5)

さらにアーサーは、自分の幻覚は進行するのかどうかも知りたがっている。楽譜を見るようになる前の一年ほどは、もっとはるかに単純なもの、具体的には市松模様が見えていた。視力が衰えるにつれ、楽譜の次はもっと複雑な幻覚、たとえば人や顔や風景が見えるのだろうか？

視力が失われたり衰えたりするときには、多種多様な、ありとあらゆる視覚障害が起こりうることは確かで、もともと「シャルル・ボネ症候群」という言葉は、眼病など目の問題とのつながりで幻覚を起こす人たちに使われるものだった。しかし、本質的に同じような数々の障害が、目そのものではなく、もっと高度な視覚系、とくに大脳皮質の視覚をつかさどる領域——脳の後頭葉とそこから側頭葉および頭頂葉に突き出た部分——に、損傷がある場合にも起こりえる。ゼルダの場合がそれに当たるようだ。

ゼルダは二〇〇八年に私の診察を受けにきた歴史学者である。彼女はその六年前に劇場で奇妙な視覚現象の世界が始まったときの様子を話してくれた。舞台手前のベージュ色の幕が、突然、赤いバラで覆われているように見えたという。しかもバラは三次元で、カーテンから突き出している。目を閉じても、まだバラが見える。この幻覚は二、三分続いたあとに消える。彼女はこれに当惑し、怖くなって眼科医に相談したが、どちらの目にも、視力障害も病理学的変化も見つからなかった。彼女は内科医と心臓専門医の診察も受けたが、どちらの医者もこの出来事について——あるいはその後の無数の出来事について——もっともらしい説明ができなかった。ついに脳のPETスキャンを受けたところ、後頭葉と頭頂葉の血流が減少していて、それがおそらく幻覚の原因であるか、少なくとも原因である可能性のあることがわかった。

ゼルダは単純な幻視と複雑な幻視の両方を経験している。単純なものは、読んだり書いたり、テレビを見ているときに現われることがある。医師の一人から、三週間にわたって幻視の日記をつけるように言われ、彼女はそれにこう記録している。「こうして書いているあいだに、ページがどんどん薄緑とピンクの格子に覆われてきている。……ガレージの壁は白いコンクリートブロックで覆われているが、変化し続けていて……レンガや下見板に似てくるか、ダマスク織やいろんな色の花に覆われる。……廊下の壁の上のほうに動物の形。ブルーの点々でできていた」。

もっと複雑な幻覚、たとえば胸壁、橋、高架橋、アパートなどの幻覚は、とくに車で移動しているときによく起こる（六年前の最初の発作のあと、彼女は自分で運転するのをあきらめた）。夫と雪道をドライブしていたとき、道路の両脇に明るい緑の茂みがあって、木々の葉がつらで光っているのを見て、仰天したことがある。別の日には、もっと衝撃的な光景が見えた。

美容院から車で帰る途中、車のボンネットの上にティーンエージャーの男の子のようなものが見えたんです。腹ばいで肘をつき、両足を上に突き出して、その子はそこに五分ほどいました。車が向きを変えても、ボンネットの上にいるんです。レストランの駐車場に入ったとき、彼は空中に上がって、建物の前に立ちはだかり、私が車から出るまでそこにいました。

また別のときには、曾孫《ひまご》の一人が現われて、天井まで移動して消えるのを「見た」。三人の「魔女のような」人影が、身じろぎもせずにいるのも見た。大きなわし鼻、突き出たあご、ギラギラ光る目がおぞましい。これもまた数秒後に消えた。ゼルダによると、日記をつけるようになるまでは、そんなにたくさんの幻覚を見ているとは知らなかったという。日記をつけていなかったら、そのほとんどを忘れてしまっていただろうと思ったそうだ。

彼女は奇妙な視覚体験についても、いろいろ話してくれた。ゼルダの場合、見えるのは何もないところからでっち上げられたり湧き出てくるかのような、厳密な意味での幻覚ではなくて、視覚の残像、反復、ゆがみ、または加工されたもののようだ（シャルル・リュランもそのような知覚障害を数多く経験していて、CBS患者には珍しいことではない）。なかには比較的単純なものもあって、あるとき彼女が私を見ていると、私のひげが広がって顔と頭全体を覆うまでになり、そのあとちゃんとした姿にもどった。鏡を見ると、自分の髪が頭の三〇センチほど上に浮いて見えるので、手で触っていつもの場所にあることを確認しなくてはならないことがある。

知覚の変化がもっとわずらわしい場合もある。たとえば、アパートのロビーで郵便配達員に会ったときがそうだった。「彼女を見ると、その鼻が顔のうえでグロテスクな形になるまで大きくなったんです。二～三分後、立ち話をしているあいだに、彼女の顔はふつうにもどりました」。

ゼルダはよく物が二重三重に、あるいはもっと重なって見えて、それが妙な問題を生むことがある。「夕飯をつくって食べるのがとても難しい」と彼女は言う。「食べ物がいくつか見えているのに、実際には存在していないのです。これが夕食の時間ほとんどずっと続きます」(6)。このように物がいくつも見える現象――多視《ポリオピア》――は、もっと劇的なかたちで起こることもある。一度レストランで、ゼルダはストライプのシャツを着た男性が会計で支払っているのに気づいた。彼女が見ていると、彼にそっくりの分身が六人か七人現われ、全員がストライプのシャツを着て、全員が同じ仕草をしている。そのあと折りたたまれて、また一人になった。彼女の多視はとても恐ろしいことや危険なことになりかねない場合もある。たとえば、車の助手席にすわっていたとき、目の前の道路が四本のまったく同じ道路に分裂するのが見えた。彼女には、車が四本の道路すべてを同時に進んでいるように思えた(7)。

テレビで動画を見ることも、幻覚の保続《ほぞく》（訳注　主に脳障害患者に見られる、同じ動作や思考、発話などを繰り返す症状）につながることがある。あるとき、ゼルダがテレビ番組で人々が飛行機から降りてくるのを見ていると、その人影の小さいレプリカの幻視が始まった。レプリカは画面からテレビの木製キャビネットへと降りてきた。

　ゼルダはこのような幻覚や誤知覚を毎日ごまんと経験し、それが六年間、ほぼ休むことなく続いていた。それでも彼女は、家庭でも仕事でもとても充実した生活を維持できた。家事を切り盛りし、友人を楽しませ、夫と出かけ、新しい本を書き上げているのだ。

　二〇〇九年、ゼルダの医者の一人が、深刻な幻覚を和らげる可能性があるクエチアピンという薬を服《の》むことを勧めた。驚いたことに、とくに本人がびっくりしたのだが、二年以上幻覚をまったく見なくなった。

　しかし二〇一一年、彼女は心臓の手術を受け、さらに転んで膝蓋骨を折ってしまった。このような医学上のケアを必要とするトラブルによる不安とストレスのせいか、ＣＢＳの予測不能な特性のせいか、はたまた薬に対する耐性が生じたせいか、彼女は再び幻覚を見るようになった。しかし幻覚はいくぶん我慢できるかたちになった。車に乗っているとき、「物は見えますが人は見えません。作付けされた畑や、花が咲いているところや、いろんな形の中世の建物が見えます。現代のビルがもっと歴史的な外観の建物に変わるのをよく見ます。何事も体験するたび、どこかちがった様相を呈するんです」。

　彼女が言うには、新しい幻覚の一つは「とても説明しにくいです。パフォーマンスなんですよ！　幕が上がって『パフォーマー』が舞台の上で踊り出します――でも、人はいません。黒いヘブライ文字が白いバレエの衣装を着ているのが見えます。そして美しい音楽に合わせて踊るのですが、どこから来たのかはわかりません。文字の上のほうを腕のように動かして、下のほうでとても優雅に踊るんです。舞台の下手から上手へ動いていきます」。

CBSの幻覚はふつう、楽しく、心地よく、面白く、感動的でさえあると形容されるが、まったくちがう性質のものになることもある。老人ホームで隣室に住んでいたスパイクが亡くなったとき、ロザリーに起こったのがそれだった。スパイクは風変わりで、笑いが大好きなアイルランド人で、どちらも九〇代だった彼とロザリーは、長年来の親友だった。「彼は古い歌を何でも知っていたのよ」とロザリーは言った。二人は何時間も続けて一緒にそういう歌を歌い、冗談を言い合い、おしゃべりした。彼が突然亡くなったとき、ロザリーは打ちひしがれた。食欲をなくし、人づきあいをやめ、部屋に引きこもって過ごすことが多くなった。幻覚が再発したが、前に見た陽気な衣装をまとった人々ではなく、五～六人の背の高い男たちがベッドの周囲に無言で身動きもせず立っている。彼らはいつもこげ茶色のスーツを着て、暗い色の帽子が顔に影を落としていた。その目は「見えない」が、こちらを見つめる謎めいた重苦しい視線を感じる。自分のベッドが死の床になったような気がして、この不吉な人たちは自分の死の前触れだと思った。彼女にとって男たちはどうしようもなくリアルに思え、手を伸ばせば、すっと通り抜けることはわかっていたが、そうする気になれなかった。

ロザリーはこの幻影を三週間見続けたあと、ふさぎ込みから抜け出し始めた。陰気で物静かな茶色い服の男たちは消え、幻覚はおもに音楽とおしゃべりに満ちた娯楽室で起こるようになった。始まりは模様の幻視だった。ブルーとピンクの四角形が床を覆い、そして壁に広がり、しまいには天井いっぱいに広がるように見える。この「タイル」の色は、彼女に子ども部屋を思い出させたそうだ。そしてそれに合わせて、小人か妖精のような身長数センチの小さい人間が、緑色の小さい帽子をかぶって、彼女の車いすの側面を上るのが見える。子どももいて、「床から紙切れを拾ったり」、部屋の片隅で幻の階段を上ったりする。子どもたちの活動は無意味に見えるし、ロザリーはそれを「くだらない」と言ったが、それでも彼らを「かわいらしい」と思っていた。

子どもと小さい人たちは二週間続き、そしてそのような幻覚にありがちなことだが、不思議なことに彼らも消えた。ロザリーはスパイクがいないのを寂しく思っているが、老人ホームでほかの友だちを見つけ、おしゃべりして、オーディオブックとイタリアのオペラを聴くという、ふだんの日課にもどっている。いまでは一人きりでいることはめったになく、そのせいか偶然のタイミングでそうなったのかはわからないが、幻覚はいまのところ消えている。

シャルル・リュランやゼルダのように、視力が一部または全部残っているなら、幻視だけでなく、さまざまな視覚障害が生じるおそれがある。人や物の見え方が大きすぎたり小さすぎたり、近すぎたり遠すぎたりすることがある。色や奥行きが少なすぎたり多すぎたりすることもある。像のずれ、ゆがみ、反転や、動きの知覚の問題もありえる。

もちろん、ロザリーのようにまったく目が見えない人なら、ものが見えたら幻覚でしかありえないが、それでも色、奥行き、透明感、動き、規模、細部などが異常に見えることがある。CBSの幻覚はよく、まばゆいばかりの強烈な色がついているとか、人が目で見るよりはるかにディテールが細かくて豊かだと言い表される。みな同じような服を着て同じような動きをしている人の列や群れが見えるというような、反復や増加が現われる傾向が強い（昔の識者はこれを「ニューメロシティ（訳注　数の多さを認知すること）」と呼んだ）。さらに、詳しくて綿密である傾向も強い。幻覚の人物はたいてい、「異国風の衣装」、ゆったりしたドレス、そして奇妙なかぶりものを身に着けているようだ。妙に場ちがいなものが現われることも多く、花が誰かの帽子からではなく顔の真ん中から突き出ることもある。幻覚の人物は漫画に似ている場合もある。とくに顔は、歯や目がグロテスクにゆがむ。文字や楽譜の幻覚を見る人もいる。しかし断然よくある幻覚は、幾何学的な図形だ。正方形、市松模様、菱形《ひしがた》、四辺形、六角形、れんが、壁、タイル、碁盤目、亀甲模様、モザイクなど。いちばん単純で、おそらくいちばん一般的なのは眼内閃光、つまり閉じたまぶたの圧力などにより目をつぶっていても感じ取れる光や色の斑点や雲のようなもので、もっと複雑なものに分化することもあれば、しないこともある。これらの知覚と幻覚の現象をすべて経験する人はいないが、ゼルダのように多様な幻覚を経験する人もいれば、マージョリーの「楽譜が見える目」のように、特定のかたちの幻覚が続く傾向がある人もいる。

この一〇年ないし二〇年、ロンドン大学キングズ・カレッジのドミニク・フィッチェらが、幻視の神経基盤に関する先駆的研究をしている。彼らは数十人の被験者の詳細な報告にもとづき、帽子をかぶった人、子どもや小人、風景、乗り物、グロテスクな顔、テキスト、漫画のような顔など、幻覚の分類法を考え出した（この分類法はサントハウスらによる二〇〇〇年の論文で説明されている）。

この分類を踏まえて、フィッチェは詳細な脳画像研究を始めた。さまざまなカテゴリーの幻覚を見る患者を選び、脳スキャンをしながら、幻覚の始まりと終わりを合図するよう指示したのだ。

フィッチェらが一九九八年の論文に書いているように、患者それぞれの特定の幻覚経験と、視覚野にある腹側《ふくそくし》視覚路《かくろ》の特定部分の活性化に、「著しい対応」があった。たとえば、顔、色、テキスト、物体の幻覚はそれぞれ、特定の視覚機能に関与することが知られる領域を活性化したのだ。色のついた幻覚を見るとき、色の構成に関連する視覚野の領域が活性化する。スケッチや漫画のような人物の顔の幻覚が生じると、紡錘状回《ぼうすいじょうかい》が活性化する。変形または寸断されている顔や、目または歯が誇張されたグロテスクな顔の幻覚は、目や歯など顔のパーツの表現を専門とする、上側頭溝《じょうそくとうこう》の活動増大と関係している。テキスト幻覚は、左脳半球の高度に分化した視覚性単語形状領域の異常な活性化と関係している。

さらにフィッチェらは、通常の視覚的想像と実際の幻覚の明確な差異も観察した。たとえば、色つきの物体を想像しても視覚野のＶ４領域は活性化しなかったが、色つきの幻覚は活性化したのだ。このような発見は、主観的にだけでなく生理学的にも、幻覚は想像とはちがうもので、知覚にかなり近いことを裏づけている。ボネは一七六〇年に幻覚について、「心は幻と現実を区別できないだろう」と書いている。フィッチェらの研究は、脳も両者を区別していないことを示している。

以前は、幻覚の内容と活性化する特定の皮質領域とのあいだに、そのような相関を示す直接的な証拠がなかった。特定のけがや脳卒中に襲われた人たちを観察することによって、視覚のさまざまな要素（色の知覚、顔の認識、動きの知覚など）が、脳の高度に分化した領域に依存していることは、かなり前からわかっていた。たとえば、V4と呼ばれる視覚野のごく小さい領域が損傷を受けると、色の知覚だけが不能になることがある。フィッチェの研究は初めて、幻覚も知覚と同じ視覚野と視覚伝達路を使っていることを裏づけたのだ（フィッチェは幻覚の「神経伝導路学」に関する最近の論文で、幻覚などあらゆる脳の機能を脳の特定領域に帰することには限界があり、領域間のつながりにも同様に注意を払わなくてはならないと強調している[8]）。

しかし、神経学的に決定される幻視のカテゴリーがある一方で、個人や文化の決定要因もあるだろう。たとえば、実生活で楽譜や数字や文字を実際に見たことがなければ、そういうものの幻覚を見ることはありえない。したがって、経験と記憶は心像と幻覚の両方に影響する可能性がある。ところがCBSでは、記憶が完全なかたちでそのまま幻覚にはならない。CBSの患者が人や場所の幻覚を見るとき、認識できる人や場所であることはほとんどなくて、もっともらしいものやつくり上げられたものでしかない。CBSの幻覚は、初期視覚系のどこか下位レベルに、イメージや部分的イメージのカテゴリー辞書があるような印象を与える。たとえば、特定のものではなく一般的な「鼻」や「かぶりもの」や「鳥」のイメージなのだ。これは言ってみれば、複雑なシーンの認識や表現のために頼って利用するべき視覚の材料であり、ほかの場面とのからみや関係がなく、感情も場所や時間とのつながりもない、純粋に視覚的な要素や成分である（「原対象」または「原イメージ」と呼ぶ研究者もいる）。このように、CBSの心像のほうが未加工で、明らかに神経学的で、想像や記憶の心像のように個人特有のものではない。

テキストや楽譜の幻覚は、この意味でとても興味深い。というのも、最初は本物の楽譜やテキストに見えるのに、形も旋律も、構文も文法もないという意味で、読めないものとすぐにわかる。アーサー・Sは最初、幻覚の楽譜を演奏できるかもしれないと思ったが、すぐに「何の意味もない楽譜の寄せ集め」を見ているのだと気づいた。同様に、テキスト幻覚にも意味がない。よく見てみると実際の文字でさえなくて、文字に似た不可解な記号の場合もある。

テキスト幻覚が現われると、視覚性単語形状領域が異常に活発になることが（フィッチェらの研究から）わかっている。機能的MRIではまだ「とらえられて」いないが、楽譜の幻覚でも（もっと広範だが）類似の活性化があるかもしれない。テキストや楽譜を読む通常のプロセスでは、最初に初期視覚系で判読されたものが、上位レベルに進んで、そこで構文構成と意味を獲得する。しかし、初期視覚系の無秩序な過剰活動によって引き起こされたテキストや楽譜の幻覚では、文字や原文字や楽譜は、通常の構文や意味の制約がないように見える。初期視覚系の力と限界の両方がうかがえる。

アーサー・Sは、本物の楽譜よりはるかに華美で、奇抜なほど凝った楽譜を見た。CBSの幻覚はたいてい、奇抜か幻想的である。なぜ、ブロンクスに住む盲目の老婦人ロザリーが、「東洋風の衣装」を着た人々を見るのだろう？　理由はわかっていないが、この異国風を求める強い傾向はCBSの特徴であり、これが文化によって異なるかどうかを知りたいところだ。人の頭の上に乗っている箱や鳥、頬から突き出ている花のような、奇妙でときに超現実的なイメージのことを聞くと、一種の神経学的な誤りが発生していて、異なる脳の領域が同時に活性化し、自分ではどうしようもないちぐはぐな矛盾や合成が起こっているのだろうかと考えてしまう。

CBSの心像は夢のそれよりも型にはまってはいるが、にもかかわらずやはり理解しがたく、意味不明だ。一世紀半にわたって行方不明だったリュランのノートが見つかって、一九〇二年（フロイトの『夢判断』刊行のちょうど二年後）に心理学雑誌で公表されたとき、CBSの幻覚は、フロイトが夢について感じたのと同じように、無意識に近づくための「王道」になるのだろうかと考える人もいた。しかし、この意味でCBSの幻覚を「解釈」しようとする試みは実を結ばなかった。CBS患者もほかの人々と同じように、当然、それぞれがフロイトの言う精神力動を持っている、すなわち各自の心はさまざまな力の作用を受けて動いているが、彼らの幻覚を分析することから新たに得られるものはほとんどないことが明らかになった。信心深い人はとくに祈る手の幻覚を見る、あるいは音楽家は楽譜の幻覚を見るかもしれないが、そのような心像が本人の無意識の願い、要求、あるいは葛藤を洞察することはほとんどなかったのだ。

夢は心理学的現象であると同時に神経学的現象でもあるが、CBSの幻覚とはまったく異なる。夢を見る人は自分の夢のなかに完全に入っていて、たいていは積極的にそこに参加するが、CBSの患者は物事を批評できる通常の目覚めた意識を保っている。CBSの幻覚は、外部空間に出現はするが、ほかとの相互作用がないのが特徴である。つねに静かで中立的で、感情を伝えることも引き起こすこともない。見えるだけで、音もにおいも触感もともなわない。たまたま入った映画館のスクリーンに映った映像のようによそよそしい。その映画館は心のなかにあるのに、真に個人的な意味では、幻覚は本人とほとんどかかわりがないようだ。

CBSの幻覚の決定的な特徴の一つに、本人がきちんと物事の実態を見抜けること、つまりこれは幻覚であって現実ではないと本人が認識していることが挙げられる。CBSの患者が幻覚にだまされることも、まれにはある。とくにそれが現実味を帯びていたり、状況に合っていたりする場合はそうなる。しかしそのような思いちがいをすぐに思いちがいとして認識し、洞察力を取りもどす。CBSの幻覚が、しつこい妄想や思い込みにつながることはほとんどない。

とはいえ、脳にほかの根本的問題があると、自分の知覚能力が正常に働いているかどうか評価し、幻覚が幻覚であると見抜く能力はあやうくなるおそれがある。とくに前頭葉は判断と自己評価の中枢なので、前頭葉を損なう問題は危ない。たとえば、脳卒中や頭のけが、発熱や意識混濁、さまざまな薬物、毒、代謝異常、脱水や不眠で、一時的にそうなることがある。そのような場合、脳の機能が正常にもどればすぐに洞察力ももどる。しかしアルツハイマー病やレビー小体病のような進行性の認知症がある場合、幻覚を幻覚として認識する能力がどんどん弱くなるおそれがあり、それがひいては、恐ろしい妄想や精神病につながるかもしれない。

七〇代後半のマーロン・Sには、進行性緑内障と軽度の認知症がある。この二〇年、字を読むことができず、この五年間はほぼ目が見えていない。敬虔なキリスト教徒でもあり、三〇年前から変わらず、刑務所の補教師を務めている。アパートで独り暮らしだが、とても活発な社会生活を営んでいる。毎日、子どもの一人かホームヘルパーのどちらかと、家族の集まりに加わるか、あるいは高齢者センターに出かけてゲームやダンスをしたり、レストランに食事に行ったり、いろいろと活動する。

マーロンは失明しているが、にもかかわらず彼はとみに視覚的な世界に住んでおり、その世界にはひどく奇妙なところがあるようだ。彼はしょっちゅう周りのものが「見える」のだと話してくれる。生涯の大半をブロンクスで過ごしているが、彼に見えるのは、醜くて荒れ果てたバージョンのブロンクスで（彼はそれを「ボロボロで、古くて、私よりはるかに年寄り」と表現する)、そのせいで方向がわからないと感じることがある。自分のアパートは「見える」が、すぐに迷子になったり、混乱したりする。彼が言うには、アパートが「長距離バスのターミナルくらい大きく」なるときもあれば、縮んで「安アパートみたいに細長く」なることもある。だいたい、幻覚のアパートはボロボロでグチャグチャに見える。「私の家全体が難破船で、第三世界のように見えて……そのあと、いつもどおりに見える」(彼の娘の話では、彼のアパートが実際にグチャグチャだったのは、自分が家具に「封鎖」されたと考えたマーロンが模様替えを始めて、物をあちらこちらに押しやったときだけである)。

彼の幻覚は五年ほど前に始まり、最初は穏やかだった。「初めは動物がたくさん見えたんです」。そのあと子どもの幻覚になった。動物がいつもたくさんだったのと同じように、子どもも大勢だった。マーロンの記憶によると、「突然、子どもたちが入ってきて、そこら辺を歩き回っているのが見えて、ふつうの子どもだと思っていました」。子どもたちは無言だったが「手振りで会話をしていて」、彼には気づかないようで、「自分の好きなように」歩き回って遊んでいた。ほかの人には彼らが見えないことを知って、彼はギョッとする。そのとき初めて、「目がいたずらをしている」ことに気づいた。

マーロンはラジオでトーク番組、ゴスペル、そしてジャズを聴くのを楽しみにしていて、そうするとき、居間に幻覚の人たちが大勢いて、一緒に聴いているのがわかることもある。彼らの口が、ラジオに合わせて話したり歌ったりしているかのように、動くこともある。このような幻覚は不快ではなく、一種の心地よさを感じさせてくれるようだ。それは彼の好きな社交の場である[9]。

マーロンはこの二年のあいだに、いつも茶色い革のコートを着て、緑色のズボンをはき、カウボーイハットをかぶった、謎の男も見るようになった。誰だかわからないが、この男性は特別なメッセージか意味を持っていると感じている。ただ、そのメッセージないし意味はとらえられない。この人影は遠くに見えていて、けっして近づくことはない。男は歩いているのではなく、空中を漂っているように見えて、その体は「家と同じくらいの高さ」まで大きくなることもある。マーロンは小さい不吉な三人組の男も見たことがある。「FBIみたいで、遠く離れています。……現実味があって、本当に醜くて悪いやつに見えるんです」。マーロンによると、彼は天使と悪魔を信じていて、この男たちは邪悪だと感じる。自分は彼らの監視下に置かれていると、疑い始めている。

軽度の認知機能障害がある人の多くは、日中はちゃんとしていて、見当識が保たれている。マーロンの場合も、とくに高齢者センターや教会の活動で、ほかの人たちと積極的にかかわっているときはそうだ。しかし夜が来ると「日没」症候群が出てきて、不安と混乱が急増する。

だいたい、日中はちょっとのあいだ幻覚の人たちにだまされても、そのあとそれが想像の産物だと気づく。しかし夕刻になると彼の洞察力は崩壊し、恐ろしい訪問者が現実に感じられる。夜、アパートの中に「侵入者」を見つけると、たとえ向こうがこちらに無関心なようでも、彼はおびえる。彼らの多くは「犯罪者のよう」で、囚人服を着ている。「ポールモール（訳注　イギリスのタバコの銘柄）を吸っている」こともある。ある夜、侵入者の一人が血まみれのナイフを手にしていて、マーロンは叫んだ。「後生だから出ていってくれ！」。幻影の一人が「ドアの下」から液体か蒸気のように出ていったこともある。マーロンは、この人たちが「幽霊のようで実体がない」ことも、自分の腕が彼らをすり抜けることも確認している。それでも、彼らはいかにもリアルに見える。私と話しているときにはそのことを笑えても、真夜中に一人でいるときに侵入者がいたら、心底恐ろしくて惑わされてもおかしくない。

CBSの患者は、少なくとも部分的に、一次的な視覚世界、知覚の世界を失った。しかし不完全で気まぐれなかたちではあっても、幻覚という二次的な視覚世界を獲得している。個人の生活にCBSが果たす役割は、生じる幻覚の種類、頻度、それが状況に合っているか、恐ろしいか、心安らぐものか、元気をくれるものかによって変わる。極端な例として、生涯にたった一度だけしか幻覚を経験しない患者もいる。長年にわたって断続的に幻覚を経験する者もいる。幻覚がわずらわしい場合もある――あらゆるものの上に模様やクモの巣が見えたり、皿の上の食べ物が本物か幻かわからなかったり。変形した顔やバラバラになった顔が見えるなど、明らかに不快な幻覚もある。まれに危険なものもある。たとえば、ゼルダは道路が突然分岐して見えたり、車のボンネットに人が飛び乗るのが見えたりすることがあるので、車の運転をする気になれない。

しかし、大部分のCBSの幻覚は恐怖心を生じさせるものではなく、慣れてしまうとちょっと楽しくなる。デイヴィッド・スチュワートは自分の幻覚を「とにかく友好的」と言い、自分の目がこう言っているのだと想像している。「がっかりさせてごめん。失明が楽しくないことはわかっているから、このちょっとした症候群、目の見える生活の最終章のようなものを企画したよ。たいしたものではないけど、私たちにできる精いっぱいなんだ」。

シャルル・リュランも幻覚を楽しんでいて、ちょっと幻覚休憩を取るために、静かな部屋に入ることもあった。「彼の心は心像を喜んでいる」とボネは祖父について書いている。「彼の脳は劇場であり、そこの舞台装置が、意外だからなおさら面白いパフォーマンスを上演している」。

CBSの幻覚は、ひらめきを与えることもある。ヴァージニア・ハミルトン・アデアは若いときに詩を書き、『アトランティック・マンスリー』誌と『ニュー・リパブリック』誌で発表していた。カリフォルニアで英語専攻の教授として働くかたわら、詩を書き続けたが、そのほとんどは未発表のままだった。八三歳で緑内障により完全に失明してから、初めての詩集『メロンの上のアリ（*Ants on the Melon*）』を出版し、高く評価された。そのあとさらに二冊の詩集を出し、新しい詩のなかで、定期的に現われるようになったCBSの幻覚について、しばしば言及している。彼女の言葉を借りると、それは「幻覚の天使」がもたらす幻である。

アデアと、のちに彼女の編集者が、彼女が晩年につけていた日記からの抜粋を送ってくれた。幻覚が起こったときに彼女が口述した幻覚の描写が随所に見られる。以下はその一つだ。

柔らかく心地好い椅子に引き込まれる。私は沈み、いつものように夜のとばりに隠れ……足元の雲の海が晴れて、穀物の畑が現われ、そのそばに鳥の小さい群れがいる。くすんだ羽で、似たものは二羽といない。冠羽が小さく尾羽を広げたとても細身のミニチュアのクジャク、もっとふっくらしたやつ、長い脚の浜鳥、等々。数羽は靴を履いているように見え、そのうちの一羽は四本足。盲人の幻覚にしても、鳥の群れならもっと色がありそうなものだ。……鳥が中世の衣装を着た小さい男女に変わり、みんな私から離れていく。私に見えるのは彼らの背中と、短いチュニックと、タイツやレギンス、肩掛けやスカーフだけ。……目を開けると、部屋の煙のスクリーンにいろんなものが見える。サファイアの閃光、夜にばらまかれたたくさんのルビー、跳ねる小さい雄牛の背に張りついた脚のないチェックシャツのカウボーイ、イエローストーン・ホテルのゴミ捨て場の警備員に切り落とされた、かわいそうなクマのオレンジ色の滑らかな頭。なじみの牛乳屋が、金色の馬に引かせた空色の荷車に乗って、その場面に侵入してきた。彼は数日前、忘れられていた何か童謡の本か、シリアルの箱の裏面から出てきて加わったのだ。……でも、色のついたおかしなものの幻灯機ショーは消えていき、私は形も内容もない黒い壁の世界……光が消えたときに着地した場所にもどる。

魅力的に再現されている。

(注1) ドラーイスマの著書では、ボネの人生と業績が生き生きと語られているだけでなく、ほかにもジョルジュ・ジル・ド・ラ・トゥーレット、ジェイムズ・パーキンソン、アロイス・アルツハイマー、ジョゼフ・カプグラなど、その名が症候群の名称として記憶されている多くの主要な神経学者の人生が魅力的に再現されている。

(注2) あるいは、そう思われていた。最近、医師のトルーマン・エーベルによる一八四五年のすばらしい報告を見つけた。彼は五九歳で視力を失い始め、四年後の一八四二年に完全に失明した。彼はこのことを『ボストン・メディカル・アンド・サージカル・ジャーナル』誌の記事に書いている。

「そんな状況でたびたび、視力が回復してとても美しい風景が見える夢を見た。しまいにその風景は、目が覚めているときに縮小版で現われるようになった。九〇センチ四方くらいの小さい野原が、緑の草や、野菜や、花で覆われている。それが二分か三分続き、そして消える」。風景のあとにも実にさまざまな「錯覚」が「内なる視力」によって見えた。エーベルは「幻覚」という言葉を使っていない。

数カ月のあいだに、彼の幻は複雑になっていった。「無言だが厚かましい訪問者」が押し入って来て、三～四人がベッドにすわるか「ベッドの脇に来て私の上にかがみ込み、私の目をじっと見る」ことがあった（一般的にCBSの幻覚は本人と交流しないが、彼の幻覚の人々は彼を認識しているようだった）。ある夜、「一〇時ごろに牛の群れにひかれそうになったが、冷静を保って静かにすわっていると、牛たちは押しあいへしあいしながらも、みんな私に触れることなく過ぎていった」と報告している。

着飾った何千という人々がずらりと並んでいるのが見えることもあった。その隊列ははるか遠くへと消えていく。あるとき彼は「馬に乗って西に向かう男たち」の「幅一キロ半以上ある隊列」を見た。

「列の通過は何時間もずっと続いた」。

エーベルは詳細な説明の最後にこう書いている。「私がここで述べたことは、幻を見た経験のない人にとっては信じられないことに思えるにちがいない。……このような結果になったことに、私の失明がどれだけ関与しているのか、私にはわからない。これまで私は、人間の心を小宇宙になぞらえる古代のたとえがよく理解できなかった……［それでも］面積四分の一センチ四方未満の小さい心の視覚器官のなかに、すべてが閉じ込められているのかもしれない」。

（注3）CBSの幻覚についてとくにわかりやすい説明（「いたるところに紫色の花が見える」）が、ライラス・モックとマルヤ・モックの名著『豊かに老いる眼――黄斑変性とともに生きる』に書かれている。

（注4）逆も起こりえる。ロベルト・テウニッセから聞いた話によると、彼の患者の一人は、一九階にある部屋の外に男性が浮かんでいるのを見て、これもまた幻覚だと思い込み、男性が彼に手を振っても振り返さなかった。実は「幻覚」は窓拭き作業員で、親しみを込めて手を振ったのに無視されて、かなりムッとしていた。

（注5）アーサーとマージョリーのように、楽譜の幻覚を見るという人で私に手紙をくれた人は十指にあまる。視覚障害のある人もいれば、パーキンソン病の人もいるし、発熱や譫妄《せんもう》とともに楽譜が見える人もいれば、目覚める直前の半分眠っている状態で見る人もいる。一人を除いて全員が、一日に何時間も楽譜をじっくり読むことが多いアマチュア音楽家だ。このようにかなり集中して繰り返し視覚で検討する行為は、音楽家に特有である。人は一日に何時間も本を読むかもしれないが、（おそらく活字のデ

ザイナーか校正者でないかぎり）ふつうは活字そのものをそれほど徹底的に検討することはない。視覚にとって、活字が並んでいるページより楽譜のほうがはるかに複雑だ。楽譜には音符そのものがあるだけではなく、調子記号や拍子記号、音部記号、ターン、モルデント、アクセント、休符、フェルマータ、トリルなどの記号に込められた非常に深い意味がある。この複雑な記号を徹底的に研究して練習することで、それが脳に刷り込まれる可能性はありそうで、のちに幻覚傾向が生じた場合、その「神経への刷り込み」のせいで楽譜の幻覚が起こりやすくなるのかもしれない。

それでも、とくに音楽の教育を受けたことがない人、音楽に興味を持ったことがない人でも、ドミニク・フィッチェが指摘するように、楽譜の幻覚を見る可能性がある。私あての手紙で彼は「音楽を長く経験してきたことは楽譜が見える目をもつ可能性を高めるが、必要条件ではない」と書いている。

（注6）彼女がこの話をしたとき、私は聞いたことのある症例を思い出した。患者がボウルに入っているサクランボを食べると、代わりに幻覚のサクランボが入るので、サクランボが無限にあるように思えるのだが、最終的に突然ボウルは空っぽになるというのだ。別の症例も思い出した。CBSの男性がブラックベリーを摘んで、見えるかぎりすべてを摘んだあと、うれしいことに四個見逃していたのが見つかった。ところがそれは幻覚だとわかった。

（注7）とくに運動視、あるいはオプティック・フロー（訳注　視る者自身が動くことにより生じる視覚像の流動）の何かが、CBSその他の障害を持つ人に幻視を引き起こすようだ。私が会ったある高齢の精神科医は、黄斑変性をわずらっていて、一度だけCBSの幻覚を経験していた。車に乗っていて、広い大通りの両側に、ベルサイユ宮殿を思わせるような精巧な一八世紀の庭園が見え始めたのだ。彼はその

経験を楽しみ、ふつうの沿道の景色よりもはるかに面白いと思った。

やはり黄斑変性をわずらうアイヴィー・Lはこう書いている。

車に乗るとき、目を閉じるようになりました。目を閉じるとたいてい、前にちょっとした動く旅のシーンが「見える」のです。公道と空、家々、そして庭が「見え」ます。人や乗り物は「見え」ません。光景はつねに変わっていて、車が動いているときは、どこかわからない家々がとても詳しく見えます。この幻覚が現われるのは、動いている車に乗っているときだけなんです。

（アイヴィーはCBSの一部として、テキスト幻覚も報告している。「少しのあいだ、大きな白い壁一面に手書きされた大きな文字や、カーテンに刷り込まれた所得税の数字が『見え』ました。それが数年間、断続的に続きました」）

（注8）このような相関は脳のかなり大きな部位にかかわる、マクロレベルの話である。少なくとも単純な幾何学的幻覚についてのミクロレベルの相関は、神経生理学者のウィリアム・バークによって提示されている。彼は両目の黄斑円孔のせいで、自分自身もそのような幻覚を経験している。彼は特定の幻覚に対する視角を推定し、それを皮質上の距離に当てはめることに成功した。その結論によると、彼が幻視するれんがの間隔距離は、二次視覚野の生理的に活性な「縞」の間隔距離に対応し、点々の幻覚の間隔距離は一次視覚野の「斑点」のそれに対応する。そこでバークは、損傷を受けた黄斑からの入力が減るため、黄斑に関係する皮質の活動が弱まり、皮質の縞と斑点の自発的活動が解放されて幻覚が生じ

る、という仮説を立てている。

（注９）同じような話を、ＣＢＳと認知症の両方をわずらう人からも聞いたことがある。ジャネット・Ｂはオーディオブックを聴くのが好きで、幻のリスナー仲間が一緒にいるのに気づくことがある。彼らは真剣に聴いていて、一言も話さず、彼女の質問に答えず、彼女の存在に気づいていないようだ。当初、ジャネットは彼らが幻覚だと認識していたが、のちに認知症が進むと、それが本物だと言い張った。娘が訪ねてきたとき、「ママ、ここには誰もいないわよ」と言うと、彼女は怒って娘を追い出したことがある。

もっと複雑な妄想の重ね合わせが、お気に入りのテレビ番組を聴いていたときに起こった。ジャネットには、テレビのスタッフが彼女のアパートを使うことに決めて、ケーブルとカメラを設置し、実際に番組がまさに自分の目の前で収録されているように思えた。娘がたまたま番組中に電話をかけてきたので、ジャネットはささやいた。「静かにしないと。収録中なの」。一時間後に娘が着いたとき、ジャネットは床一面にケーブルがあると言い張り、「あの女性が見えないの？」と言った。

ジャネットが幻覚は現実だと確信していたとしても、それは視覚世界に限られた存在だった。人々は指さし、身振りをし、口を動かしていたが、音はまったく立てていない。しかも、彼女には個人的にかかわっている実感もなかった。自分は奇妙な出来事の真っただ中にいるが、彼らは自分と何の関係もないように思える。このように、ジャネットが現実だといかに主張しようとも、これはＣＢＳに典型的な特徴を示す幻覚なのだった。

第2章　囚人の映画――感覚遮断

脳には知覚の入力だけでなく知覚の変化も必要であり、変化がないと、ぼんやりして注意散漫になるばかりか、知覚異常が生じるおそれもある。修道者が洞窟で暗闇と孤独を求めるにしろ、囚人が明かりのない地下牢に閉じ込められるにしろ、正常な視覚入力を遮断されると、代わりに心の目が刺激され、夢や鮮明な心像や幻覚が生まれる可能性がある。孤立した状態、または真っ暗な状態に閉じ込められている人々を、鮮やかな色つきの変化に富んだ一連の幻覚が慰めたり苦しめたりするようになる。この現象を表わす特別な言葉まである。「囚人の映画」だ。

幻覚を生じさせるのに完全な視覚遮断は必要なく、目に見えるものが単調なだけで、まったく同じ結果になりえる。だから昔から、船乗りは何日も穏やかな海を見つめていると幻を見る（おそらく聞きもする）と言われているのだ。何もない砂漠を行く旅人や、広大で単調な氷景を行く極地探検家も同じだ。第二次大戦直後、そのような幻視は、何時間も何もない高高度の空を飛ぶパイロットにとって特別な危険因子と認識されたし、何時間も果てしなく続く道路に注意を集中する長距離トラックドライバーにとっても危険である。何時間も続けてレーダー画面を監視するパイロットやトラック運転手をはじめ、視覚刺激が単調な仕事をする人々はみな、幻視を起こしやすい（同様に、聴覚刺激が単調な場合は幻聴につながるおそれがある）。

一九五〇年代初め、マギル大学のドナルド・ヘッブの研究室にいた研究者たちは、長期にわたる知覚隔離（当時彼らはこう呼んでいて、のちに「感覚遮断」という用語が一般的になった）に関する初めての実験研究を計画した。ウィリアム・ベクストンらは、一四人の大学生を防音の個室に数日間（食事とトイレのために短時間だけ外に出るほかは）閉じ込めて、この調査を行なった。学生たちは、触感を減らすために手袋とボール紙の手錠をはめ、光と闇だけしか知覚できない半透明のゴーグルをかけた。

最初、被験者たちは眠り込む傾向があったが、そのあと目が覚めると、退屈して刺激を渇望した。何もない単調な環境からは、刺激を受けられなかったのだ。そしてこの時点で、さまざまなかたちの自己刺激が始まる。頭のなかでゲームをしたり、数を数えたり、空想したり、そして遅かれ早かれ幻覚を見る。たいていは単純なものから複雑なものへ、幻覚が「進行」する。これをベクストンらはこう説明している。

最も単純なものでは、目を閉じたときの視界が真っ暗から明るい色に変わった。複雑さが一段アップすると、光の点々、線、または単純な幾何学模様になる。一四人の被験者全員がそのような心像を報告し、自分にとって初めての経験だと言った。さらに複雑なかたちとして「壁紙の模様」を一一人の被験者が報告し、背景がなく切り離された人や物体（たとえば、黒い帽子をかぶって口を開けている小さくて黄色い人たちの列、ドイツ軍のヘルメットなど）を七人の被験者が報告した。そして最終的に総合的な場面になる（たとえば、袋をかついで「まっしぐらに」雪原を行進し、「視界」から出て行くリスの隊列や、ジャングルのなかを歩き回る先史時代の動物）。一四人のうち三人の被験者がそのような場面を報告していて、その多くは夢のように事実がゆがめられ、出てくる人物はたびたび「漫画みたい」と表現されている。

このようなイメージは最初、平らなスクリーンに映し出されているように見えるが、しばらくすると、一部の被験者には「圧倒的な三次元」になり、場面のパーツが反転したり、左右に向きを変えたりするようになる。

被験者たちは最初びっくりして、そのあと幻覚を面白い、興味深い、時にはうるさい（「鮮明なので眠りを邪魔する」）と思うが、まったく「意味」はないとする傾向があった。幻覚は外界に存在するもので、勝手に進行し、個人や状況とは関連も関係もないように思えた。被験者が三桁の数字の掛け算のような複雑な作業をするように言われると、幻覚はたいてい消えたが、ただ運動をするとか、研究者と話している場合には消えない。マギル大学の研究者たちは、ほかの多くの研究者と同様、視覚だけでなく聴覚と運動感覚の幻覚も報告している。

この実験とその後の研究は科学界の大きな関心を呼び、結果を再現しようと科学者だけでなく世間一般も試みた。ジョン・ズベクらは一九六一年の論文で、幻覚に加えて、被験者の多くに視覚心像の変化が見られたと報告している。

さまざまな間隔を置いて……被験者は何かよく知っている光景、たとえば湖、田舎、自宅の内部などを想像するように、あるいは思い浮かべるように言われた。被験者の大部分が、思い浮かべたイメージは異常に鮮明で、だいたい明るい色を特徴としていて、かなり細かいと報告した。被験者全員が異口同音に、これまで経験したことがないくらい鮮明なイメージだと言っている。ふだんは場面を思い浮かべるのがひどく苦手な数人の被験者も、ほとんど即座に、とても鮮明に思い浮かべることができた。……一人の被験者は……数年前の元同僚の顔を、ほとんど写真のようにはっきり思い出すことができたが、これまでそんなことができた経験はなかった。この現象はたいてい二日めか三日めに現われ、一般的に、時がたつにつれて顕著になった。

原因が病気、遮断、薬物のいずれにせよ、このような視覚の鋭敏化は、視覚心像の充実または幻覚、あるいはその両方として現われる可能性がある。

一九六〇年代初め、隔離の効果を強化するための感覚遮断タンクが考案された。体を湯の入った暗いタンクに浮かべることで、環境と体とが接触する感覚を取り除くだけでなく、体の姿勢やその存在さえも感じないようにするものだ。体を液体に浸すこのような小部屋によって、当初の実験で示されたものよりはるかに深い「変容状態」が生み出された。当時は「意識を拡張させる」薬物がいまより広く利用されていたが、そういう薬物と同じくらい熱心に（時には併用すべく）、この手の感覚遮断タンクはもてはやされた。(1)

感覚遮断に関する研究は、一九五〇年代から六〇年代にかけて盛んに行なわれた（一九六九年に刊行されたズベク編『感覚遮断——一五年間の研究（*Sensory Deprivation: Fifteen Years of Research*）』には一三〇〇の参考文献が列挙されている）。だがそのあと、科学者の関心は世間の関心と同じように次第に弱まり、研究が比較的少なくなっていたところに、最近、アルバロ・パスカル＝レオーネと同僚（メラベットら）が、純粋に視覚遮断の影響だけを特定するための研究を考案した。彼らの被験者は目隠しされていたが、自由に動き回り、テレビを「見たり」、音楽を聴いたり、外を歩いたり、他人と話したりすることができた。彼らは以前の実験の被験者たちが示したような、眠気、退屈、落ち着きのなさを一切経験していない。日中は幻覚を見たらすぐにメモできるようにテープレコーダーを持ち歩き、機敏で活動的だった。夜は穏やかにぐっすり眠り、毎朝、夢について思い出せることを口述したが、目隠しをされても、夢は大きく変わらないようだった。

被験者は、目を閉じていることも動かすこともできる目隠しを、九六時間ずっとつけていた。一三人のうち一〇人が幻覚を経験し、目隠しをして数時間以内に起こる場合もあったが、目を開けていると閉じているに関係なく、二日めには必ず起こった。

だいたい、幻覚は突然自然に現われて、数秒か数分後に同じくらい突然消えた。ただし一人の被験者の場合、三日めまでに幻覚がほぼ途切れることなく続くようになった。被験者が報告する幻覚は、単純なもの（点滅する光、眼内閃光、幾何学模様）から複雑なもの（人影、顔、手、動物、建物、風景）まで幅広かった。総じて、幻覚はいきなり完成されたかたちで現われる。自発的な想像や想起のように、ゆっくり、少しずつでき上がることはないようだ。大部分の幻覚はほとんど情緒的反応を誘発せず、「面白い」とされている。自分自身の動きや活動と相関のある幻覚を見た被験者が二人いた。一人は「両手と両腕を動かすと、それが動いて、光る跡を残すのが見える気がします」と言い、もう一人は「水を注いでいるあいだ、水差しが見えている感じがしました」と言っている。

幻覚の明るさと色について話す被験者が数人いた。一人は「まばゆいクジャクの羽と建物」について語った。別の一人は、耐えられないほどまぶしい夕日と、ものすごく美しい輝く風景を見て、「いままで見た何よりもはるかに美しいですね。絵が描けたらと心から思います」と話している。

幻覚の自然な変化に言及している人もいる。一人の被験者の場合、チョウが夕日になり、それがカワウソに、そして最後に花に変わった。被験者の誰も幻覚を自由意思でコントロールすることはできず、幻覚には独自の「心」または「意思」があるように思われた。

テレビの音や音楽を聴いたり、話をしたり、点字を覚えようとするなど、別の感覚を使う活動に挑戦しているとき、幻覚を経験する被験者はいなかった（この研究は幻覚だけでなく、目隠しが触覚のスキルを強化・向上させる力や、空間と周囲の世界を視覚以外の感覚によって認識する能力も調べていた）。

メラベットらは、被験者が報告する幻覚はシャルル・ボネ症候群（ＣＢＳ）患者が経験するものとまったく同じであり、この実験結果は視覚遮断だけでも十分にＣＢＳの原因になりえることを物語っていると感じた。(2)

それにしても、そのような被験者の脳のなかで、雲のない青空で墜落するパイロットの脳、ガラガラの道路で幽霊を見るトラック運転手の脳、あるいは暗闇のなかで強制的に「映画」を見させられている囚人の脳のなかで、厳密には何が起きているのだろう？

一九九〇年代の脳機能画像法の出現で、感覚遮断に脳がどのように反応するのかを、少なくとも大まかには、視覚化することが可能になった。そして運がよければ、（幻覚は気まぐれなことで知られており、ｆＭＲＩ〔核磁気共鳴機能画像法〕の機械のなかは繊細な感覚経験に理想的な場所ではないので）はかない幻覚と神経系の相関さえもとらえられる可能性がある。ババク・ボルージェルディらによる研究は、被験者が視覚を遮断されると視覚野の興奮が強まり、しかもその変化は数分のうちに起こることを示した。ヴォルフ・ジンガー率いる神経科学研究所の別の研究者グループは、優れた視覚心像能力をもつ視覚芸術家を、ただ一人の被験者として研究を行なった（これについてのシレティアヌらによる記事は、二〇〇八年に発表されている）。被験者は二二日にわたって目隠しをされ、何回かｆＭＲＩの機械に入った。そのなかでは、幻覚が現われて消える正確なタイミングを合図することができる。彼女の後頭葉と下部側頭葉の両方の視覚系が、幻覚とぴったり同時に活性化することをｆＭＲＩは示した（対照的に、視覚心像の力を使って幻覚を想起または想像するように言われたときは、それに加えて、前頭前皮質にある脳の高度な領域――ただ幻覚を見ているだけのときは、あまり活性化しなかった領域――も、さかんに活性化した）。このことから、視覚心像と幻視は生理学的レベルで根本的に異なることが明らかになった。自由意思による視覚心像がトップダウンのプロセスであるのに対し、幻覚は、正常な感覚入力の欠如により異常に興奮しやすくなった腹側視覚路の領域が、直接ボトムアップで活性化した結果なのだ。

一九六〇年代に使われた求心路遮断タンクは、視覚だけでなく、聴覚、触覚、体の位置や動きに関する感覚、動作、重力や回転に関する感覚をすべて遮断し、さらに程度の差はあれ、睡眠と社会的接触も遮断する――そのどれもが、それだけで幻覚を生む可能性がある。

原因が運動系の疾患であれ外的要因による拘束であれ、動けないことによって生まれる幻覚は、ポリオがはびこっていた時代にしばしば見られた。ハーバート・レイダーマンらが一九五八年の論文に記述しているように、とくに重症の患者は、自分で呼吸することさえできず、棺のような「人工肺」のなかで身じろぎもせず横になり、しばしば幻覚を起こすのだ。ほかの麻痺を起こす病気や、骨折のための添え木やギプスによる不動性も、同じように幻覚を引き起こす可能性がある。いちばんよくあるのは身体の幻覚で、手足がない、曲がっている、正しい位置にない、または増えているように思えることがある。しかし幻聴や幻視、さらには本格的な精神病も報告されている。私はこれをとくに脳炎後遺症患者で確認した。彼らの多くは、動くことができないパーキンソン病と緊張病に、事実上封じ込められているのだ。

二〜三日以上の睡眠遮断は幻覚につながり、ほかの点では正常な睡眠が取れても、夢が遮断されるとやはりそうなる。これに疲労や極端な身体ストレスが合わさると、さらに強力な幻覚の原因になりかねない。トライアスロン選手のレイ・Pが一例を話している。

以前、私はハワイのアイアンマン・トライアスロンに出場したことがあります。あまりいいレースができていなくて、体温が高くなり過ぎ、脱水状態になりました――ひどい状態です。マラソンを五キロ走ったとき、妻と母が道路わきに立っているのが見えました。ゴールするのが遅くなると言うために二人のところまで走ったのですが、そこに着いて泣き言を言い始めると、妻とも母ともまったく似ていない見ず知らずの二人が、私をじろじろ見ていました。

極端に気温が高く、厳しい条件下での単調な動きが何時間も続くハワイのアイアンマン・トライアスロンでは、選手が幻覚を生じることがしばしばあるのです。アメリカ先住民が幻覚を求めて行なう通過儀礼と大差ありません。私は溶岩原で少なくとも一回、ハワイの火山と火の女神マダム・ペレを見たことがあります。

マイケル・シャーマーは人生の大半を、超常現象のうそを暴くことに費やしてきた。彼は科学史家であり、スケプティクス・ソサエティー（懐疑派の会）の会長だ。著書『信じる脳（*The Believing Brain*）』で、彼はマラソン選手の幻覚に関する別の事例として、たとえばアイディタロッド犬ぞりレース（訳注　米国アラスカ州で一九〇〇キロを走る世界最長のレース）で競う選手を挙げている。

アイディタロッド・レースの選手は九〜一四日間、最低限の睡眠で走り、犬のほかは誰もいなくて、競争相手もめったに見かけないなかで、馬や列車、UFO、見えない飛行機、オーケストラ、奇妙な動物、人気《ひとけ》のないところでする声、ときには道端の幽霊や空想上の友だち……の幻覚を起こす。……ジョー・ガーニーというアイディタロッド・レースの選手は、男が自分のそりに乗っていると思い込み、降りてくれと丁重に頼んだのに動かないので、彼の肩をたたき、そりから降りろとしつこく言い、その見知らぬ人に拒否されると、彼をなぐった。

シャーマー自身も持久力が必要なスポーツの選手であり、過酷な自転車マラソンのレース中に不可思議な経験をして、それをのちに『サイエンティフィック・アメリカン』誌のコラムで語っている。

一九八三年八月八日の未明、寂しい田舎の幹線道路を走っていて、ネブラスカ州ハイグラーに近づいたころ、明るい光を放つ大きな宇宙船が私を追い越し、道路わきに押しやった。宇宙人が船から出てきて、私を九〇分間拉致し、そのあと気づくと私は道路上にもどっていて、船のなかで何が起こったかを覚えていなかった。……私の拉致経験は、睡眠不足と身体の極度の疲労がきっかけだった。アメリカ大陸横断レースが始まってから、八三時間連続で、二〇二五キロも自転車に乗っていた。眠気でよろよろと道路を進んでいたとき、サポートしてくれていたキャンピングカーがパッシングをして横に停まり、スタッフから睡眠休憩をとるよう説得された。その瞬間、一九六〇年代のテレビシリーズ『インベーダー』の遠い記憶が、私の白日夢に押し入ってきた。その番組では、その宇宙人は実在の人々とそっくりの姿になることで地球を乗っ取ろうとしていたが、その宇宙人はどういうわけか、小指がこわばったままなのである。サポートスタッフがいきなり宇宙人に姿を変えたので、私は彼らの指をじっと見つめながら、技術的なこと個人的なことの両方について、彼らを質問攻めにした。

仮眠を取ったあと、シャーマーはそれが幻覚だとわかったが、その時点ではまるで現実のように思えた。

（注1）一九六〇年代以降、夢想するための感覚遮断の利用は、幻覚を生じさせる薬物のそれと同様に減っているが、囚人を苦しめるための政治的な利用は、いまだに恐ろしいほど一般的である。ロナルド・K・シーゲルは、「人質幻覚」に関する一九八四年の論文のなかで、そのような幻覚は悪化して狂気になるおそれがあり、社会的孤立、睡眠不足、空腹、渇き、苦悩、死の脅威と組み合わさるとなおさらだ、と指摘している。

（注2）深刻な視覚障害を負ったり完全に失明したりしても、CBSがまったく出ないこともあり、視覚遮断だけでは十分な原因にならないことが示唆されているように思えるかもしれない。しかし視覚障害者でCBSになる人もいれば、ならない人もいる理由はまだわかっていない。

第3章　数ナノグラムのワイン——においの幻覚

通常、空想上のにおいをかぐ能力は誰にでもあるというものではない。たいていの人は、光景や音をありありと想像できても、においを鮮明に想像することはできない。二〇一一年にゴードン・Cが手紙に書いてきたように、それは稀有な才能だ。

私は物心ついてからずっと、目に見えない物のにおいをかいでいました。……たとえば、ずっと前に亡くなった祖母のことを数分考えると、ほとんどすぐに、彼女がいつも使っていたおしろいを、ほぼ完璧《かんぺき》な知覚認識とともに思い出します。ライラックなど、花を咲かせる植物について手紙を書いている場合、私の嗅覚はその香りを生み出します。これは「バラ」という言葉を書くだけで、そのにおいが生まれるということではありません。その効果を生み出すためには、バラなり何なりにつながる具体的な事実を思い出す必要があります。私はずっと、この能力はごく自然なことと思っていて、思春期になってはじめて、みんなにとってはふつうでないことを知りました。いま、これは私の特殊な脳が持つすばらしい才能だと思っています。

一方、大部分の人は強力なヒントがあっても、なかなかにおいを思い起こせない。さらに、においが現実かそうでないのかを知るのも、妙に難しい場合がある。私は以前、自分が育ち、家族が六〇年間住んでいた家を再訪したことがある。その家は一九九〇年にイギリス心理療法士協会に売却されていて、ダイニングルームとして使っていた場所がオフィスになっていた。一九九五年に訪れたとき、その部屋に入ると、すぐさまユダヤ教のおきてにかなった赤ワインのにおいを強く感じた。昔、ダイニングテーブルの横にあった木製サイドボードにしまわれていて、安息日に祈りながら飲んだワインだ。大好きだったとてもなつかしい環境と、約六〇年間の記憶と連想に助けられて、そのにおいを想像していただけなのか？　それとも、数ナノグラムのワインが塗り替えと改築のあとも残っていたのだろうか？　においは妙にいつまでも消えないことがあるので、その経験は知覚の鋭敏化か、幻覚か、記憶か、あるいはそのすべての組み合わせなのか、私にはよくわからない。

私の父は若いころ嗅覚が鋭くて、その世代の医者はみなそうだったが、患者を診るときに嗅覚に頼っていた。糖尿病の尿や腐敗性肺膿瘍のにおいを、患者の家に入ったとたんにかぎつけることができた。中年期に続けて鼻炎をわずらったため、彼の嗅覚は鈍り、診断のツールとして鼻に頼ることはできなくなった。しかし、嗅覚をすべて失わなかったのは幸運だった。嗅覚を完全に失う無嗅覚症は、おそらく五パーセントの人がかかっていて、さまざまな問題を生じる。無嗅覚症患者は、ガス、煙、傷んだ食べもののにおいがわからない。自分が悪臭を放っているかどうかがわからないので、人づきあいに不安を感じることもある。世界の芳《かぐわ》しい香りを楽しむこともできず、食べものの繊細な味わいも、（その大部分がやはりにおいで決まるので）ほとんどわからない[1]。

私は『妻を帽子とまちがえた男』に、一人の無嗅覚症患者について書いた。彼は頭のけがのせいで、突然、嗅覚をすべて失った（長い嗅索は頭蓋底を横断しているので切断されやすいため、比較的軽い頭のけがでも嗅覚が完全に失われることがありえる）。この男性は嗅覚についてあまり意識して考えたことがなかったが、失ってみると、自分の生活の質が劇的に悪くなったことを知った。人、本、街、春のにおいが恋しい。彼は失われた感覚がもどるという、はかない望みを捨てなかった。そして実際に数カ月後、もどったように思われた。彼にとってうれしい驚きだったのだが、朝のコーヒーのにおいを感じたのだ。彼はとりあえず、何カ月もあきらめていたパイプを試し、大好きな香り高いタバコのにおいを感じた。彼は興奮して神経科医を再び訪れたが、慎重な検査のあと、回復の痕跡はまったくないと言われた。しかし彼が何かしらの嗅覚経験をしていたのは確かで、私としては、無嗅覚症によって、少なくとも記憶と連想をふんだんに用いることのできる状況であれば、彼のにおいを想像する力が高まったとしか考えられなかった。視力を失った人のなかには、ものを思い浮かべる力が高まる人がいるのと同じなのだろう。

光景、におい、音という正常な入力を失ったとき、感覚系の感度が高まることは、純粋に喜ぶべきことではない。というのも、光景、におい、音の幻覚——幻視、幻嗅、幻聴——につながりかねないのだ。視覚を失った人の一〇〜二〇パーセントがシャルル・ボネ症候群（CBS）になるのと同じように、嗅覚を失った人のうち同じくらいの割合が、そのにおい版を経験する。鼻炎や頭のけがのあとに幻嗅が起こる場合もあるが、片頭痛、癲癇《てんかん》、パーキンソン病、PTSD、その他の疾患と関連している場合もある。(2)

CBSでは、視覚が多少残っている場合、ありとあらゆる知覚変容が起こる可能性もある。同様に、嗅覚がかなり衰えているが完全には失っていない人も、たいていは不快な類《たぐい》のにおいの変容に悩まされる傾向がある（異臭症または嗅覚異常と呼ばれる）。

カナダ人女性のメアリー・Bは、全身麻酔による手術を受けた二カ月後に、異臭症にかかった。八年後、彼女は「私の脳のなかの幻」というタイトルで、彼女の経験の詳細な説明を送ってくれた。

いつの間にかそうなっていたのです。一九九九年九月、私は最高の気分でした。その夏、子宮摘出の手術を受けましたが、すでに日常的なピラティスとバレエの教室に復帰し、体調も良くて元気いっぱいでした。ところが四カ月後、まだ順調で元気でしたが、誰にも理解できない障害という、目に見えない監獄に閉じ込められていました。誰もそのことを知らないようでしたし、私にはその名前さえもわかりませんでした。

当初、変化は緩やかでした。九月、トマトとオレンジの味が金属っぽく、少し腐っているように感じられ始め、カッテージチーズは酸っぱい牛乳のような味でした。別のブランドも試しましたが、すべてまずかったです。

一〇月、レタスにテレピン油のにおいと味がするようになり、ホウレン草、リンゴ、ニンジン、カリフラワーも、少し腐った味がしました。魚と肉、とくに鶏肉が、一週間前から腐っているようなにおいがします。うちの主人は味が落ちていることをまったく感じていません。食物アレルギーのようなものになっているのかしら、と思いました。

……

まもなく、レストランの厨房の換気扇が妙に不快ににおい始めました。パンは傷んだ味がして、チョコレートは機械油のようです。肉と魚で食べられるのはスモークサーモンだけ。週に三回はそれを食べるようになりました。一二月初め、友人と外食しました。メニューを選ぶのに注意する必要があったものの、食事を楽しみましたが、ただ一つ、ミネラルウォーターが漂白剤のにおいでした。でも、ほかの人たちは喜んで飲んでいたので、私のグラスがきちんとすすがれていなかったのだと思いました。次の週、においと味が急激に悪化しました。道路の車のにおいがひどいので、出かけるには勇気を奮い起こす必要があって、ピラティスとバレエの教室に行くのにも、遠回りして歩行者専用のルートを使いました。ワインはむかつくにおいがして、香水をつけている人もみんなそうでした。イアンの朝のコーヒーのにおいはさらにひどくなっていましたが、ある日を境にゾッとする耐えられない悪臭に変わって、それが家中に充満し、何時間も残るのです。彼は職場でコーヒーを飲むようになりました。

メアリーは、変容の原因ではないにしても、少なくとも何かパターンを見つけたいと願って、きちょうめんにメモを取っていたが、何も見つけられなかった。「わけがわかりませんでした」と彼女は書いている。「どうしてレモンの味が大丈夫なのに、オレンジはだめで、ニンニクはいいのに、タマネギはだめなのでしょう？」

完全な無嗅覚症の場合、知覚するにおいが誇張されたり変容することはなく、においの幻覚しかありえない。これも実に多種多様で、記述したり説明したりするのが難しい場合もある。ヘザー・Aはこう述べている。

幻覚はだいたい、一つのにおいの名称では表わせません（例外として、ほぼ一晩中、ディル・ピクルスのにおいを感じたことがあります）。いろんなにおいの混ざったものとしてなら、なんとなく表現できます（たとえば、金属とロールオン式のデオドラント、濃密な激甘のケーキ、三日ぶん溜まった生ゴミの山のなかで溶けているプラスチック）。こんなふうに楽しんで、ネーミング術や表現術を磨くことができています。最初の二～

三週間で、一回に一種類、一日に数回感じる段階を通りました。数ヵ月後、私が経験したにおいの仲間は多様化し、いまでは一日に数種類を引き合いに出せます。新しいものが突然現われて、二度とにおわないこともあります。この経験は変化するのです。鼻のすぐ下に張りついているかのように強くにおって、すぐに消える場合もあれば、ほとんど気づかないくらいかすかなものが長く続く場合もあります。

特定のにおいの幻覚を感じる人もいて、そのにおいは状況やヒントに影響される可能性がある。開頭術を受けたあと、嗅覚をほとんど失ったローラ・Hが私あての手紙に書いているところによると、彼女はときどき、もっともらしいにおいが一時的ににおうことがあるが、それが感覚を失う前に感じていたと記憶しているものと、正確に一致するとはかぎらないという。実際にはまったくないにおいの場合もある。

わが家のキッチンを改装していたとき、ある晩、ヒューズが飛んだのです。夫はすべて無事だと請け合ってくれましたが、私は漏電による火事が起こらないかととても心配でした。……真夜中に目が覚めて、電気回路がこげているにおいがすると思ったので、起きてキッチンを確認しなくてはなりませんでした。……キッチン、廊下、食器棚の見えるところをすべて確認しましたが、何も燃えているものは見つかりません。……そこで私は、そのにおいは壁の後ろかどこか、見えないところから来ているかもしれないと考え始めました。

彼女は夫を起こした。彼には何のにおいもしなかったが、彼女はやはり煙のにおいを強く感じた。「存在しないもののにおいを、そんなに強く感じられることがショックでした」。

とても複雑で、世界中の悪臭をほとんどすべて合わせたように思える一つのにおいに、たえずつきまとわれる人もいる。ボニー・ブロジェットは著書『においの記憶（*Remembering Smell*）』のなかで、鼻炎にかかって強力な鼻スプレーを使ったあとに、彼女が陥った幻嗅症の世界を語っている。彼女は州道をドライブしているときに、初めて「変な」においをかいだ。ガソリンスタンドで靴をチェックし、きれいであることを確認したあと、車のヒーターのファンがおかしくなったのかと考えた――鳥の死骸とか？　そのにおいは彼女を追いかけてきて、強くなったり弱くなったりはするが、けっして消えなかった。彼女は考えられる外因をいくつも探して、ついに、しぶしぶながら、においは自分の頭のなかにあるのだと認めざるをえなかった――精神病理学的ではなく、神経学的な意味で。彼女の表現によると、そのにおいは「煙、化学薬品、尿、かびみたいなのは序の口で、ひどいのは大便、へど、こげた肉、腐った卵に似ている。私の脳は本当に新しい境地に達したのだ」（とくにひどいにおいの幻覚は悪臭症と呼ばれる）。

人間はおそらく一万種類のにおいをかぎわけられるが、ありえるにおいの数はそれよりはるかに多い。なにしろ、鼻粘膜には五〇〇種類の嗅覚受容体があり、その刺激（あるいはその脳内表現）は何兆通りもの組み合わせがありえる。現実世界で経験したことのあるにおいとはちがっていて、何の記憶も連想も呼び起こさないために、説明するのが不可能なにおいの幻覚が起こることもある。これまでにない新しい経験は、幻覚の顕著な特徴である。脳は現実の束縛から解き放たれると、レパートリーにあるどんな音でも、像でも、においでも、つくり出すことができて、複雑な「ありえない」組み合わせにすることもある。

（注1）シェフ志望だったが車にひかれたあと無嗅覚症になったモリー・バーンバウムが、無嗅覚症の苦境を回想録『好みの味つけ（*Season to Taste*）』で雄弁に語っている。

（注2）その他の疾患として、単純ヘルペスウイルスへの感染、というものもある。このウイルスは、（ときに嗅覚神経を含む）神経を攻撃して、損なうと同時に刺激する。ウイルスは長いあいだ神経節のなかに隠れて潜伏していて、数カ月または数年後に、突然再び現われることがある。ある微生物学者の男性が、こんな手紙をくれた。「二〇〇六年夏、私は『幻のにおいをかぐ』ようになりました。何と特定できない、かすかなにおいが広がっています（いちばん妥当な推測は……湿った段ボール）」。彼によると、以前「私はとても鼻が敏感で、においだけで実験室の培養物や、有機溶剤の微妙なちがいや、かすかな香水を特定することができたのです」。

やがて彼はたえず腐った魚のにおいの幻覚を感じるようになり、それが一年後にようやく過ぎ去ると、「敏感な嗅覚も、たいていの食べものの微妙な味わい」も消えた。彼はこう書いている。

完全になくなったにおいがあります——糞便（！）、パンやクッキーが焼けるにおい、ローストされるターキーのにおい、生ゴミ、バラ、ストレプトミセスの新しい土のにおい……すべて消えました。感謝祭のごちそうのにおいは恋しいですが、公衆トイレのにおいはかげなくてけっこう。

嗅覚異常と幻嗅は、何年も前にかかった単純ヘルペス2型の再発によるもので、それが再発する直前に必ず幻のにおいを感じることに、彼は好奇心をそそられている。「私はヘルペス再発の始まりをにおいで知ります。神経炎が発現する一日か二日前、自分が最後に気づいた強いにおいの幻嗅がまた起こります。このにおいは神経炎が続くあいだは続き、神経炎が治まると治まります。……幻覚の強さは、全身の神経炎の重症度と相関しています」。

第4章　幻を聞く

一九七三年、『サイエンス』誌に一つの論文が掲載されると、とたんに大論争が巻き起こった。タイトルは「狂気の場において正気でいることについて」。実験として、精神病歴のない八人の「偽患者」が、アメリカ中のさまざまな病院で自分の症状を訴える様子を記述したものだ。訴えはただ一つ、「声が聞こえる」ことだった。彼らは病院のスタッフに、声が何を言っているのか実際には理解できないが、「空っぽ」、「空洞」、「ドスン」という言葉が聞こえると話した。このつくり話以外はふつうに行動し、自分の（正常な）過去の経験と病歴を詳しく話した。にもかかわらず、（躁鬱病と診断された一人を除いて）全員が統合失調症と診断され、二カ月も入院させられ、抗精神病薬を処方された（彼らは飲み込まなかった）。精神病棟に入ったあと、彼らは引き続きふつうに話し、行動し、幻覚の声は消えて気分がいいと医師に報告した。かなり大っぴらに、実験についてのメモまで取った（これは一人の偽患者の看護記録に「ものを書く行動」として記された）が、スタッフに真相を気づかれた偽患者はいなかった。[1] スタンフォード大学の心理学者の（自身も偽患者だった）デイヴィッド・ローゼンハンが考案したこの実験で、何よりも際立ったのは、「声が聞こえる」というたった一つの症状だけで、ほかに症状や異常行動がなくても、すぐに統合失調症という断定的な診断を下すに十分だったことである。精神医学も世間一般も、「声が聞こえる」のは狂気を意味し、深刻な精神障害があるときにしか起こらないという、公理にも近い通念にむしばまれていたのだ。

この通念はかなり最近のもので、初期の研究者は統合失調症について慎重かつ人道的な条件を設けていた。しかし一九七〇年代までに、抗精神病薬と精神安定剤がほかの治療法に取って代わるようになっていて、慎重に病歴を考慮して患者の生活全体を検討するやり方の代わりに、迅速に診断を下すためのＤＳＭ（精神疾患の分類と診断の手引き）の基準が利用されるようになった。

オイゲン・ブロイラーは、チューリッヒ近くの大規模なブルクヘルツリ精神科病院の院長を一八九八年から一九二七年までつとめた人物で、自分が治療していた何百人という統合失調症患者に対して、思いやりをもって細やかに対応した。彼は自分の患者たちが聞く「声」は、どんなにとっぴなようでも、彼らの精神状態や妄想と深く関係していると認識していた。声は彼らを悩ます「闘いと不安……外界との……何より……病気の力や敵対的な力との……変容した関係全体」を具現しているのだ、と彼は書いている。彼はこのことを、一九一一年の偉大な研究論文『早発性認知症、あるいは統合失調症群（*Dementia Praecox; or, The Group of Schizophrenias*）』に、細かく鮮明に記述している。

声は患者に語りかけるだけでなく、体に電気を流し、患者を参らせ、しびれさせ、思考力を奪う。声はたいてい人として想定されるか、別の非常に奇妙なかたちに具体化している。たとえば、患者は「声」が両耳の上のほうにあると言い張る。一つの声のほうがもう一つより少し大きいが、両方ともクルミくらいの大きさで、大きな醜い口だけでできているというのだ。

「声」の最もよくある主な内容は脅しと罵りである。昼も夜も、いたるところから聞こえる。壁から、上から下から、地下室からも屋根からも、天国からも地獄からも、近くからも遠くからも。……患者には食事をしているとき、「口に入れてもみんな盗まれるぞ」と言っている声が聞こえる。何かを落とすと、「おまえの足が切り落とされたらよかったのに」と聞こえる。

声はたいてい矛盾している。あるときは患者に敵対し……そのあと筋が通らないことを言う。……いろんな人の声が賛成する役と反対する役を引き継ぐ。……娘の声が患者に「彼は焼き殺されるわ」と言うが、母親の声は「彼は焼かれない」と言う。患者には、迫害者の声だけでなく、しばしば庇護者の声も聞こえる。

声が体のなかで発せられることも多い。……ポリープは声が鼻から出る誘因かもしれない。腸の乱れは声を腹とつなげる。……セックス・コンプレックスの場合、ペニス、膀胱内の尿、または鼻が卑猥な言葉を発する。……現実に身ごもっている、または想像妊娠している患者は、子宮のなかで自分の子どもが話しているのを聞く。……
無生物の物体が話す場合もある。レモネードが話し、患者の名前が牛乳の入ったコップから聞こえる。家具が話しかけてくる。

ブロイラーによると、「入院している統合失調症患者は、ほぼ全員『声』を聞く」。しかし彼は、逆が真ではないことを強調している。つまり、声が聞こえることは必ずしも統合失調症を意味しない。それでも一般人のイメージでは、声の幻聴は統合失調症とほぼ同義語である――声が聞こえる人の大半は統合失調症ではないので、これは大きな誤解だ。

とくに自分に向けたものではない声が聞こえると訴える人も多い。たとえば、ナンシー・Cはこう書いている。

しょっちゅう人の会話を幻聴します。たいてい夜、眠りに落ちようとしているときです。この会話が聞こえているときは、それが現実で、実在の人たちが本当に話しているけれども、どこかよそで起こっているように思えるのです。カップルが口論しているとか、いろんなことが聞こえます。誰のものだかわからない声ですし、私の知らない人たちです。自分がラジオになっていて、誰かほかの人の世界に周波数が合ってしまっている感じです（いつもアメリカ英語を話している世界ですけど）。この体験は幻覚としか考えられません。私はけっして会話に加わらないし、話しかけられることもありません。ただ聞いているだけです。

「正気の人間が起こす幻覚」は一九世紀には十分に認められていて、神経学の台頭とともに、人々はその原因を明確に理解しようと試みた。一八八〇年代のイギリスで、とくに近親者を亡くした人たちによる亡霊や幻覚の報告を集めて調べるために、心霊現象研究協会が設立され、多くの著名な科学者が――生理学者と心理学者に加えて物理学者も――参加した（ウィリアム・ジェイムズはアメリカ支部で活動した）。テレパシー、予知能力、死者との交信、霊界の本質などが、体系的研究の対象となったのだ。

このような初期の研究で、幻覚が一般の人々のあいだで珍しくないことがわかった。一八九四年の「精神健常者の覚醒幻覚の国際的調査」では、ふつうの人々がふつうの環境で経験する幻覚の発生と特質が調べられた（明らかな内科的または精神病理学的問題がある人は慎重に除外された）。一万七〇〇〇人がされた質問はただ一つ。

自分が完全に目覚めていると思っているときに、生物または無生物が見えている、あるいは生物または無生物に触れられている、あるいは声が聞こえていると、なまなましく

　感じるのに、自分にわかる範囲では、そう感じる物理的原因が外部になかったという経験がありますか？

あると回答した人が一〇パーセント以上いて、その三分の一以上が「声を聞いて」いた——すなわち幻聴体験があった。ジョン・ワトキンスが著書『声が聞こえる（*Hearing Voices*）』で述べているように、「何らかの宗教的、あるいは超自然的な内容」の幻覚の声は、「この報告のなかで少数とはいえ無視できない数に上った」。とはいうものの、幻覚の大部分はもっと平凡なものだった。

おそらく最もよくある幻聴は、知っている声か、誰だかわからない声で、自分の名前が言われているのを聞くものだろう。フロイトは『日常生活の精神病理学』でこのことに触れている。

　若かりしころ、外国の都市で独り暮らしをしていたとき、たびたび、紛れもない家族の声で、突然自分の名前が呼ばれるのを聞いた。そこで私は心配になり、幻聴の正確な時間を書き留めて、そのときに何が起こったのか家の者に問い合わせた。何も起きてはいなかった。(2)

統合失調症患者がときどき聞く声は、責めたり、脅したり、ののしったり、しいたげたりする傾向がある。それにひきかえ「正常な」人たちに聞こえる幻覚の声は、たいていごく平凡なものであり、そのことをダニエル・スミスが著書『ミューズと狂人と預言者――正気の境界と声の幻聴（*Muses, Madmen, and Prophets: Hearing Voices and the Borders of Sanity*）』で述べている。スミス自身の父と祖父がそのような声を聞いたが、二人は反応がまったくちがっていた。スミスによると、父親は一三歳で声を聞き始めたという。

その声は大げさなものではなく、内容も気がかりなことではなかった。単純な命令をする。たとえば、グラスをテーブルの片側から反対側に移せとか、地下鉄で特定の改札口を使えなどと指示するのだ。それでも、その声を聞いてしたがっているうちに、彼の内面生活は耐えがたいものになっていったそうだ。

一方、スミスの祖父は幻覚の声について無頓着で、遊び心さえ持っていた。彼はその声を競馬場で賭けに利用しようとしたことについて語っている（「この馬が勝てるとか、こいつが勝てそうかもしれないとかいう声で、頭が鈍ってうまくいかなかった」）。友人とトランプをしたときのほうが、はるかにうまくいった。祖父も父もとくに超常現象好きではなく、重大な精神疾患もなかった。日常的なことに関する平凡な声が聞こえるだけで、そういう人はほかにもごまんといるのだ。

スミスの父と祖父は、その声のことをめったに話さなかった。声が聞こえることを認めれば、頭がおかしいと思われるか、少なくとも深刻な精神的不安を抱えていると見なされると思ったのか、二人とも黙って内緒で声を聞いていた。しかし最近の多くの研究が、声が聞こえるのはそれほど珍しいことではなく、聞こえる人の大部分は統合失調症でないことを確認している。その「大部分」の人たちはどちらかと言えば、スミスの父と祖父のほうに近いのだ(3)。

声の幻聴に対する態度が非常に重要であることは明らかだ。スミスの父のように声が苦になることもありえるし、祖父のように受け入れて気楽にやることもできる。このような個人の態度の背景には社会の態度があり、それは時代と場所によって大きく変わる。

声の幻聴はあらゆる文化で起こり、たいていはかなり重要視されている。ギリシャ神話の神々も、一神教の神も、しばしば人間に話しかける。この点では、声のほうが幻影よりも意義深い。なぜなら、声や言葉はメッセージや命令を伝えることができるが、イメージだけではそれはかなわないからだ。

一八世紀まで、声も幻影と同じように、超自然の力、すなわち神か悪魔、天使か精霊によるものとされていた。そのような声と精神病やヒステリーのそれとが重なり合う場合もあるのはまちがいないが、だいたいにおいて声は病的なものとは見なされなかった。本人にしかわからない目立たないものであれば、人間性の一部として、聞こえる人もいるものとして、単純に受け入れられたのだ。

一八世紀半ばごろ、宗教と切り離された新しい哲学が啓蒙主義の哲学者と科学者に広まり始め、幻覚の像や声は、脳の特定の中枢が過活動を起こすことに生理的基盤があるものと考えられるようになった。しかし「霊感」という現実離れした考えも、まだ消えなかった。芸術家、とくに作家はお告げの筆記者や書記と見なされ、自分でもそう思っていて、場合によっては（リルケのように）お告げが語られるまで何年も待たなくてはならなかった。[4]

人間は言語を操る種なので、独り言は人間の基本をなす。偉大なロシアの心理学者レフ・ヴィゴツキーは、「内言」をあらゆる自発的活動の必須条件と考えた。多くの人がそうだが、私は一日中独り言を言っている――自分をしかり（「おまえはばかだな！ 眼鏡をどこに忘れたんだ？」）、自分を励まし（「おまえにはできる！」）、愚痴をこぼし（「どうしてあの車はこっちの車線にいるんだ？」）、めったにないことだが、自分におめでとうを言う（「やったな！」）。このような声は外在するものではない。神の声とも、ほかの誰の声とも、まちがえることはない。

しかし、脚に重傷を負って山を下りようという危険な状況にあったとき、いつものたわいない内言とはまったくちがう、内なる声を聞いたことがある。膝が脱臼してひん曲がった状態で、小川を渡るのに四苦八苦した。その奮闘のせいで、二分ほど呆然として身じろぎもせずにいると、快い気だるさが襲ってきて、心のなかで考えた。ここで休もう。ちょっと昼寝でもしよう。するとすぐさま、強くはっきりと命令する声が反論してきた。「ここで休んではだめだ。絶対に休んではいけない。進み続けろ。維持できるペースで、着実に進むんだ」。この恵みの声、この「神」の声は私を鼓舞し、決意させた。震えが止まり、私は二度とよろめかなかった。

ジョー・シンプソンもアンデス山脈での登攀《とうはん》中、氷に覆われた岩棚から転落し、脚を骨折して深いクレバスに落ちてしまうという、最悪の事故に遭った。『死のクレバス――アンデス氷壁の遭難』で語っているように、彼は必死で生き延びようとし、それを励まし導いたという点で声はきわめて重要だった。

あるのは静寂、雪、生きもののいない澄んだ空、そして私はそこにすわり、すべてを理解し、自分がなすべく試みねばならないことを受け入れていた。私に逆らう闇の力があるわけではない。頭のなかの声はこれが現実だと告げ、冷徹なまでに落ち着いた響きで、私の心のなかの混乱を断ち切った。

自分のなかに二つの心があって、いったん決まったことについて言い争っているかのようだった。声は明瞭で、鋭くて、威厳があった。つねに正しく、私はその声が話すときは耳を傾け、その決定にもとづいて行動した。もう一方の心は、切れ切れのイメージを次々に示し、記憶と希望をとりとめなく話し、私はそれにぼんやりと関心を向けながら、声の命令にしたがい始めた。氷河にたどり着かなくてはならない。……声はどうすればいいかを具体的に教え、私はそれにしたがったが、もう一つの心は、次から次へ抽象的なことを考えていた。……氷河からの照り返しによる灼熱で疲労困憊し、ボーッとして立ち止まるたびに、声と時計が動けと急き立てる。時刻は三時、日が落ちるまで残された時間はわずか三時間半。私は動き続けたが、じきに、のろのろとしか進んでいないことに気づいた。カタツムリのような歩みであることは、どうでもいいことに思えた。声にしたがっているかぎり、私は大丈夫だろう。

このような声は、極度の脅威や危険にさらされているとき、誰にでも聞こえうる。フロイトはそのような場面で声を聞いたことが二度あって、そのことに著書『失語症論』で言及している。

私の記憶では、私は人生で二度危険な目に遭っていて、どちらのときも、唐突に危険に気づいた。どちらの場合も、「これで終わった」と思った。私の内言はふだん、はっきりしない音像とかすかな唇の動きだけだが、その危険な状況のときには、誰かが私の耳元で叫んでいるかのように言葉が聞こえ、それと同時に、空中に漂う一枚の紙に印字されたかのように、その言葉が見えた。

命への脅威は内部から生じる可能性もあり、どのくらい多くの自殺の試みが声によって阻まれたか、私たちには知るよしもないが、私は珍しくないと思っている。私の友人のリズは、恋人との関係がだめになったあと、打ちひしがれて元気をなくした。睡眠薬をひとつかみ口に入れ、ウイスキーで流し込もうとしたとき、声が聞こえたので彼女は仰天した。「だめだ。そんなことをしてはいけない」。そのあと「いまの気持ちがいつまでも続くわけじゃないことを思い出せ」。声は外から聞こえているように思えた。男性の声だったが、誰の声だかわからない。彼女は弱々しく「誰が言ったの？」と訊いた。答えはなかったが、（彼女の表現によると）「ざらざらした」人影が向かい側の椅子に現われた。一八世紀の服装をした若い男性で、数秒間かすかに見えてから消えた。彼女は大きな安堵と喜びを感じた。その声は自分自身の奥深くから出てきたにちがいないとわかっていたが、リズはそれをふざけて「守護天使」と呼んでいる。

人が「声を聞く」理由については、さまざまな説明が示されていて、状況によって当てはまる理由はちがうのかもしれない。たとえば、精神病によるおもに敵対的で非難するような声には、自分ひとりでほかに誰もいない家で自分の名前が呼ばれるのを聞くのとは、まったく異なる理由がありそうだ。そして、緊急事態や絶望的な状況で聞こえる声とも、原因はちがうと思われる。

幻聴は、一次聴覚野の異常な活性化と関係があるかもしれない。これは精神病をわずらう人だけでなく、一般の人々についても、もっと調べる必要があるテーマだ。いままでの研究はほとんどが、精神病患者の幻聴しか調べていない。

幻聴の原因は、心のなかの発話を自分のものと認識できないことにある（あるいは、聴覚野との交差活性化から生じているために、大半の人が自分自身の考えとして経験するものが「声に出される」のかもしれない）と主張する研究者もいる。

おそらく大部分の人には、ふつうはそのような内面の声が外から「聞こえる」ことがないようにする、生理的な障壁か抑制のようなものがあるのだろう。たえず声が聞こえる人たちの場合、その障壁がどういうわけか壊されたか、十分に発達していない可能性がある。しかし、逆のことを問うべきなのかもしれない――なぜ大半の人には声が聞こえないのか、と。ジュリアン・ジェインズは一九七六年の話題作『神々の沈黙――意識の誕生と文明の興亡』のなかで、少し前まで、あらゆる人間に声が聞こえていたという仮説を立てた。自分の脳の右半球から発せられるのに、まるで外から聞こえているように（左半球によって）知覚され、神々からの直接的なメッセージとしてとらえられたというのだ。ジェインズによると、紀元前一〇〇〇年ごろ、意識の誕生とともに声は内面化し、自分自身のものとして認識されるようになったという。[5]

言葉による思考にともなう心のなかの言葉の流れを異常に意識することから、幻聴が生じるのかもしれない、と主張している人もいる。「声が聞こえる」と「幻聴」は、さまざまな異なる現象を包含する用語であることは確かだ。

声は——つまらないことであれ、不吉なことであれ——意味を伝えるのに対し、妙な騒音にすぎない幻聴もある。おそらくそのなかで最もよくあるのは、耳鳴りに分類されるものだろう。たいてい難聴とともに生じる、ほとんど休みなしのシューシューやキーンという音で、耐えられないくらい大きくなることもある。

ブンブン、ゴウゴウ、チチチ、コツコツ、カサカサ、キーン、くぐもった声などの雑音が聞こえる現象は、ほとんどの場合聴覚の問題と関連していて、譫妄《せんもう》、認知症、毒物、ストレスなど、さまざまな要因でひどくなるおそれがある。たとえば、研修医が長期間にわたって当直していると、睡眠不足のせいで、どの感覚についてもさまざまな幻覚が生じる可能性がある。ある若い神経科医の手紙によると、三〇時間以上当直したあとは、病院の遠隔計器と人工呼吸器のアラーム音が聞こえて、帰宅したあとも電話が鳴る幻聴を感じ続けることもあるそうだ。(6)

楽節や歌が声やほかの音と一緒に聞こえる場合もあるが、大部分の人は、楽曲や楽節だけが「聞こえる」。音楽の幻聴は、脳卒中、腫瘍、動脈瘤、感染性疾患、神経変性疾患、中毒性や代謝性の障害によって生じえる。そのような状況での幻覚は、通常、誘因が治療されたり弱められたりすると、すぐに消える。(7)

音楽幻聴の原因を特定するのは難しい場合もあるが、私が診ているおもに老齢の人たちの場合、音楽幻聴の断然いちばん多い原因は、聴力の低下または消失だ。そして彼らの場合、補聴器や人工内耳によって聴力が向上しても、幻覚はしつこく続く可能性がある。ダイアン・Gがこんな手紙をくれた。

思い出せるかぎりずっと耳鳴りがしています。ほぼ四六時中鳴っていて、とても高い音です。夏のロングアイランドで群れをなして生まれるセミの声のようです。［気づいたのですが］去年、音楽が頭のなかで鳴ることもありました。ビング・クロスビーが友人とオーケストラをしたがえて「ホワイト・クリスマス」を何度も繰り返すのが、ずっと聞こえました。それが外から聞こえる音である可能性がゼロであることを確かめるまで、別の部屋でラジオが鳴っているのだと思っていました。それが何日も続いて、じきに、消すこともボリュームを変えることもできないと悟りました。でも練習すれば、歌詞、速さ、ハーモニーを変えることができました。そのとき以来、音楽がほぼ毎日聞こえて、たいていは夕暮れのころ、会話が聞こえないくらい大きい音になることもあります。音楽はいつも賛美歌や、ピアノを弾いていたころのお気に入りや、昔の記憶にある歌など、私の知っているメロディーです。必ず歌詞があります。……
この耳障りな音に加えて、いまでは第三のレベルで、誰かが別の部屋でラジオかテレビのトーク番組を聴いているような音が同時に聞こえるようになりました。男性と女性の声がたえず聞こえていて、現実のように間があいたり、抑揚があったり、ボリュームが上がったり下がったりするのです。ただ、言葉を理解することはできません。

ダイアンは子どものころから徐々に聴力が低下していて、音楽と会話と両方の幻覚があるという点が珍しい。[8]

個人の音楽幻聴の質はさまざまで、穏やかな場合もあれば、わずらわしいほどうるさい場合もあり、単純なものもあれば複雑なものもあるが、すべてに共通する特徴がある。第一に、知覚される性質のもので、外部の音源から発せられているように思えること。この意味で、心像とは異なる（ほとんどの人がときどき経験する「耳の虫」、すなわち耳にこびりついて離れず、たいていうっとうしく感じるメロディーですら別物だ）。音楽幻聴を感じる人はたいてい、ラジオ、隣家のテレビ、通りの楽団など、外部に原因を探し、そのような外因が見つからないとわかってはじめて、音源は自分自身のなかにあるはずなのだと気づく。そのため彼らはそれを、機械的で独立しているもの、制御できる自己の一部ではないものとして、脳のなかのテープレコーダーかｉＰｏｄになぞらえることがある。

このようなものが頭のなかにあると思うと、混乱するし、しばしば不安にもなる。自分は頭がおかしくなるのか、幻の音楽は腫瘍か脳卒中か認知症の兆候かもしれない、という不安だ。そのような不安のせいで、人は自分が幻覚を感じると認めたがらないことが多い。おそらくそのためだろうが、音楽幻聴は長年、まれな症例と考えられていた――が、けっしてそうではないことが、いまでは認識されている。[9]

音楽幻聴は知覚を邪魔し、圧倒することさえある。耳鳴りのように、誰かの話を聞くことができなくなるくらい、大きな音になる場合もある（この意味で、心像が知覚と張り合うことはめったにない）。

音楽幻聴は明確なきっかけもなしに突然現われることが多い。とはいえ、耳鳴りや外の音（飛行機のエンジンや芝刈り機のブンブンいう音など）、本当の音楽、あるいは特定の曲やスタイルの音楽を連想させるものを聞いたあとに生じることも珍しくない。外的な連想が引き金になることもある。たとえば私の患者の一人は、フランスパンの店の前を通るたびに、「アルエット、ジャンティーユ・アルエット」というフランス語の歌が聞こえていた。

ほぼたえまなく音楽幻聴を感じる人もいれば、断続的にしか聞こえない人もいる。幻聴の音楽はたいてい知っている曲だ（ただし、好きなものとは限らない。私の患者の一人は若いころに聞いたナチスの行進曲の幻聴があり、ぞっとする思いをしていた）。ボーカルあり、インストゥルメンタルあり、クラシックあり、ポップスありだが、患者が若いころに聴いた音楽であることがいちばん多い。私と手紙のやり取りをしている有能な音楽家の言葉を借りれば、「意味のない楽節の繰り返し」が聞こえる患者もいる。

幻聴の音楽はかなり具体的で、曲中のあらゆる音、オーケストラのあらゆる楽器が、はっきり聞こえることもある。ふだん、込み入った合唱曲や合奏曲はいうまでもなく、単純なメロディーでさえもほとんど覚えられない幻覚者にとって、それほど詳しく正確に聞こえるのは驚きだ（多くの幻視に特徴的な極度の鮮明さと異常な詳しさに通じるものがあるのだろう)。たいていの場合、数小節だけの一つの主旋律が、壊れたレコードのように何度も繰り返し聞こえてくる。私の患者の一人は「神のみ子は今宵しも」の一部が一〇分に一九回半も聞こえ(彼女の夫が数えた)、どうしても讃美歌の一部分しか聞こえないことにいらついた。幻聴の音楽は、だんだんに強くなり、そのあとゆっくり弱くなることもあるが、突然、大音量で鳴り始め、同じくらい突然に止むこともある(患者がよく言うように、スイッチが入ったり切れたりするようだ)。音楽幻聴に合わせて歌う患者もいれば、無視する患者もいるが、無視しても変わらない。本人が関心を向けても向けなくても、音楽幻聴は勝手に続くのだ。本人がほかのものを聴いたり、演奏したりしていても、独自に進行し続けることもある。そのためバイオリニストのゴードン・Bは、コンサートで実際に演奏しているとき、まったくちがう楽曲の幻聴を感じることがある。

音楽幻聴は広がる傾向がある。知っているメロディーや古い歌で始まるが、何日間、何週間もたつうちに、別の歌が次々に加わり、最終的に幻聴音楽のレパートリーができ上がる可能性があるのだ。そして、このレパートリーそのものも変化する傾向がある――一つの旋律が抜けて、別のものが代わりに入る。自主的に幻聴を始めたり止めたりすることはできないが、ときに、一つの幻聴音楽の曲を別の曲に取り替えられる人もいる。そのため、ある男性は「頭蓋内ジュークボックス」があるのだと言い、「ジュークボックス」全体の電源をオン・オフすることはできないが、スタイルかリズムに共通点があれば、ある「レコード」から別のものに切り替えられることに気づいたそうだ。

長期間にわたる静寂や単調な聴覚刺激も、幻聴の原因になりえる。瞑想中や長い航海でこれを経験した患者から、話を聞いたことがある。ジェシカ・Kは聴力が低下しているわけではない若い女性だが、単調な聴覚刺激があると幻聴のすることがあると手紙に書いている。

流水やエアコンの音のようなホワイトノイズがあると、よく音楽や声が聞こえます。はっきりと聞こえます（最初のころは、別の部屋にラジオを置き忘れたにちがいないと思って探しに行ったほどです）。でも、歌詞のある音楽や、（いつもラジオのトーク番組か何かのようで、本当の会話には聞こえない）声の場合、言葉を聞き分けられるほどはっきりは聞こえません。聞こえるのは、言ってみればホワイトノイズに「埋め込まれている」場合だけで、ほかの競合する音がなければ聞こえません。

音楽幻聴は子どもには比較的珍しいようだが、私が診た少年のマイケルは、五歳か六歳のときから聞こえていた。彼の音楽は止むことがなく、どうしようもなくて、そのせいでほかのことに集中できないことがよくある。音楽幻聴は、もっと年齢が進んでから起こることのほうがはるかに多い。声の幻聴が幼年期に始まって一生続くように思われるのとは対照的だ。

しつこい音楽幻聴のある人のなかには、それを苦痛に感じる人もいるが、ほとんどの人は適応し、強いられる音楽を受け入れて、心のなかの音楽を楽しむようになる。ごく一部には、人生を豊かにしてくれるものと感じる人もいる。活発で弁が立つ八五歳のアイヴィー・Lは、黄斑変性に関連する幻視と、聴覚障害から生じる音楽その他の幻聴を感じている。彼女はこう書いてきた。

二〇〇八年、かかりつけの医者は鬱と呼び、私は悲しみと呼ぶもののために、パロキセチンを処方されました。私は夫に先立たれたあと、セントルイスからマサチューセッツに引っ越したのです。パロキセチンを始めて一週間後、テレビでオリンピックを見ているとき、男子水泳のレースに合わせて物憂い音楽が聞こえてきて、びっくりしました。テレビを消しても音楽は続き、それ以来、目覚めているときはほとんどずっと聞こえています。

音楽が始まったとき、ある医師が助けになるかもしれないと、ジプレキサをくれました。すると夜、天井にぼんやりした茶色い泡の幻影が見えるようになりました。二度めの処方薬で、美しい透明な熱帯植物が浴室で育っている幻覚が見えるようになりました。そのため、この処方薬を服むのを止めると、幻視は消えました。でも音楽は続きました。単純にその歌を「思い起こす」のではありません。家のなかで鳴っている音楽は、CDかコンサートくらいに大きくてはっきりしています。スーパーマーケットのような広い空間ではボリュームが上がります。音楽には歌い手も歌詞もありません。「声」を聞いたことはありませんが、一度、うとうとしているとき、自分の名前が切羽詰まった感じで呼ばれるのを聞いたことがあります。

しばらくのあいだ、玄関の呼び鈴、電話、目覚まし時計が、どれも鳴っていないのに鳴るのが「聞こえた」ことがありました。いまはもう、それはありません。音楽のほかに、キリギリスやスズメの鳴き声、それに右側で大きなトラックのアイドリングの音が聞こえることもあります。

そういう経験をしているとき、私はそれが現実でないことを十分に認識しています。以前と同様、日々の営みをこなしています。預金口座や家計を管理し、引っ越しをして、家事を切り盛りしているのです。このような聴覚と視覚の乱れを経験しているあいだも、理路整然と話をします。時々新聞をどこに置いたか忘れる以外、記憶力もきわめて正確です。

自分で思いつくメロディーに「入る」ことや、一つのフレーズからメロディーを開始させることはできますが、幻聴を止めることはできません。だから、クローゼットのなかの「ピアノ」も、居間の天井の「クラリネット」も、たえまない「ゴッド・ブレス・アメリカ」も、目覚ましのような「グッド・ナイト・アイリーン」も、止めることはできません。でも、なんとかやっています。

PET（ポジトロン断層撮影法）とfMRIのスキャニングにより、音楽幻聴も実際の音楽知覚と同じように、脳のさまざまな領域――聴覚野、運動野、視覚野、大脳基底核、小脳、扁桃体――を巻き込んだ、広いネットワークの活性化と関連していることがわかっている（音楽はほかのどんな活動よりも数多くの脳の領域に訴えかける。それもあって、音楽療法はさまざまな病気に有効である）。この音楽ネットワークは、たとえば焦点癲癇、発熱、譫妄などによって、直接刺激されることもありえるが、音楽幻聴の大部分の症例では、通常は作用している抑止や制約が弱まったとき、音楽ネットワークが解放されて自由に活動しているように思われる。そのような解放が起こる最も一般的な原因は、聴覚遮断または聴覚消失である。こうした意味合いでは、加齢で失聴した人の音楽幻聴は、シャルル・ボネ症候群の幻視に似ていると言えよう。

しかし、聴覚障害者の音楽幻聴とCBSの幻視は生理学的に似ているかもしれないが、現象学的には大きなちがいがあり、そのことは、視覚世界と音楽世界のまったく異なる性質を示している。そのちがいは、私たちがそれぞれを知覚したり、思い出したり、想像したりするしかたのちがいに、はっきり表われている。私たちは、すでにでき上がった組み立て済みの視覚世界を与えられるわけではなく、自分自身の視覚世界をできるだけうまく構築しなくてはならない。それを構築するには、後頭葉皮質での線と角度と方向の知覚から始まって、脳のさまざまな機能レベルで分析と合成を行なう必要がある。もっと高いレベルになる下部側頭葉皮質では、視覚を構成する「要素」はもっと複雑で、自然の光景、物体、動植物、文字、顔などの、分析と認識にふさわしいものになる。複雑な幻視にはそのような要素の統合、すなわち組み合わせ作業が必要であり、その組み合わせはつねに順序が変わり、バラバラになり、組み立て直されている。

音楽幻聴はまったくちがう。音楽の場合、音の高さ、音色、リズムなどを知覚するための別々の機能を果たすシステムがあるが、脳の音楽ネットワークは協調していて、曲のメロディーラインやテンポが大きく変わると、音楽としてのアイデンティティが失われてしまう。私たちは音楽作品を全体として理解する。音楽を知覚し記憶する最初のプロセスがどうであるにしても、いったん知られた楽曲は、個々の要素の組み合わせとしてではなく、完成された流れ、またはパフォーマンスとして、心にとどまるのだ。心や脳が音楽を思い出すときは必ず、心や脳によって演奏される。耳の虫としてであれ、幻覚としてであれ、無意識のうちに音楽が鳴るときも同じである。

(注1) しかし本物の患者たちはもっとよく見ていた。「きみは狂っていない。ジャーナリストか教授だ」と言った人がいる。

(注2) フロイトはテレパシーという考えに賛同しないわけではなかった。彼の「精神分析とテレパシー」は死後にようやく発表されたが、書かれたのは一九二一年である。

(注3) 最近、声が聞こえる大勢の人々が、さまざまな国でネットワークを組織し、声を聞く「権利」、その声をくだらないとか精神病だとかで片づけずに、敬意を払ってもらう「権利」を主張している。この動向とその重要性を、イヴァン・ロイダーとフィリップ・トーマスが共著書『理性の声、狂気の声

（*Voices of Reason, Voices of Madness*）』で論じ、さらにサンドラ・エッシャーとマリウス・ロームが二〇一二年の評論で取り上げている。

（注4）ジュディス・ワイスマンは著書『二つの心――声を聞く詩人たち（*Of Two Minds: Poets Who Hear Voices*）』で、とくに詩人自身が述べたことから引いて、ホメロスからイェーツまで大勢が、単なる比喩的な声ではなく本当の声の幻聴によって着想を得ていることを示す、強力な証拠を提示している。

（注5）ジェインズは、統合失調症などの疾患では「二分心」への先祖返りが起こっているのかもしれないと考えた。この考え、というか少なくとも、統合失調症の幻覚の声は、脳の右側から発しているのに自分のものとして認識されないため、外からのものとして知覚されるという考えを、支持する精神科医もいる（Nasrallah, 1985など）。

（注6）サラ・リップマンは自身のブログ（www.reallysarahsyndication.com）で、携帯電話の着信音が鳴っている気がしたり、その幻聴を感じたりするときの「ベル錯覚」現象を指摘している。彼女はこれを、ドアがノックされる音や赤ん坊が泣く声が聞こえているかもしれないと考えるときの、警戒、期待、または不安の状態と関連づけている。彼女は私にこう書いてきた。「私の意識の一部が、音を探知しようと懸命に努力しているのです。この異常な警戒状態が錯覚の音を生むように思えます」。

（注7）側頭葉癲癇の発作中に突発的な音楽幻聴が生じることもある。しかしそのような場合、音楽幻聴には一定不変の形式がある。ほかの症状（おそらく幻視や幻嗅、または既視感）と一緒に現われ、ほかのときには起こらないのだ。そして発作が内科的または外科的に抑えられれば、癲癇性の音楽は止む。

（注8）音楽幻聴のある人の大部分は高齢で、多少耳が不自由だ。彼らが認知症、精神障害、あるいは

頭が弱いとして扱われることは珍しくない。ジーン・Gは心臓発作と見られる症状で入院し、数日後、「男声合唱団が森の向こうで歌っているみたいに遠くで聞こえるように」なった（彼女の手紙によると、数年後にもまだそれが聞こえていて、とくにストレスや極度の疲れを感じているときに、聞こえてくるという）。しかし彼女が言うには「この種の音楽の話は、看護師に『自分の名前がわかりますか？』『今日は何曜日でしょう？』と訊かれたので、すぐにやめました。そして『ええ、今日が何の日か知っていますよ——私が家に帰る日です』と返事をしました」。

（注9）音楽幻聴については（わずらわしい音楽の心象や「耳の虫」の話と合わせて）、前著『音楽嗜好症《ミュージコフィリア》』に詳述した。

第5章 パーキンソン症候群の錯覚

ジェイムズ・パーキンソンは一八一七年の著名な『振戦麻痺に関する論文』のなかで、いまでは彼の名が冠されている病気を、運動と姿勢の障害を引き起こすが、感覚と知力は損なわれないものとして説明している。その後の一世紀半、パーキンソン病患者の知覚障害や幻覚についての言及はほぼ皆無だった。しかし一九八〇年代末にジル・フェネロンらが報告しているように、パーキンソン病の治療を受けている人の三分の一以上が幻覚を経験していることに、（患者は認めたがらないことが多いので、慎重な問診の結果を受けてようやく）医師たちは気づき始めた。このころまでには、パーキンソン病と診断された人はほぼ全員、Lドーパなど脳内の神経伝達物質であるドーパミンを補う薬を投与されるようになっていた。

私自身が若い医師としてパーキンソン症候群にかかわったのは、おもに『レナードの朝』に書いた患者の症例で、ふつうのパーキンソン病ではなく、はるかに複合的な症候群だった。彼らは第一次世界大戦後に流行した嗜眠《しみん》性脳炎を克服した人たちであり、脳炎後遺症を場合によっては数十年後に発症し、その症候群には非常に重いパーキンソン病だけでなく、睡眠と覚醒の障害をはじめ多くの障害が含まれていた。このような脳炎後遺症患者は、ふつうのパーキンソン病患者よりもLドーパの効果にはるかに敏感だった。彼らの多くはLドーパを始めるとすぐ、異様に鮮明な夢や悪夢を見るようになる。たいていの場合、これが最初に現われるこの薬の明らかな副作用だった。なかには錯視や幻覚を起こしやすくなる者もいた。レナード・LはLドーパを始めると、何も映っていないテレビの画面に顔が見えるようになった。部屋に掛かっていた古い西部の町の絵が彼の目の前で動き始め、人々が酒場から現われて、カウボーイたちが通りを疾走する。

やはり脳炎後遺症だったマーサ・Nは、幻の針と糸で「縫い物」をした。あるとき彼女は「今日あなたのために刺繡したすてきなベッドカバーを見て！」と言った。「美しいドラゴン、それに放牧場にいるユニコーンよ」。彼女は目に見えない輪郭を空中でなぞる。そして「さあ、どうぞ」と、その幻を私に手渡した。

ガーティー・Cの場合、（Lドーパとアマンタジンを併用したことで引き起こされた）幻覚はそんなに穏やかではなかった。最初の投薬を受けてから三時間もたたないうちに、彼女はひどく興奮し、狂乱状態になるほどの幻覚を起こした。「車がのしかかってくる、押し寄せてくるわ！」と叫ぶ。「仮面が現われては消えるように」移り変わる顔も見えた。ときにはうっとりとした笑顔になって、大声を上げる。「見て、なんてきれいな木でしょう、とってもきれい」。そしてうれし涙で目がうるむ。

このような脳炎後遺症患者とは対照的に、ふつうのパーキンソン病患者は薬物治療を始めてから年月単位の時間が経過するまでは、通常、幻視を経験しない。一九七〇年代までに、私の患者にも幻覚を起こし始めた人がいたが、その（すべてではないが）大部分が幻視だった。クモの巣や金線細工などの幾何学模様で始まる人もいれば、初めから複雑な動物や人などの幻覚を見る患者もいた。そのような幻影はとてもリアルに思われるようだが（一人の患者は幻のネズミを追いかけているときに激しく転倒した）、患者はすぐにそれを現実と区別し、無視することを覚えた。当時、Lドーパで患者が「精神異常」になるおそれがあると言われることはあったが、そのような幻覚について、医学文献ではほとんど何も見つからなかった。しかし一九七五年には、私が診ていたふつうのパーキンソン病患者の四分の一以上が、ほかの点ではLドーパとドーパミン作動薬がよく効いていたものの、いつのまにか幻覚を感じながら生活していた。

デザイナーのエド・Wは、Lドーパとドーパミン作動薬を数年間投与されたあと、幻覚を見るようになった。彼はそれが幻覚だと気づき、だいたいは興味津々で面白がっていた。それでも医師の一人は彼を「精神病」と断定した――ひどい誤診である。

彼はよく自分が幻覚の「淵ぎりぎりのところに立っている」感じがして、夜になると、あるいは疲れたり退屈したりすると、その淵に落ちることがある。ある日私と昼食をとっているとき、彼が「錯覚」と呼ぶものがいろいろと現われた。椅子にかけてあった私の青いセーターが、ゾウに似た頭で長い青い歯と翼のようなものを持つ、すさまじい怪物のような動物になった。テーブル上の麺が入った丼は「人間の脳」になった（ただし、それが彼の食欲には影響しなかった）。私の唇の上に「テレタイプのように文字」が見える。「単語」になっているが、読むことはできない。私が話している言葉が出てくるわけではないのだ。彼が言うには、そのような錯覚は、自分の意思に関係なくその場で瞬間的に「でっち上げ」られる。目を閉じること以外、彼にはコントロールすることも止めることもできない。錯覚は心地よいときもあれば恐ろしいときもあるが、彼はたいてい無視する。

「錯覚」から露骨な幻覚に移ることもある。たとえば、二～三日入院していた飼い猫の幻覚がそうだった。エドは自宅で彼女を一日に数回「見た」のだ。部屋の片隅の物陰から現われる。彼には見向きもせず、部屋を横切ってまた物陰に消えていく。エドはすぐにそれが幻覚だと気づき、（好奇心をそそられ興味はわいたが）触ったり話しかけたりする気にはならなかった。本物の猫が帰ってくると、幻の猫は消えた。(1)

このような単発の幻覚やたまに生じる幻覚に加えて、パーキンソン病患者は複雑で恐ろしい、たいていは被害妄想的な幻覚を起こすこともある。そのような精神障害が二〇一一年の年末近くにエドを襲った。自宅のアパートに人が入ってきて、キッチンの裏の「秘密の部屋」から現われる幻覚を見るようになったのだ。「プライバシーを侵されています」とエドは言った。「彼らは私のスペースを占領しています。……私にすごく関心があって、メモを取ったり、写真を撮ったり、私の書類をくまなく調べるんです」。彼らがセックスをすることもあった――侵入者の一人はとびきりの美人で、エドが使っていないときにベッドを三人か四人で占領するのだ。本当の訪問客がいる場合や、彼が音楽を聴いたり好きなテレビ番組を見たりしている場合は、この亡霊はけっして現われない。彼がアパートを出るときについてくることもない。彼はよくこの人たちを現実だと思って、妻に「仕事部屋にいる男性にコーヒーを持って行ってくれ」と言うこともあった。妻には彼が幻覚を起こしているときはいつも、そうだとわかった。一点をじっと見つめるか、目に見えない存在を目で追うのだ。彼はしだいに彼らと話をするようになった。というより、向こうは返事をしないので、彼らに話しかけるようになった。

エドの神経科医はこの話を聞いて、二～三週間、抗パーキンソン病薬をすべて止める「薬休暇」を取るように勧めたが、そうするとエドは動くことも話すこともほとんどできないくらいに活動能力を失ってしまった。そこで薬をだんだんに減らす計画を立て、二カ月かけてLドーパを以前の半分にすると、幻覚も不安も精神異常も完全に消えた。

二〇〇八年、アーティストのトム・Cが私の診察を受けに来た。彼は一五年ほど前にパーキンソン病と診断され、投薬治療を始めた。二年後、彼は本人が言うところの「誤知覚」を経験するようになった（ほかの人たちと同様、彼も「幻覚」という言葉を避ける）。彼はダンスが好きだ。踊るとこわばりが解けて、しばらくのあいだパーキンソン病から解放されることがわかっている。最初の誤知覚が起こったのは、ナイトクラブにいるときだった。ほかのダンサーの肌が顔までタトゥーで覆われているように見えたのだ。最初は本物だと思ったが、やがてタトゥーが光を発し始め、そのあと脈打ち、のたうち回り始めたので、その時点で幻覚に違いないと気づいた。アーティストであり心理学者でもある彼は、この経験に強い興味を覚えた。しかし、これを皮切りにありとあらゆる制御不能な幻覚が始まるかもしれないと、恐怖も感じた。

あるときデスクにすわっていて、コンピューターのモニターにタージマハールの写真が見えて驚いた。彼が見詰めていると、写真は色が多彩になっていき、三次元になり、生き生きとリアルになっていった。そしてインドの寺院と関連がありそうなお経の声がぼんやりと聞こえてきた。

別の日、パーキンソン病のせいで体がこわばり、床に横になっているとき、天井の蛍光灯がつくる陰影がほぼモノクロの古い写真に変わり始めた。それは昔の写真のように見え、ほとんどが家族のものだったが、知らない人のものもあった。彼が言うには、動けない状態で「ほかにやることがなかった」ので、その穏やかな幻覚の快感に喜んで浸っていたそうだ。

エド・Wとトム・Cにとって、幻覚はたいてい「誤知覚」の側にとどまっているが、二〇年間パーキンソン病をわずらっている七五歳のアグネス・Rという婦人は、この一〇年、明らかな幻視を経験している。彼女は本人に言わせると幻覚の「ベテラン」である。「いろんな幻覚を見るのは楽しいです。魅力的ですし、怖いことはありません」。診療所の待合室で彼女は「毛皮のコートを試着している——五人の——女性」を見たことがある。女性たちの大きさも、色も、立体性も、動きも、完璧に自然に見えて、絶対に現実だと思われた。それが幻覚だとわかる理由は、ただ場ちがいだからというだけである。診療所で夏の日に毛皮のコートを試着する人などいない。彼女はだいたい幻覚と現実を区別できるが、例外もあった。毛むくじゃらの黒い動物がダイニングテーブルに飛び乗るのを見て、飛び上がったことがある。歩いているとき、目の前に現われた幻覚の人とぶつかるのを避けるために、突然止まったこともある。

アグネスはとくによく、アパートの二階にある部屋の窓から幻影を見る。そこから（本物の）教会の上にスケートリンク、隣の屋根の上の「テニスコートにいる人」、そして窓のすぐ外で作業をしている男性を「見た」ことがある。見える人の誰にも見覚えはないし、向こうはこちらをまったく気にせずに、やっていることを続けている。彼女はこの幻の光景を冷静に、ときには楽しんで見ている（それどころか、あまり動けず読書も難しくなって、時間がなかなか過ぎないように思えるいま、彼女の暇つぶしに役立っているような気がする）。彼女が言うには、幻像は夢のようではないし、空想ともちがう。彼女はエジプト旅行をはじめ旅行が大好きなのに、「エジプトの」幻覚や旅行の幻覚は見たことがない。

彼女の幻覚にパターンはない。ほかの人たちと忙しくしているときであれ、独りでいるときであれ、いつなんどきでも現われる可能性がある。その場の出来事とも、彼女の感情や考えや気分とも、薬の時間とも、関係がないようだ。自分の意思で生み出すことも消すこともできない。実際に見ているものの上に重なり、目を閉じると実際の視知覚とともに消える。

エド・Wはよく、実際には見たことのない何かや誰かの「存在」を、つねに自分の右側に感じると話す。R教授の場合も、Lドーパやほかの抗パーキンソン病薬が順調に効いているが、やはり右側の視界のすぐ外に（本人の言う）「連れ」がいる。そこに誰かいるという感覚が非常に強いので、ときどき振り向いて見るのだが、誰かが見えたことはない。しかし彼の最大の錯覚は、活字や単語や文が楽譜に変わることだ。初めて起こったのは二年ほど前だった。本を読んでいて、ほんのちょっと目を上げてから本にもどしたとき、活字が楽譜に入れ替わったことに気づいた。それ以来何度も起きていて、活字のページをじっと見ていることで誘発される場合もある。ときにはバスマットの黒っぽい縞が、楽譜の五線に変わる。つねに楽譜に変わる何か——文字や線——があるので、彼はこれを幻覚ではなく「錯覚」だと考えている。

R教授はとても優秀な音楽家だ。五歳のときからピアノを弾いていて、いまだに一日に何時間も弾く。彼は自分の錯覚に興味を抱き、錯覚の楽譜を書き写したり演奏したりしようと、最善を尽くしている（この幻の音楽を「とらえる」いちばんのチャンスは、譜面立てに新聞を置いて、記事の活字が楽譜に変わったとたんに弾くことだそうだ）。しかしこの「楽譜」はほとんど演奏不可能である。なぜなら、いつも無数のクレッシェンドとデクレッシェンドの記号でやたらと飾り立てられていて、メロディーラインは真ん中のCより三オクターブ以上高いため、高音部の上に六本以上の加線《かせん》が引かれているのだ。

楽譜が見えると話してくれた人はほかにもいる（二一六〜二一八ページ参照）。作曲家で音楽教師のエステル・Bは、パーキンソン病と診断された一二年後に「かなり奇妙な視覚現象」が起こり始めた、と手紙に書いてきた。そして次のように詳しく説明している。

壁とか床とか、誰かが着ている服、たらいやシンクのような曲面、その他挙げればきりがないさまざまな面を見ていると、とくに周辺視野に楽譜のコラージュのようなものが見えます。どれか一つの像に集中しようとすると、薄くなるか、いつのまにか消えます。この楽譜のイメージはひとりでに現われるもので、とくに何か譜面にかかわる仕事をしたあとに鮮明に出てきます。像はつねにおおよそ水平で、頭をどちらかに傾けると、水平なイメージもそれにしたがって傾きます。

心理療法士のハワード・Hは、パーキンソン病と診断されたあとすぐに触覚の幻覚を感じ始めた。そのことをこう綴っている。

さまざまな物体の表面が、桃のような薄いうぶ毛の膜か、枕のなかの羽毛で覆われている感じがしました。綿菓子とかクモの巣と言ってもいいかもしれません。クモの巣やうぶ毛が「ふさふさ」になることもあって、机の下に落としたものを拾おうと手を伸ばすと、私の手はそれがこの「ふさふさ」の山のなかに沈められたように感じるんです。その山をすくい上げようとすると、何も見えないのに、この「ふさふさ」が大量に手のなかにあるように感じます。

このような現象はLドーパの服用だけが原因なのか？　Lドーパは幻覚を起こす薬物と考えられるのだろうか？　Lドーパは（筋失調症など）ほかの病気の治療にも使われているが、幻覚を起こしていないことから考えると、その可能性はないように思われる。それならばパーキンソン病の脳には、いや少なくとも一部のパーキンソン病の脳には、幻視の素因となるような何かがあるのだろうか？(2)

パーキンソン症候群は単なる運動障害と見なされることが多いが、さまざまな睡眠障害を含めて、ほかにも数多くの側面がありえる。パーキンソン病患者は夜あまり眠れず、慢性睡眠不足になることが多い。彼らの睡眠に特徴的なのは、鮮明でどうかすると奇妙な夢や、目覚めているのに体が麻痺している悪夢であり、目覚めている意識の上に重なり合う夢のイメージを追い払おうとしても、自分ではどうすることもできない。これらの要素もすべて幻覚を起こしやすくする素因である。

一九二二年、フランスの神経学者ジャン・レルミットが、患者だった老婦人に突然始まった幻視を記述している。衣装を着た人々、遊んでいる子どもたち、動物が周囲にいる（彼女はときどきそれらに触れようとした）。彼女は夜に眠れず、日中に眠気があり、幻覚は夕暮れに現われる傾向があった。

この婦人はドラマチックな幻視を起こしたが、視覚障害も視覚野の病変もなかった。しかし脳幹と中脳と脳橋の一部に異常な損傷のパターンを暗示する神経学的兆候があった。当時すでに、視覚路の病変が幻覚を引き起こす可能性があることはよく知られていたが、視覚野ではない中脳の損傷でどうして幻覚が生じうるのかはわかっていなかった。レルミットは、こうした幻覚は睡眠と覚醒のサイクルの乱れにともなって起こり、本質的には日中の意識に侵入する夢または夢の断片だと考えた。

五年後、ベルギーの神経学者ルド・ファン・ボゲールが似たような症例を報告した。彼の患者が突然、夕暮れどきに自分の家の壁に動物の頭が投影されるのを見るようになったのだ。レルミットの患者と同じような神経学的兆候があり、ファン・ボゲールも中脳の損傷だろうと推測した。一年後に患者が亡くなったとき、解剖によって明らかになった大きな中脳梗塞は、大脳脚（などの組織）を巻き込んでいた（そのため、彼は「脳脚幻覚」という用語を考案した）。

パーキンソン病、脳炎後遺症のパーキンソン症候群、そしてレビー小体病では、脳脚幻覚症と同じように脳幹と関連組織に損傷がある。ただし、損傷は脳卒中の場合のように突然ではなく、だんだんに生じる。このような変性性疾患はどれも、睡眠と運動と認知の障害だけでなく幻覚も生じる可能性がある。しかしその幻覚はシャルル・ボネ症候群（CBS）のそれとは著しく異なる。要素性幻覚ではなくほとんどが複合的幻覚で、多感覚のものも多く、CBSだけではめったにない妄想につながる傾向が強い。脳幹に起因する幻覚は、アセチルコリン伝達系の異常と関連しているようだ。その異常は、患者にLドーパや類似の薬物を与えることによって、悪化するおそれがある。薬はすでに弱ってストレスに苦しんでいるコリン作動系に、さらなるドーパミンの負荷をかけるのだ。

ふつうのパーキンソン病をわずらう人たちも、何十年も知的能力を維持し、活躍することはできる。たとえば哲学者のトマス・ホッブズは、『リヴァイアサン』を仕上げつつあった五〇歳のころに「振戦麻痺」にかかったが、運動障害は出たものの、九〇代までその知力は衰えることなく、創造性を発揮し続けた。しかし、もっと悪性のパーキンソン病もあることが、この二～三年で次第に認識されつつある。早晩、認知症を併発し、Lドーパがなくても幻視が起こるものだ。そのような患者の脳を解剖で調べると、脳幹と大脳基底核だけでなく視覚連合野でも、神経細胞内に異常なタンパク質凝集体（いわゆるレビー小体）が見つかることがある。このレビー小体のせいで、患者はLドーパを投薬される前でも幻視を起こしやすくなるのかもしれない。

脳の生検をせずに、生きているあいだにレビー小体病の診断を確実に下すことはできないが、エドナ・Bはこの病気をわずらっているようだ。エドナは六〇代半ばまですこぶる健康だったが、二〇〇九年、両手がいくらか震えるようになった。彼女にとってパーキンソン症候群の最初の症状だ。二〇一〇年の夏までに動きと発話が遅くなり、記憶と集中が困難になる症状も加わった。言葉や考えを忘れ、言ったり考えたりしていることに脈絡がなくなり、何よりつらいことに、幻覚を起こすようになった。

二〇一一年に彼女を診たとき、私がどんな幻覚なのかと尋ねると、「ひどいものです!」と彼女は言った。「ホラー映画を見ているみたいで、しかも自分もそこにいるんです」。小さい人たち(『チャイルド・プレイ』のチャッキーみたいな)が夜にベッドの周囲を走るのが見える。彼らは互いに話をしているようで、身振り手振りや唇の動きが見えるが話は聞こえない。彼女のほうから話しかけてみたことがある。彼らは恐ろしく見えるし、悪意を抱いている(と彼女は思っている)が、一人が一度彼女のベッドにすわったことがあるほかは、彼女に触ったり近づいたりすることはない。しかし最悪なのは、彼女の前で繰り広げられるある光景だった。「目の前で息子が殺されるのを見たんです」と彼女は言った(「人の〝暗黒面〟を見せられたわけだよね」と彼女の夫が口をはさんだ)。あるとき、見舞いに来た夫に彼女は言った。「ここで何をしているの? 聖心教会であなたのお葬式をやったところよ」。彼女にはよくネズミが見えて、ベッドのなかにいるのを感じることもあった。「魚」が足をかじるのも感じた。戦場へと行進していく軍隊に加わっている幻覚を見ることもあった。

私が楽しい幻覚はないのかと訊くと、廊下や窓の外に「ハワイの衣装を着た」人たちが見えることがある、と彼女は言った。彼女のために音楽を演奏する準備をしているのだが、実際に音楽を聴いたことはないという。実際に彼女に聞こえるのはさまざまな音、とくに水が流れる音だった。声は聞こえない(「声が聞こえなかったのはよかったです。そうでなければば本当に頭がおかしいと思われたでしょう」と彼女は言っていた)。幻嗅もあった。「周囲の人たちはいろんなにおいがします」。

幻覚が始まったとき、エドナは無理もないことだが恐怖を感じ、それを現実だと思った。「私は『幻覚』という言葉さえ知らなかったのです」。その後、幻覚を現実と区別できるようになったが、それでも幻覚に襲われたときに恐怖を感じないわけではなかった。現実かどうかの検証を、つねに夫に頼った。自分が見たり聞いたり感じたり嗅いだりするものを、彼も見たり聞いたり感じたり嗅いだりするかどうか尋ねるのだ。視界がゆがむこともあった。夫の顔がへの字に曲がった薄ら笑いで醜くなることも、口の端が「スマイルマークのように」上を向くこともある。最近、とくに奇妙で恐ろしい幻覚が起こった。彼女のベッドの上にアメリカ先住民の族長のポスターが吊るされていて、先日、それがエドナにとって本物になったのだ。族長が写真から出てきて、寝室に立っているように見えた。彼女を安心させるため、夫が写真の前で手を振って幻覚を消そうとしてくれた。族長は崩れたように見えたが、そのあと自分も崩れていく気がした。寝室の服が「歩き回り始めた」こともあって、夫にジーンズを振ってもらい、それはただのジーンズであって、それ以上の何ものでもないことを見せてもらわなくてはならなかった。

レビー小体病ほどではないが、中度に進行したアルツハイマー病など、ほかのタイプの認知症でも幻覚が起こる可能性はある。そのような場合、幻覚が妄想を生んだり、妄想から幻覚が生じたりすることもある。アルツハイマーなどの認知症では、「複製」妄想や人物の誤認もありえる。私の患者の一人は飛行機で夫の隣にすわっていて、突然、彼が「替え玉」だと思った。夫を殺して入れ替わろうとしていると思い込んだのだ。別の患者は、昼間は自分の入っている老人ホームを認識しているのに、毎晩、ホームの巧妙な「複製」に移されていると感じていた。精神障害は被害妄想が中心になる場合もあり、ときにそれが暴力的な行為につながる。そのような患者のなかには、自分を「スパイしている」と思った罪のない隣人を襲った者もいる。アルツハイマー病の幻覚はレビー小体病のそれと同じように、感覚遮断、精神錯乱、失見当、そして妄想の複雑なマトリックスに組み込まれているのがふつうで、シャルル・ボネ症候群のように単独の「純粋な」現象であることはまれだ。

私は『レナードの朝』に書いた重いパーキンソン症候群の脳炎後遺症患者八〇人を、長年にわたって診ていた。その多くは病気のせいで何十年も硬直していて、ほとんど動けなかった。彼らを（Lドーパの効果で動いて話ができるようになったおかげで）よく知るようになると、おそらく三分の一はLドーパが導入される前から何年も幻視を経験していることがわかった。おもに穏やかでなごやかなタイプの幻覚だ。なぜこのような幻覚を起こすのか、私にはよくわからなかったが、彼らの孤立、社会からの遮断、世界へのあこがれが関係しているのではないかと思った――彼らは仮想現実をつくり出そうとしているのであり、奪われた実世界を幻覚で代用しているのかもしれない、と。

ガーティー・Cは半ば制御できる幻覚を、Lドーパを始める何十年も前から感じていた。

陽光降り注ぐ牧草地に寝ころがっていたり、子どものころの家のそばで小川に浮いていていたりするのどかな幻覚だ。それがLドーパを投薬されて変化し、社交的でときに性的なニュアンスを帯びるようになった。彼女はそのことを私に話したとき、不安そうに「私のような欲求不満のおばあさんなら、親しい仲の幻覚くらいきっと許されますよね?」。彼女の幻覚が楽しくてコントロールできる性質のものであるなら、この状況下ではむしろ良いことに思える、と私は答えた。そのあと被害妄想的なところがなくなり、彼女と幻覚の会合は純粋に親密で艶《なま》めかしいものになった。彼女はユーモアと如才なさと自制心を育み、幻覚を見るのは夜の八時以降、時間は三〇~四〇分以下にするようにした。親戚が夜遅くまでとどまっていると、彼女ははっきり、でも愛想よく、あと数分で「よその町の紳士」が訪ねてくることになっていて、彼は外で待たされると気を悪くすると思う、と説明した。いま彼女は毎晩誠実に訪ねてくる幻の紳士から、愛情と思いやりと目に見えない贈り物を受け取っている。

(注1) 同僚のスティーヴン・フルクトが、自分の患者が経験した幻覚について話してくれた。患者は知力には何の問題もない女性で、パーキンソン病の投薬治療を一五年にわたって受けている。しかし彼女の幻覚が始まったのは、つい一年前のことだった。彼女にも猫が見える。「きれいな」目をしたグレーの猫で、穏やかな「美しい表情」を顔に浮かべていて、とても気だてがよさそうだ。彼女は(猫が好きだと思ったことがないので)自分でも驚いたことにグレーの猫が現われるのを楽しんでいて、「彼に

何か起こるかもしれない」ことを心配している。その猫が幻覚だとわかっているが、彼女にはとてもリアルに見える。猫が来る音が聞こえ、体のぬくもりが感じられ、触りたければ触ることができるのだ。初めて猫が現われて、彼女の脚にすり寄りたがったとき、彼女は「私に触らないで、あまり近づかないで」と言った。それ以来、猫は礼儀正しく距離を保っている。ときどき午後に大きな黒い犬と一緒になることがある。猫が犬に会うとどうなるのかとフルクト医師が尋ねると、猫は「目をそらすので平和です」と彼女は答えた。のちに彼女はこう言っている。「彼は私を見舞いに来るという目的を果たしているんです」。

（注2）嗅覚障害はパーキンソン病の初期に生じることがあり、それが幻嗅の素因にもなるかもしれない。しかしランズとブルクハルトが二〇〇八年の論文で述べているように、パーキンソン病初期の患者は顕著な嗅覚障害がなくても、運動の症状が出る前に嗅覚の幻覚を起こすことがある。

第6章　変容状態

人間にはほかの動物との共通点が、たとえば飲食や睡眠に関する基本的要求などたくさんあるが、人間特有と考えられる精神的・情緒的要求や欲望もある。その日暮らしの生き方は人間には物足りない。私たちは壁を乗り越え、我を忘れ、逃避する必要がある。意味と理解と説明を必要とする。生活に全体的なパターンがなくてはならない。私たちには希望が、将来への意識が必要だ。望遠鏡と顕微鏡とつねに発展し続けるテクノロジーによって、あるいは身近な環境を脱却して別世界を旅することができる心の状態によって、自らの枠を超越する自由（少なくとも自由であるという錯覚）が必要である。そのような超然とした態度が、人生と向き合うことと同じくらい必要なのだ。

私たちは、互いにきずなを結びやすくなるよう抑制を緩めたり、時間の意識や死すべき運命の自覚に耐えられるよう何かに夢中になったりすることを求める傾向がある。心の内および外界の束縛から逃れる休日を、自分はいまここにいるという強い感覚を、自分が暮らしている世界の美しさと価値を、私たちは求めている。

ウィリアム・ジェイムズは生涯をとおして、アルコールなど人を酔わせるものの秘密の力に深い関心を抱き、それについて一九〇二年の著書『宗教的経験の諸相』に書いた。彼は自身の亜酸化窒素（訳注　いわゆる笑気ガスで、陶酔効果がある）による超越体験のことも説明している。

私たちの正常な、目覚めているときの意識、いわゆる合理的意識は、一つの特別なタイプの意識にすぎず、その周囲をぐるりと取り巻くように、ごく薄い膜で隔てられて、まったく異なる潜在的なかたちの意識がある。……私自身の経験を振り返っても、すべてが集約して、何か神秘主義的な意義を認めざるをえないような洞察に落ち着く。その基調はつねに和解である。世界の相対立するものの矛盾と葛藤から、私たちの困難と苦しみがすべて生まれてくるのに、まるでそれらの相対立するものが融合して一つになったかのようだ。……私にとって［この感覚は］人為的につくり出した神秘的な心の状態にしか出現しない。

私たちの多くは、ジェイムズの言う和解やワーズワースの「霊魂不滅」を、自然、芸術、創造的思考、または宗教に見いだす。瞑想や似たようなトランス状態を引き起こすテクニック、あるいは祈りや精神修養によって、超越状態に達することができる人もいる。しかし薬物はそこへの近道を提供するのだ。求めに応じて超越を約束するのだ。特定の化学物質が多くの複雑な脳の機能を直接刺激できるからこそ、この近道は実現する。

どの文化も超越のための化学的手段を見つけ、そのような物質の使用がいつしか、魔術や祭儀のレベルで慣行化される。祭儀における精神活性物質の使用には長い歴史があり、世界中のさまざまなまじないや宗教儀式で現在も続いている。

もっと卑近なレベルでは、薬物は心の闇に光を当てたり、意識を拡張したり、集中力を高めたりするため、「知覚の扉を浄化する」ために使われるというよりはむしろ、快楽と陶酔を感じるために使われる。

高尚卑近を問わず、このような欲求はすべて植物界によってうまく満たされている。植物界には、私たちの脳内の神経伝達系および受容体部位にあつらえたかのような精神活性物質がある（もちろん、私たちの脳にあつらえたわけではない。捕食者を思いとどまらせるため、ときには果実を食べて種をばらまくように動物たちを引き寄せるために、そのように進化したのだ。それにしても、幻覚を引き起こしたり、さまざまな脳の状態を変容させたりすることができる植物がこれほどたくさんあることに、感嘆の念を覚えずにはいられない[1]）。

民族植物学者のリチャード・エヴァンズ・シュルテスは、このような植物とその用途を発見して説明することに人生の大半を費やし、スイス人化学者のアルベルト・ホフマンは、一九三八年に製薬メーカーのサンド社の研究所で、LSD - 25を初めて合成した。シュルテスとホフマンはともに『図説快楽植物大全』で、精神活性物質を含む植物を一〇〇種類近く記述しており、新しいものがいまだに発見されている（研究所で合成される新しい化合物は言うまでもない[2]）。

一〇代または大学生のときに、幻覚剤などの薬物を試してみる人が多い。私自身は三〇歳で神経科のレジデントになるまでやらなかった。この長きにわたる純潔の理由は、関心がなかったからではない。

私はド・クインシーの『阿片常用者の告白』やボードレールの『人工楽園』など、偉大な名著を学校で読んでいた。フランスの小説家テオフィル・ゴーティエについても読んだことがあった。彼はサンルイ島の静かな一角に建てられたばかりのハシシ・クラブを一八四四年に訪れている。緑がかったペースト状のハシシは、少し前にアルジェリアから持ち込まれ、パリで大流行していた。サロンでゴーティエはかなり大きい（「親指くらいの大きさ」の）ハシシを吸った。最初、異常なものは何も感じなかったが、すぐに「何もかもがふだんより大きく、濃く、華麗に見え」、そのあともっと明確な変化が起きた。

得体の知れない人物が突然目の前に現われ……その鼻は鳥のくちばしのように曲がり、大きなハンカチでしょっちゅう拭っている緑色の目は、三本の茶色い輪で囲まれていて、糊のきいた高い白襟の結びひもにはさまっている名刺には、「ノラニンジン、金の鍋……」と書いてある。サロンはだんだん、カロのエッチングやゴヤのアクアチント版画でしか見ないような、異様な人たちでいっぱいになっていく。いろんな端切れでできたペールメール、けだものと人間の影……。興味津々で私はまっすぐ鏡に向かった。……人は私をジャワ島人かヒンズー教の神像だと思っただろう。額が広く、鼻が胴のほうまで伸びて胸の上で曲線を描き、耳が肩をこすり、さらにおかしなことに、私は青い神シヴァのように藍色だった。(3)

一八九〇年代までに西洋人は、それまでアメリカ先住民の伝統の儀式でしか使われていなかったメスカル——またの名をペヨーテ——も試すようになっていた。(4)オックスフォード大学の一年生として、ラドクリフ科学図書館の書棚のあいだを自由に歩き回れた私は、初めて発表されたメスカルについての報告を読んだ。なかにはハヴロック・エリスやサイラス・ウィアー・ミッチェルのものもあった。彼らは単なる文士ではなくもともと医師なので、その記述に重みと信頼性が加わるように思えた。私はウィアー・ミッチェルの淡々とした論調と、当時は効果もわかっていなかった未知の薬を平然と服用する大胆さに感動した。

一八九六年の『ブリティッシュ・メディカル・ジャーナル』誌の論文に書いているように、ミッチェルはあるときメスカル・ボタンの抽出成分をかなりの量服用し、続けてさらに四回飲んだ。彼は自分の顔が赤くなり、瞳孔が広がり、「よくしゃべり、ときどき言葉をまちがえる」ことに気づいたが、それでも往診に出かけて数人の患者を診た。そのあと暗い部屋に静かにすわって目を閉じるとすぐ、色彩に満ちた「恍惚の二時間」を経験した。

色のついた繊細な薄い膜が浮かんでいる。たいていきれいな淡い紫とピンクだ。それが現われては消える――ここかと思えばあそこ、という具合に。そして突如、白い光の点々が無数にどっと現われ、視界を通り抜けた。まるで何百万という即席の天の川が目の前できらめく流れをつくっているかのようだ。それが一分で終わり、視界は暗くなった。次に片頭痛のときに見えるような、とても明るい色のジグザグの線が見え始めた。……すばやいうえに綿密と言えるような動きだ。……灰色の石を磨いて仕上げた槍がぐんぐん伸びていき、とても精巧かつ的確なデザインで豪華に仕上げられたゴシック様式の高い塔になった。……見つめていると、あらゆる突き出た角《かど》、蛇腹、そして石の接合部の面までが、巨大な宝石のようだが磨かれていなくて、透明な果物の塊《かたまり》にも似たもので覆われ、飾られていく。その色は緑、紫、赤、そしてオレンジ。……すべての内側に照明がついているようで、このゴージャスな色つき果物のまったく非の打ちどころがない鮮明さと純粋さは、私の力ではとうてい思いもつかないものだ。これに比べれば、私がいままで見てきたのは野暮ったい色ばかりだ。

彼は自分には幻像を自主的に動かす力がないことに気づいた。でたらめに現われるか、あるいは何か独自の論理にしたがっているようだった。

一八四〇年代にハシシが入ってきて流行したように、一八九〇年代にはウィアー・ミッチェルらによって初めてメスカルの効果が説明され、メスカリンがすぐ手に入るようになったことで、またもやブームが起きた。メスカルが約束する体験は、ハシシで誘発されるものよりも深みがあり、長続きして、首尾一貫しているだけでなく、この世のものとは思えないくらい美しく意義深い神秘的な世界へと人を運んでくれたのだ。

ミッチェルが色のついた幾何学的な幻覚に重点を置き、それを片頭痛中のものと比べたのとは異なり、オルダス・ハクスリーが一九五〇年代にメスカリンについて書いた文章は、視覚世界が変形し、明るく神々しい美しさと意義深さに包まれることに焦点を合わせている。彼はそのような薬物による体験を偉大な予言者や芸術家のそれと比較しているが、統合失調症患者の精神病的経験とも比べている。この極端な心の状態には天才と狂気が同居しているのだと、ハクスリーは示唆する。ド・クインシー、コールリッジ、ボードレール、ポーが、自分自身のアヘンやハシシによるもうろうとした体験との関連で表現したもの（そしてジャック・ジョゼフ・モローが一八四五年の著書『ハシシと精神病（*Hashish and Mental Illness*）』で探究したもの）と、それほど変わらない考えである。私はハクスリーの『知覚の扉』と『天国と地獄』が一九五〇年代に出版されたときに読み、とくに人間の心の「地理」とその究極の領域である「心の対蹠地《たいしょち》」に関する彼の話にワクワクした(5)。

同じころ、私は生理学者であり心理学者でもあるハインリヒ・クリューヴァーによる二冊の本に出会った。最初の『メスカル（*Mescal*）』のなかで、彼はメスカルの効果にまつわる世界の文献を論評し、自分自身のメスカル体験を記述している。ウィアー・ミッチェルと同じように、彼は目を閉じて複雑な幾何学模様を見た。

透けて見えるほど薄い東洋のラグ、ただしとても小さい……放散虫の「ような」繊細な球形の小さい芸術的置物……壁紙のデザイン……クモの巣のような図形や同心の円と四角……建築物の形、控え壁、バラ形装飾、葉模様、雷文模様。

クリューヴァーによると、これらの幻覚は視覚系の異常な活性化を意味していて、同様の幻覚はほかのさまざまな状況、たとえば片頭痛、感覚遮断、低血糖症、発熱、譫妄《せんもう》、睡眠の直前直後に生まれる入眠と出眠状態でも起こりうる。一九四二年に出版された『幻覚の機構（*Mechanisms of Hallucination*）』で、クリューヴァーは脳の視覚系の「幾何化」の傾向について語り、そのような幾何学的幻覚を四つの基本的「不変形状」（彼は格子、らせん、クモの巣、トンネルとしている）の並べ替えと見なしている。そのような不変のものは視覚野の組織や機能構造に関する何かを反映しているにちがいない、と彼は示唆している。しかし、一九四〇年代にはそれ以上言えることはほとんどなかった。

どちらのアプローチも――ハクスリーの「高次の」神秘主義的アプローチも、クリューヴァーの「低次の」神経生理学的アプローチも――焦点を絞りすぎていて、メスカリンが誘発しうる現象の範囲と複雑さを正当に評価していなかった。このことは一九五〇年代末にさらに明確になった。このころＬＳＤや（ＬＳＤに似た化合物を含む）マジックマッシュルームとアサガオの種が広く利用されるようになって、新たな幻覚剤の時代とその時代に似合う新たな言葉「サイケデリック」の到来が告げられた。

一九六〇年代に大学を出たばかりの若者だったダニエル・ブレスローは、コロンビア大学で行なわれたＬＳＤ研究の被験者の一人で、反応を観察できるように監視下で服用したサイロシビンの効果を鮮明に描写している。[6] 彼の最初の幻像は、ウィアー・ミッチェルと同じように星と色だった。

> 私は目を閉じた。「星が見える！」。そのあと爆発して、まぶたの内側に天空が広がるのがわかった。周囲の空間は忘却のトンネルへと後退していき、私は表現しようのない別世界へと消えていった。……私の上の天国、燃え上がる目によって光り輝く夜空が、いままで見たことも想像したこともない圧倒的な色合いに変わっていく。まったく新しい色がたくさんある。スペクトルのその領域をこれまで見落としてきたようだ。色はじっとしていなくて、あらゆる方向に動いては流れる。私の視界は信じられないほど複雑なモザイクだ。その瞬間を再現するのに、何年も努力する必要があるだろう。同等の明るさと強さの色を再現することができれば、の話だが。

そのあとブレスローは目を開けた。「目を閉じていると、自分はここにいないで抽象的な遠くの世界にいる。しかし目を開けているときは、周囲の物質界を好奇心に駆られて眺める」。好奇心に駆られ、びっくり仰天する。なぜなら、彼に見える視界は奇妙に変化し、変化し続けていたのだ。ゴーティエがハシシを吸ったときと同じだ。ブレスローはこう書いている。

部屋の高さが一五メートルある。それが今度は六〇センチになる。妙にアンバランスだ。目の焦点が合うものはすべて渦巻きと模様と配列に変わる。先生《ドクター》がいる。彼の顔にはシラミがうようよしている。眼鏡は圧力鍋の大きさで、目は巨大な魚の目だ。彼はまちがいなく私がこれまで見たもののなかで一番へんてこで、私は笑うことでそのことを主張する。……隅の足台は縮んでマッシュルームになり、ピクピク痙攣し、身構え、そして天井まで跳ねる。びっくりだ！……エレベーターのなかでは、オペレーターの顔に毛が生えて、愛想よく成長するゴリラになる。

時間はどんどん膨張した。エレベーターは降りていき「一〇〇年ごとに一フロア通過する。部屋にもどると、その日残りの数百年をふらふらと過ごした。五〇億年かそこらに一回、看護師が来て（ピューマか、微分方程式か、時計つきラジオの姿をして）、私の血圧を測った」。いたるところに生気と表象、そして関係と意味が現われた。

ここにガラスのケースに入った消火器があって、明らかに何らかの展示物だ。少し見つめていると、そいつが生きていることがわかる。ゴムのホースを獲物に巻きつけて、ノズルから肉を吸い込む。そいつと私は互いをにらみつけ、看護師が私を引きずっていく。私はバイバイと手を振る。

壁のしみには無限の魅力があって、大きさ、複雑さ、色が増えていく。しかしそれより、そのしみと宇宙とのあらゆる関係が見える。だからしみには数限りない意味があって、人はしみについて考えるためにありとあらゆる考えを検討していく。

そして効果がきわめて強いと、豊かな共感覚が生まれる——あらゆる感覚の組み合わせ、知覚と概念の混合だ。ブレスローによると、「感覚間のやり取りは頻繁で驚異的だ。低い変ロ音のにおい、緑色の音、定言的命令の味（仔牛肉に似ている）がわかる」。

このような薬物に同じ反応を示す人は二人といない。それどころか、同じ人でも二度の薬物体験が同じになることはない。エリック・Sは一九七〇年代にLSDで体験したことを説明する手紙をくれた。

二〇代後半だったとき、友達と一緒にLSDをやりました。前にトリップしたことは何度もありましたが、このLSDはちがいました。……気づくと、私たちは口をきかずに考えるだけで、テレパシーで話していました。私が頭のなかで「ビールが欲しい」と考えると、彼がそれを聞いてビールを持って来てくれるのです。彼が「音楽のボリュームを上げて」と考えると、私が音楽のボリュームを上げたのです。……そんなふうにしばらく続きました。

そのあと私はおしっこをしに行き、おしっこの流れのなかに、過去がビデオか映画のように逆回しに再生されたのです。部屋でさっき起こったことがすべて私のなかから出てきて、おしっこの流れのなかで逆再生されているのを見ているようでした。これには心底びっくり仰天しました。

それから私の目が顕微鏡になり、手首を見ると、個々の細胞が息を吸ったり吐いたり、小さな工場が各小部屋からガスを噴き出しているみたいで、完璧な煙の輪を吐き出している細胞もあるのが見えました。私の目には皮膚細胞それぞれの内側が見えて、私は一日五箱のタバコを吸うことで自分を窒息させていて、細胞がかすで詰まっているのがわかったのです。その瞬間、私はタバコをやめました。

そのあと私は自分の体を離れ、部屋の空中に浮かんで全体を見渡し、それから気づくと美しい光のトンネルを抜けて宇宙へと旅をしていて、全面的な愛と受容の気持ちに満たされていました。それまで感じたことがないくらい美しく、暖かく、魅惑的な光でした。地球にもどって人生を終わらせたいか……それとも天空の美しい愛と光のなかに入りたいか、私に問いかける声が聞こえました。その愛と光のなかには、かつて生きたすべての人がいるのです。そして誕生から現在まで私の人生すべてが脳裏をかすめました。

起こったことのあらゆる細部が、目に見えるものも感情的なものもあらゆる気持ちと思考が、一瞬そこにありました。人間は「愛と光」なのだと声は言います。……

その日のことは永遠に私のなかで生き続けます。ほとんどの人が想像さえできない人生の一面を見せられたような気がします。日常との特別なつながりを感じ、単純で平凡な日常にもそのような力と意義があるのだと思います。


大麻、メスカリン、LSDなど、幻覚剤の効果は非常に幅広く多様である。とはいえ、特定ジャンルの知覚のゆがみと幻覚体験は、ある程度、そのような薬物に対する典型的な脳の反応と見ることができる。

色の経験は強められることが多く、ウィアー・ミッチェル、ハクスリー、ブレスローがみな述べているように、この世のものとは思えないレベルになることもある。方向感覚の突然の変化や、見かけの大きさの衝撃的な変容といったものもある。小視症（エルフ、小人、妖精、小鬼のような小さい存在は、このような幻覚では奇妙なほどよく見られる）、または巨視症も見られる。

奥行きや遠近感の誇張や縮小、あるいは立体視の誇張といったものもある。立体幻覚、つまり平面的な絵に三次元の奥行きが加わって立体的に見えることもある。ハクスリーがこのことを次のように記述している。

有名なセザンヌの自画像の大きな色つきの複製を手渡された。肩から上が描かれている男は、大きい麦わら帽子をかぶり、頬と唇が赤く、黒い豊かな頬ひげを生やし、暗く無愛想な目をしている。素晴らしい作品だが、いま見ているのは絵ではなかった。頭が急に立体的になって、生きた小鬼のような男が私の見ているページの窓から首を出して外を見ていたのだ。

メスカリン、LSD、その他の幻覚剤で引き起こされる知覚変容と幻覚は、例外がないわけではないが、おもに視覚的なものである。味覚、嗅覚、触覚、聴覚の拡張やゆがみや幻覚もありえるし、いくつかの感覚が融合することもある。それは一時的な共感覚のようなもので、ブレスローの言う「低い変ロ音のにおい、緑色の音」だ。ただし、そのような融合や連合（そして推定されるその神経基盤）は、その瞬間の産物である。そういう意味で真の共感覚、すなわち、一生変わらない感覚の同等性を有する生来の（そしてたいてい家族性の）共感覚とは、まったく別物である。幻覚剤によって、時間が伸びたり縮んだりするように思えることもある。運動がスムースに連続しているものとしては知覚されなくなり、回り方が遅すぎる映画のフィルムのように、一連の静止した「スナップ写真」が飛び飛びになって見える。そのようなストロボや映画のような幻像は、メスカリンの効果として珍しくない。運動が突然加速したり、減速したり、止まったりするのも、幻覚の基本パターンとしてはよくあるものと言える。(7)

私は大量に文献を読んでいたが、自分でそのような薬物を経験したのは、一九五三年に幼なじみのエリック・コーンがオックスフォードに現われてからのことだ。私たちはワクワクしながらアルベルト・ホフマンによるＬＳＤの発見について読み、スイスのメーカーに五〇マイクログラムを注文した（一九五〇年代半ばにはまだ合法だった）。私たちは宗教儀式のように厳粛にそれを分けて、どんな素晴らしさや恐怖が待っているかも知らずに、それぞれ二五マイクログラムずつ服《の》んだ。しかし悲しいかな、どちらにもまったく何の効果もなかった（五〇ではなく五〇〇マイクログラム注文するべきだったのだ）。

医師の資格を取った一九五八年末には、私は神経科医になりたい、そして脳がいかにして意識と自己を具現するかを研究し、知覚と創造力と記憶と幻覚の驚異的な力を理解したいと思っていた。当時、神経学と精神医学に新しい方向性が取り入れられつつあった。神経化学時代が幕を開け、神経細胞と神経系のさまざまな部位が互いにやり取りできるようにする化学物質、すなわち神経伝達物質の片鱗が見え始めていたのだ。一九五〇年代から六〇年代にかけて、それぞれがどうかみ合うかはまったくわからなかったものの、あらゆる方面で発見が生まれた。たとえば、パーキンソン病の脳はドーパミン濃度が低く、ドーパミン前駆物質であるＬドーパを与えると、パーキンソン病の症状を緩和できるが、一九五〇年代初めに導入された精神安定剤はドーパミンの作用を弱めて、一種の化学的パーキンソン症候群を引き起こす場合があることが明らかになった。約一世紀にわたって、パーキンソン症候群の主要な薬は抗コリン薬だった。ドーパミンとアセチルコリン系はどう相互作用するのか？　なぜ阿片――あるいは大麻――にそんな強い効果があるのか？　脳には特殊な阿片受容体《オピエイト》があって、独自のオピオイドをつくるのか？　大麻受容体《カナビス》とカンナビノイドにも同じようなメカニズムがあるのか？　なぜLSDはそれほど強い影響をおよぼすのか？　その効果はすべて、脳内のセロトニンを変容させるという観点で説明できるのか？　どんな伝達物質系が覚醒と睡眠のサイクルを支配していて、夢や幻覚にはどんな神経化学的背景があるのか？

私は一九六二年に神経科のレジデントになったとき、そのような疑問に浮かれているような雰囲気を感じた。神経化学は明らかに「はやり」であり、薬物そのものもそうだった――危険で悩ましいことに、とくに私が研究をしていたカリフォルニアでは。

クリューヴァーは自分の不変幻覚の神経基盤が何なのかほとんどわかっていなかったが、一九六〇年代初期に彼の著書を読み直すのは刺激的だった。当時デイヴィッド・ヒューベルとトルステン・ウィーゼルが行なっていた動物の視覚野ニューロンの反応を記録する画期的な視覚実験を踏まえると、なおさらワクワクした。彼らは線、配置、へり、角などを検出することに特化したニューロンを説明していて、それが薬や片頭痛や熱によって刺激された場合、クリューヴァーが記述していたような幾何学的幻覚を生じる可能性があるように、私には思えた。

しかしメスカルの幻覚は幾何学的デザインでは止まらなかった。人がもっと複雑なもの、つまり物体、場所、人、顔――ましてハクスリーが描写した天国と地獄――の幻覚を見るとき、脳内では何が起こっているのか？　脳内に独自の基盤があるのだろうか？[8]
このような考えに私の心は揺れ、幻覚剤とはどういうものか、本当のところは自分で試さなければわからないという気持ちになった。

まず手始めは大麻だ。当時住んでいたトパンガキャニオンの友人がマリファナタバコをくれた。二口吸い、次に起こったことに愕然とした。自分の手を見つめると、それが視界をふさぐようにどんどん大きくなり、同時に自分から遠ざかっていくのだ。しまいに長さ何光年もある手が、宇宙に広がるのが見えるように思えた。それは相変わらず生きた人間の手に見えたが、この宇宙の手はなぜか神の手のようにも見える。私の初めてのマリファナ体験は、神経学と神学がないまぜになっていた。

一九六〇年代初めの西海岸では、ＬＳＤとアサガオの種はすぐ手に入ったので、私はこちらも試した。「でも、本当にぶっ飛ぶ経験をしたかったらアーテンを試せ」と、マッスルビーチにたむろする友人たちに言われた。これにはびっくりだ。というのも、ベラドンナと同類の合成薬剤であるアーテンは、適度な用量（一日二〜三錠）がパーキンソン病の治療に使われているが、そのような薬は大量に服用すると譫妄《せんもう》を引き起こすおそれがあることを知っていたのだ（そのような譫妄状態はかなり前から、ベラドンナ、チョウセンアサガオ、黒ヒヨスのような植物を偶然摂取してしまった場合に観察されていた）。しかし、譫妄は楽しいだろうか？　参考になるのでは？　人の脳の異常な機能を観察できて、その驚異を理解できる状況になるのでは？　「やってみろよ」と友人は強く勧めた。「とにかく二〇錠飲むんだ——まだある程度コントロールできるから」。

そこである日曜の朝、私は二〇錠数え、一口の水で流し込み、すわって効果を待った。ハクスリーが『知覚の扉』で描写したように、世界が変形して新しく生まれ変わるのだろうか？　快い官能的な感覚の波が起こるのか？　不安、混乱、妄想が起こるのか？　私はあらゆることに備えたが、そのどれも起こらなかった。口が渇き、瞳孔が開き、字が読みにくくなったが、それだけだった。精神的な影響は何もない——ひどくがっかりだ。自分が何を期待していたのかよくわからなかったが、何かを期待していたのだ。

キッチンでお茶をいれようとやかんを火にかけたとき、玄関のドアがノックされるのが聞こえた。友人のジムとキャシーだ。彼らはよく日曜の朝にうちに立ち寄る。「入ってくれ、ドアは開いているから」と声をかけ、二人が居間に腰を下ろすと、「卵はどうするのがいい？」と訊いた。ジムは目玉焼きの片面焼きがいいと言った。キャシーは半熟両面焼きが好みだ。私は彼らのハムエッグをジュージュー焼きながら、二人としゃべっていた。キッチンと居間のあいだは低いスウィングドアで仕切られていたので、互いの声はよく聞こえた。そして五分後、私は「できたぞ」と大声で言い、ハムエッグをトレーに載せて居間に入った——するとそこには誰もいなかった。ジムもキャシーも、二人がそこにいた形跡もない。ショックのあまりトレーを落としそうになったほどだ。

ジムとキャシーの声が、彼らの「存在」が、現実ではなく幻覚だとは一瞬たりとも思わなかった。いつものように親しげにふつうの会話をしていた。二人の声はいつもと同じで、私がスウィングドアを開いて居間が空っぽだと気づくまで、会話のすべてが、少なくとも彼らの側は、完全に私の脳がつくり出したものだという兆しなど、まったくなかったのだ。

私はショックを受けただけでなく、かなり恐怖も覚えた。LSDなどの薬物では、何が起こっているかわかっていた。世界がいつもとちがって見え、ちがって感じられた。特殊で極端な状況の経験がもつ特徴をすべて備えていた。しかしジムとキャシーとの「会話」に特別なところは何もなかった。まったくふつうで、幻覚としての特徴はいっさいない。私は統合失調症患者が「声」と会話することについて考えたが、統合失調症の声は一般にののしったり非難したりするもので、ハムエッグや天気について話したりはしない。

「気をつけろ、オリヴァー！」と私は自分に言い聞かせた。「自分をコントロールしろ。こんなことが二度と起きないように」。物思いにふけりながら、私はゆっくりハムエッグを（ジムとキャシーの分も）食べてから、ビーチに行くことにした。そこで本物のジムとキャシーや友だちみんなに会って、泳ぎと怠惰な午後を楽しもう。

そんなことを考えているとき、上のほうでブンブンいう音がしているのに気づいた。一瞬とまどったが、ヘリコプターが降下の準備をしているのだとわかった。私の両親がいきなり私を訪ねてびっくりさせようと、ロンドンから飛行機で来てロサンジェルスに到着し、トパンガキャニオンまでヘリコプターをチャーターしたのだ。私は大急ぎで浴室に行き、さっとシャワーを浴び、きれいなシャツとズボンを身に着けた――両親が到着するまでの三〜四分ではせいぜいこれくらいしかできない。エンジン音が耳をつんざくほど大きくなったので、ヘリコプターがうちの横の平らな岩の上に着陸したにちがいないと思った。私はワクワクしながら両親を迎えに飛び出した。ところが岩の上には何もない。ヘリコプターは見当たらず、脈打つようなエンジンの爆音は突然やんだ。誰もいない空間と静寂が、その失望感が、私の涙を誘った。あんなにうれしくて興奮していたのに、それが無に帰したのだ。

私は家にもどり、もう一杯お茶をいれるためにやかんを火にかけると、キッチンの壁のクモに目が留まった。よく見るために近づくと、クモが声を上げた。「やあ！」。クモがあいさつするのはちっとも奇妙に思えなかった（白ウサギが話をしたときアリスが妙に思わなかったのと同じだ）。「やあ」と私は言って、それをきっかけに会話を始めた。おもに分析哲学に関する専門的な話だった。この話題はクモの初めの言葉で決まったのかもしれない。「きみはバートランド・ラッセルがフレーゲのパラドクスを論破したと思うかい？」。あるいはその声のせいだったかもしれない。ラッセルの声のように鋭くて辛辣だった（私はラッセルの声をラジオで聞いたことがあったが、『ビヨンド・ザ・フリンジ』で――面白おかしく――パロディー化されているのも聞いた(9)）。

平日は薬を慎み、ＵＣＬＡ神経科のレジデントとして働いた。ロンドンで医学生だったときと同じように、患者ごとに異なる神経医学的経験のバリエーションの豊かさに驚き、感動し、それを記述したり文字にしたりする努力をしないと、きちんと理解することも感情的に受け入れることもできないと気づいた。初めて発表した論文と初めての本を書いたのはそのときだ（原稿をなくしてしまったので、本は刊行されなかった）。

しかし週末にはしばしば薬物を試した。摩訶不思議な色が目の前に現われたことを鮮明に覚えている。私は子どものころ、スペクトルには藍色を含めて七色あると教えられた（ニュートンはいくぶん独断で、音階の七音になぞらえて七色を選んだ）。しかし、スペクトルの色を五色または六色だけとしている文化もあり、藍色がどういう色かに関しては意見が一致していない。

私はずっと前から「真の」藍色を見たいと思っていて、薬物を使えばそれができるかもしれないと考えた。そこで一九六四年のある晴れた土曜日、私はぶっ飛ぶために、（一般的な覚醒剤の）アンフェタミン、（幻覚作用を強める）LSD、そして（少し譫妄状態を加える）少量の大麻をベースにした薬をつくった。これを服用して二〇分後、白い壁に向かって叫んだ。「いま藍色が見たい――いますぐ！」

すると、巨大な絵筆から投げつけられたかのように、純粋な藍色をした、巨大な洋ナシ形の震えるしみが現われた。輝く崇高なそれは私を歓喜で満たした。それは天国の色であり、私が思うに、中世イタリアの偉大な芸術家ジョットが生涯をかけて出そうとしたが出せなかった色だ。天国の色は地上では見ることができないから実現できなかったのだろう。しかしかつて存在したのだと私は思った。それは古生代の海の色、かつての海の色だ。私はちょっと恍惚として、そちらに顔を近づけた。すると突然それが消えてしまい、私には奪い取られたというどうしようもない喪失感と悲しみが残された。しかし私は自分を慰めた。そう、藍色は確かに存在し、脳のなかで思い出すことができるのだ。

それから数カ月間、私は藍色を探した。家のそばの小石や岩をひっくり返して探した。自然史博物館の藍銅鉱《アジュライト》の標本を調べた――が、それも私が見た色にはほど遠かった。その後一九六五年にニューヨークに引っ越したとき、メトロポリタン美術館のエジプト館で行なわれたコンサートに行った。前半、モンテヴェルディの『聖母マリアの夕べの祈り』が演奏され、私はすっかり夢中になった。薬物はいっさいやっていなかったが、モンテヴェルディの心から私自身へと流れる四〇〇年にわたる壮麗な音楽の川を感じた。その恍惚とした気分で休憩時間にあたりをぶらつき、展示されている古代エジプトの品々――ラピスラズリのお守り、装飾品など――を見ていると、うれしいことに藍色の閃光が見えた。「ありがたや、本当にあったのだ！」と私は考えた。

コンサートの後半、私は少し退屈して落ち着きをなくしたが、あとで外に出れば藍色を「楽しむ」ことができると思って自分を慰めた。藍色はそこにあって、私を待っているのだ。しかしコンサートが終わってギャラリーを見に行くと、見えるのは青と紫と藤色と暗赤色だけ――藍色はなかった。それが五〇年近く前のことで、私は二度と藍色を見ていない。

一九六四年、私の両親の友人であり同僚である精神分析医のオーギュスタ・ボナールが、一年の長期有給休暇でロサンジェルスに来たとき、当然ながら私たちは顔を合わせた。私は彼女をトパンガキャニオンの小さい家に招待し、和やかに夕食をともにした。コーヒーとタバコをのんでいるとき（オーギュスタはチェーンスモーカーで、彼女は精神分析の時間中もタバコを吸うのではないかと思った）、彼女の口調が変わり、煙でこもったしわがれ声で言った。「あなたには助けが必要よ、オリヴァー。あなたは問題を抱えている」。「とんでもない」と私は答えた。「人生をエンジョイしています。不満はないし、仕事も恋愛もすべて順調です」。オーギュスタは疑うようにブツブツ言ったが、それ以上強引にその話をすることはなかった。

私はこのころLSDを服用するようになっていて、手に入らない場合は代わりにアサガオの種を使った（いまのように薬物濫用を防ぐためにアサガオの種を殺虫剤まみれにするようになる前の話だ）。日曜の朝がたいてい私の薬物タイムで、ヘブンリーブルーのアサガオの種をたっぷり服用したのは、オーギュスタと会った二～三カ月後だったはずだ。種は真っ黒でビー玉のように硬く、私はすり鉢とすりこぎを使って細かく砕き、バニラアイスクリームに混ぜた。それを食べて二〇分ほどするとひどい吐き気をもよおしたが、それが治まると、私は楽園のように静かで美しい王国、時間のない王国にいた。そこに、私の家まで続く急坂をギシギシと音を立て、バックファイアを起こしながら上がってきたタクシーが、無作法にも乱入してきた。年配の女性がタクシーから降りてきて、私は興奮して彼女に駆け寄って叫んだ。「あなたを知っている――あなたはオーギュスタ・ボナールのにせものだ。彼女に似ているし、彼女と同じ姿勢や動きをするけど、あなたは彼女じゃない。僕はだまされないぞ」。オーギュスタは両手をこめかみに当てて言った。「ああ！　これは思ったよりひどいわ」。彼女はタクシーにもどり、それ以上一言も言わずに去った。

次に会ったとき、彼女といろんなことを話した。私が彼女を見わけられず「にせもの」だと思ったことは、複雑なかたちの防御であり、精神障害としか呼べない解離だ、と彼女は考えていた。私は異議を唱え、彼女をにせものか替え玉と思ったのは神経学的原因によるものであり、知覚と感情の断絶だと主張した。人の正体を確認する能力は損なわれていなかったが、本来あるべき温かさや親しみの感情がともなっていなかったのであり、その矛盾から、彼女は「にせもの」だという論理的だがばかげた結論につながったのだ（この症候群は統合失調症だけでなく認知症や譫妄でも起こりうるもので、カプグラ症候群と呼ばれる）。どちらの考えが正しいにせよ、毎週、独りで精神に作用する薬をたくさん服むのは、きっと何か強い内面的な欲求か葛藤がある証拠であり、セラピストとそれを探るべきだ、とオーギュスタは言った（振り返ってみると彼女が正しかったのは確かで、私は一年後、分析医の診察を受けるようになった）。

一九六五年の夏は、言ってみればはざまの時間だった。ＵＣＬＡでの研修期間が終わってカリフォルニアを離れたが、ニューヨークで特別研究員の職に就くまでにはまだ三カ月ある。これは自由を満喫できる時間、ＵＣＬＡで週に六〇時間、ときに八〇時間も働いたあとに必要な素晴らしい休暇のはずだった。しかし私は自由を感じられなかった。仕事をしていないと拠《よ》りどころを失い、むなしさと頼りなさを感じるので、カリフォルニアに住んでいたときは週末が危険な時間帯、薬物タイムだった。そしていま故郷のロンドンで、私の前にはひと夏が三ヵ月間の週末のように広がっていた。

この仕事のない有害な時間に私はさらに深く薬物にはまった。もはや週末に限定することもない。それまでやったことのなかった静脈注射も試した。私の両親は二人とも医者だが留守にしていて、家にいるのは私だけだったので、私は三二歳の誕生日を祝う特別なイベントとして、一階にある両親の診療所の薬品棚を探索することにした。それまでモルヒネなどの鎮静剤はやったことがなかった。大きな注射器を使おう——なぜわざわざちょっとずつ打つ必要がある？　ベッドに気持ちよく横になり、数本の小瓶の中身を注射器に吸い上げ、針を静脈に刺し、モルヒネをゆっくり注入した。

一分かそこらのうちに、ドアに掛けてあった部屋着の袖の上で一種の騒ぎが起こり、私の注意はそれに引きつけられた。私がじっと見つめていると、それが小規模だが顕微鏡で見るように詳細な戦闘シーンに変わった。色とりどりの絹のような天幕が見えて、そのうちいちばん大きいものは王家の三角旗を掲げている。派手な馬具を着けた馬がいて、馬の背には兵士が乗り、その甲冑《かっちゅう》が陽光を浴びてきらりと光り、大弓を手にした男もいる。笛吹きが長い銀の笛を口まで持ち上げるのが見えて、そのあと、かすかに笛の音も聞こえた。何百人、何千人の男たち——二つの国の二つの軍隊——が、戦闘の準備をしているのが見える。これは私の部屋着の袖の上で起こっているという感覚、私はベッドに寝ていて、ロンドンにいて、いまは一九六五年だという感覚がまったくない。モルヒネを打つ前、私はフロワサールの『年代記』と『ヘンリー五世』を読んでいた。それがいま、幻覚のなかでごっちゃになっているのだ。私は自分が俯瞰《ふかん》しているのは、百年戦争中の一四一五年一〇月に有名な戦いがあったフランスのアジャンクール村であり、私はイギリス軍とフランス軍が戦うためにびっしり整列しているのを見下ろしているのだと気づいた。そして大きな三角旗の天幕のなかにヘンリー五世その人がいるのだ。自分がこれを想像しているとか、幻覚を見ているという感覚はまったくない。私が見たものは生々しくリアルだった。

しばらくするとその光景は薄れ始め、私は自分がロンドンにいて、ハイになっていて、自分の部屋着の袖の上にアジャンクールの幻覚を見ていることを、再びぼんやりと意識するようになった。それはとても魅惑的で文字どおり恍惚とする体験だったが、もう終わった。薬の効果はあっさり消えていく。アジャンクールはほとんど見えなくなった。腕時計に目をやる。モルヒネを注射したのが九時半で、いまは一〇時だ。しかし何か妙な感じがした――モルヒネを打ったときは薄暗かったが、いまはもっと暗くなっているはずだ。ところがそうではない。外が暗くなるのではなく、明るくなっている。そうか、一〇時は一〇時でも、朝の一〇時なのだ。私は一二時間以上も身じろぎもせずにアジャンクールを見つめていたのだ。あまりのショックで酔いもさめ、人は何日も、何週間も、あるいは何年も、鎮静剤によって意識朦朧とした状態で過ごす可能性があるのだと悟った。そして、初めての鎮静剤経験を最後の経験にしようと心に誓った。

一九六五年のその夏の終わり、私はニューヨークに移り、神経病理学と神経化学の卒後《そつご》特別研究を始めた。一九六五年一二月はつらい時期だった。カリフォルニアで何年も過ごしたあとではニューヨークになかなかなじめず、恋人との関係はだめになり、研究はうまく行かず、自分には象牙の塔の住人たる素質がないことに気づきつつあった。私は落ち込んで不眠になり、毎晩眠るために飲む抱水《ほうすい》クロラールの量がどんどん増えていき、通常の一五倍にも達した。仕事中、研究室に支給される薬品を失敬して、なんとか大量の薬をため込んでいたのだが、ついに、クリスマス直前のどんよりした火曜日に在庫を切らし、数ヵ月ぶりに失神するほど大量の薬を服まずにベッドに入った。眠りは浅く、悪夢と奇妙な夢に邪魔され、目覚めると音に極度に敏感になっていた。ウェスト・ヴィレッジの玉石敷きの通りではつねにトラックが轟音を立てていたが、トラックが玉石を粉々に砕きながら通過しているかのように聞こえる。

ちょっとふらつく気がしたので、私はいつものようにバイクには乗らず、電車とバスで出勤した。水曜日は神経病理学科では脳を切る日で、私が脳をきちんと横にスライスする番だった。そうしながら主要構造を確認し、正常でないところがあるかどうかを観察するのだ。ふだん私はこの作業がとても得意だったが、その日、私の手は恥ずかしくなるほど目に見えて震え、解剖学用語がなかなか頭に入らなかった。

課業が終わってから、私はいつものようにコーヒーとサンドイッチを求めて道路を渡った。コーヒーをかき回していると、突然それが緑色になり、さらに紫になった。びっくりして目を上げると、レジで会計をしている客がゾウアザラシのような鼻の長い巨大な頭をしているのが見えた。私はパニックに襲われた。五ドル札をテーブルにたたきつけ、道路を横断して反対側にいたバスに走った。しかしバスの乗客全員が、巨大な卵のようなツルツルの白い頭で、昆虫の複眼のような大きな目が光っているように見える。その目はバスがガくんと揺れると動くようで、さらに恐ろしく異様に見える。自分が幻覚を見ているか奇妙な知覚障害を経験しているのであり、脳で起きていることを止めることはできないのだから、少なくとも外面的には自制心を保って、ぎょろ目のエイリアンに囲まれてもパニックを起こしたり叫び声を上げたり緊張病を生じたりしてはならないと、私は自覚していた。そのための最善の方法は書くこと、幻覚をはっきりと臨床治療の記録のように詳しく描写することであり、そうすることで観察者に、さらには探求者になることだった。自分の内面の狂気をどうすることもできない被害者になってはいけない。私はいつもペンとノートを持っているので、幻覚の波が次から次へと襲ってくるあいだ必死に書いた。

記述すること、書くことは、ずっと前から私にとって複雑な事態や恐ろしい状況に対処する最善の方法だった――ただし、これほどひどい状況で試したことはなかった。しかし効き目があった。幻覚はずっと変化しながら続いたが、起きていることを実験ノートに記述することによって、私はなんとか見かけの落ち着きを維持することができた。

すべてがぐるぐると渦を巻き、傾き、さらには上下がひっくり返ったりしていたが、私はどうにかこうにか目的の停留所でバスを降り、電車に乗ることができた。そして自宅のあるグリニッチ・ヴィレッジの正しい駅で降りた。地下鉄から出ると、周囲の建物が強風に吹かれる旗のように、上下に揺れたり左右にはためいたりしている。途中で襲われることも、逮捕されることも、交通事故で死ぬこともなく自分のアパートにもどって、私は心底ほっとした。なかに入ったとたん、誰かに連絡する必要を感じた――私をよく知っていて、医師であり友人でもある人。キャロル・バーネットがその人だ。私たちは五年前にサンフランシスコで一緒にインターンとして働き、二人ともニューヨークに移ったので旧交を温めていたのだ。キャロルならわかってくれるし、どうするべきか知っている。私はひどく震える手で彼女の番号を回した。「キャロル」と彼女が電話に出てすぐに私は言った。「きみにさよならだ。僕は頭がおかしくなった。精神病になって発狂した。今朝始まって、それからずっと悪くなるばかりだ」

「オリヴァー！」と彼女は言った。「何を服んだの？」

「何も服んでない」と私が答える。「だから怖いんだ」

キャロルはしばらく考え、そして訊いてきた。「何か服むのをやめた？」

「それだ！」と私は言った。「抱水クロラールを大量に服んでいて、ゆうべそれを切らしたんだ」

「オリヴァーったら、ばかね！　いつもやりすぎるんだから」とキャロルが言った。「典型的なDT、つまり振戦譫妄よ」
　これには大いにほっとした――統合失調症の精神障害よりDTのほうがはるかにましだ。しかし私はDTの危険をいやというほど知っていた。混乱、失見当、幻覚、妄想、脱水、発熱、頻脈、疲労、発作、死。もし誰かが私のような状態だったら、すぐに救急処置室に行くようアドバイスしただろうが、自分自身のこととなると、私は耐え抜いてすべてを経験しつくしたかった。キャロルはその日一日は一緒にいてくれると言った。そして、もし私が独りでいても安全だと思ったら、定期的に私を見に来るか電話をするかして、必要だと判断した場合は外から助けを呼ぶことにした。この安全策が立てられると不安がかなり消えて、ある意味で振戦譫妄の幻影を楽しむことさえできた（ただし、たくさんの小動物と昆虫はけっして心地よくはなかった）。幻覚は九六時間近く続き、ついにやんだとき、私は疲れ果てて意識がもうろうとしていた[10]。

　少年時代、私は化学の勉強と自分の化学実験室をつくることに、このうえない喜びを見いだしていた。この喜びは一五歳くらいのときに私を見捨てたようだ。高校、大学、医学部、そしてインターンやレジデントだった時代、私はなんとか生き延びてきたが、少年だったころの化学ほど強く私を興奮させた科目はなかった。ニューヨークに移り、一九六六年の夏に片頭痛の診療所で患者を診るようになってようやく、昔覚えた知的興奮と魅了される気持ちがほのかにわき起こるのを感じ始めた。そのような知的・感情的興奮をもっとかき立てられるという望みがあったからこそ、私はアンフェタミンに目を向けたのである。

金曜の晩、仕事から帰ったあとに服用し、そのあと週末をずっと、想像や思考がコントロールできる幻覚のようになるくらいハイな状態で、恍惚として過ごした。この「ドラッグ休日」にはだいたい現実離れした白日夢を見ていたが、一九六七年二月のある金曜日、医学図書館の希少本コーナーを探索しているとき、『片頭痛と関連の障害について——神経急発の病理への寄与（*On Megrim, Sick-Headache, and Some Allied Disorders: A Contribution to the Pathology of Nerve-Storms*）』という片頭痛に関する大書を見つけた。一八七三年にエドワード・リヴィング医学博士が書いたものだ。私は片頭痛診療所で数カ月働いていて、片頭痛発作のときに起こりえる症状と現象の幅広さに興味津々だった。その発作はたいてい前兆、つまり知覚異常や幻覚さえも生じる前駆症状がともなう。それはまったく無害で数分しか続かないが、その数分間で、脳の機能とそれが崩壊してから再統合する経緯を知ることができる。この意味で、片頭痛の発作はことごとく神経学の百般の知識に通じているのだと私は感じた。

片頭痛とその考えられる基盤について何十もの論文を読んでいたが、そのどれも、片頭痛の現象学的な豊かさや患者が経験する苦痛の幅と深さを表現しているとは思えなかった。片頭痛に対するもっと充実した、もっと深い、もっと人間的なアプローチを見つけたいと願って、私はその週末、リヴィングの本を図書館から借り出した。そして、苦いアンフェタミンを——口当たりをよくするためにたっぷり砂糖を加えて——飲み干したあと、読み始めた。アンフェタミンの効果が私をとらえ、私の感情と想像力を刺激していくにつれ、リヴィングの本の力強さと深みと美しさが増していくように思えた。私はとにかくリヴィングの頭に入り込み、彼が研究した時代の空気を吸収したかった。

一〇時間ものあいだ、ほとんど筋肉を動かすことも唇をなめることもできないほど、緊張病のような集中力をもって、私は『片頭痛』の五〇〇ページを読み続けた。そうするうちに、自分がリヴィング本人になって、実際に彼が記述している患者を診ているかのように思えてきた。ときおり、自分が本を読んでいるのか書いているのか、わからなくなった。自分が一八六〇年代から七〇年代にかけての、ディケンズがいたロンドンにいるように感じた。私はリヴィングの人間性と社会的感受性が好きだったし、片頭痛は働かない金持のわがままではなく、栄養不足の人や換気の悪い工場で長時間働く人たちにも悪影響をおよぼすおそれがあると、強く主張しているのが気に入った。この意味で彼の本は、ヘンリー・メイヒューによるロンドンの労働者階級に関する優れた研究を彷彿《ほうふつ》させるものだったが、同時に、リヴィングがいかに生物学と物理学の経験を積んでいて、臨床観察に長《た》けていたかがわかるものでもあった。ふと、私はこう考えていた。「これはヴィクトリア朝時代半ばの科学と医学の粋を表わしている。正真正銘の傑作だ！」。私は数カ月にわたって片頭痛の患者を診察し、いちおう片頭痛に関する現代の「文献」を構成している、薄っぺらでお粗末な論文に不満を抱いていたが、そんな私が渇望していたものをこの本は与えてくれた。その恍惚感のさなか、片頭痛が神経学の天国で星の群れのように輝いているのが見えた。

しかし、リヴィングがロンドンで研究し執筆してから一世紀が過ぎていた。自分がリヴィングや彼と同年代の人の一人であるという夢から覚めると、私は正気に返り、こう自分に言った。いまは一八六〇年代ではなくて一九六〇年代だ。この時代のリヴィングになれるのは誰だ？　私の頭のなかで見かけだけは誠実そうな名前ががやがやと自己主張する。私はA博士、B博士、C博士、D博士を思いついた。みんな優秀だが、リヴィングのように科学と人間主義を併せ持ち、それゆえに大きな力を発揮した人はいない。そのとき、轟きわたるような音量で内なる声が言った。「ばか野郎！　おまえこそ、その人物だ！」

それまで、アンフェタミンによる躁状態の二日間が過ぎて薬の効果が切れるたびに、深刻な逆方向の反応を経験し、過眠症に近い眠気と憂鬱感を覚えていた。無駄に自分の命を危険にさらしたと思い、その愚かさも痛切に感じた。私が服んだ大量のアンフェタミンは、持続脈拍数を二〇〇近くまで、血圧もよくわからないくらいまで上げただろう。アンフェタミンの過剰摂取で死んだ知人が数人いる。成層圏へと夢中で上ったが、手ぶらで帰ってきて何も見せるものがないような気分だった。その経験は強烈であるのと同じくらい、むなしく無為に思えるのだ。しかし今回薬の効果が切れたとき、ひらめきと直観を得たという気持ちが続いた。私は片頭痛について啓示のようなものを受けたのだ。私にはリヴィングのような本を書く能力がある、私こそ現代のリヴィングになれる、という決意の気持ちもあった。

次の日、リヴィングの本を図書館に返す前に、私はすべてをコピーした。そして少しずつ自分の本を書き始めた。そうすることで得られる喜びはリアルで、アンフェタミンの退屈な躁状態とはくらべものにならないほど充実していて、私は二度とアンフェタミンをやらなかった。

（注1）興味深いことに、下等な植物――ソテツ、球果植物、シダ、コケ、海藻――には幻覚を起こす物質がない。

しかし興奮剤を含む隠花性の植物もあり、とくにモルモン教徒はそれを知っている。モルモン教徒は茶やコーヒーの使用を禁じられている。しかし新たなシオンであるソルトレーク・シティを建設することになった開拓者たちは、ユタ州に続くモルモン・トレイルを延々と行くあいだに、路傍の何でもない草の浸出液（「モルモン・ティー」）が、くたびれ果てた巡礼者をさわやかな気分にさせ、元気づけることに気づいた。その草はマオウで、アンフェタミンに化学的にも薬理学的にも似ているエフェドリンを含んでいる。

（注2）まったく偶然にも、ホフマンは一九四三年にLSDの新しいバッチを合成しているとき、この化学物質がもつ幻覚を引き起こす力を発見した。彼は指先からいくらか吸収したにちがいない。その日遅く、妙な感覚を覚え始め、風邪を引いたのだと思いながら帰宅した。ベッドで横になっていると、「異常に表現力豊かで鮮明で、色の強烈な万華鏡のようなきらめきが伴う、幻想的なイメージの流れがとめどなく続く」のを経験した。ジェイ・スティーヴンスが著書『荒々しい天国　LSDとアメリカン・ドリーム（*Storming Heaven: LSD and the American Dream*）』で、次に起こったことを語っている。

この花火はＬＳＤ-25が引き起こしたのではないかと考えたホフマンは、この仮説を検証することにした。……［数日後］慎重に極微と考えた量——二億五〇〇〇万分の一グラム——の薬をコップ一杯の水に溶かし、それを飲み干した。［四〇分後］強まる目まい、視覚の乱れ、どうしようもなく笑いたい気分を記録した。四二語を書いたあと、彼は書くのを完全にやめて、研究所の助手の一人に、医者に電話をしてから家まで付き添ってくれと頼んだ。それから彼は自転車にまたがり——戦時中の物資不足で自動車の利用は困難になっていた——いきなり無秩序になった宇宙へと漕ぎ出した。

（注3）引用元はデイヴィッド・エビンの名著『ドラッグ体験（*The Drug Experience: First-Person Accounts of Addicts, Writers, Scientists, and Others*）』。

（注4）ドイツの薬理学者ルイス・レヴィンが一八八六年に初めてペヨーテ・サボテンの科学的分析を発表したので、彼に敬意を表してアンハロニウム・レヴィニーと命名された。のちに彼はさまざまな精神活性物質を薬理学的な効果にもとづいて分類しようと、大きく五つのグループに分けた。陶酔剤または鎮静剤（たとえばアヘン）、酔わせるもの（たとえばアルコール）、催眠剤（たとえばクロラールやカワカワ）、興奮剤（たとえばアンフェタミンやコーヒー）、そして彼がファンタスティカと呼んだ幻覚剤だ。多くの薬物は重複する矛盾した効果があるので、興奮剤や鎮静剤がペヨーテと同じくらい幻覚を起こす場合もあると、彼は指摘している。

（注5）ベニー・シャノンがこのフレーズをタイトルにした著書『心の対蹠地（*The Antipodes of the*

Mind）』は、南アメリカで用いられる幻覚剤のアヤワスカにまつわる広範の文化的・人類学的知識だけでなく、個人的体験ももとにしている。アヤワスカは実は二つの植物がブレンドされている。プシコトリア・ウィリディスとバニステリオプシス・カーピは、どちらもそれ自体に幻覚を起こす力はない。プシコトリアの葉には非常に強力な幻覚剤であるジメチルトリプタミン（DMT）が含まれている——が、DMTは経口摂取された場合、腸内でモノアミンオキシターゼ（MAO）によって非活性化される。しかしバニステリオプシスには、MAOを抑制するのでDMTの吸収を可能にする化合物が含まれている。「考えてみると、アヤワスカの発見は実に驚異的である。熱帯雨林には膨大な数の植物があり、ありえる組み合わせは天文学的数字だ。常識的な試行錯誤の手法は当てはまらないように思える」とシャノンは書いている。

（注6）ブレスローの報告はデイヴィッド・エビンの著書『ドラッグ体験』に記載されている。

（注7）時間と運動の知覚および映画のような幻像の神経学的側面について、「スピード」と「意識の流れのなかで」という二つの論文でもっと詳しく論じている。

（注8）一九六〇年代初期には、精神活性薬がどう作用するのかについて、ほとんどわかっていなかった。ハーバードのティモシー・リアリーらによる初期の研究も、一九七〇年代のUCLAにおけるL・ジョリオン・ウェストとロナルド・K・シーゲルの研究も、幻覚のメカニズムではなく、幻覚剤の体験に重きを置いていた。一九七五年、シーゲルとウェストは共著書『幻覚——行動、体験、理論（*Hallucinations: Behavior, Experience, and Theory*）』で幅広い小論集を発表している。そこでウェストは（前著と同様に）幻覚の解放説を提示している。

いまでは、コカインやアンフェタミンのような刺激剤は脳の「報酬系」を刺激することが知られている。仲介するのはおもに神経伝達物質のドーパミンである。アヘンとアルコールについても同じことが言える。古典的な幻覚剤――メスカリン、サイロシビン、LSD、そしておそらくDMT――は、脳内のセロトニンを増加させることで作用する。

(注9) 数十年後、この話を友人の昆虫学者トム・アイスナーに話したとき、そのクモの哲学好きとラッセルに似た声のことにも触れた。彼は物知り顔でうなずいて言った。「そうだ、私はクモのことをよく知っている」。

(注10) 何年もあとに、私はもっとはるかに穏やかなサカウの効果を経験した。サカウは南太平洋で栽培されるコショウの樹液で(ピペル・メチスティクム、ポリネシアでカヴァとも呼ばれる)、人を酔わせる。サカウの飲用は何千年も前から、アンデス地方でコカの葉を噛むのと同じように、ミクロネシアの生活の中心であり、その飲み方は複雑に儀式化されている。サカウの効果については『色のない島へ』で詳述した。さまざまな錯視や幻覚だけでなく、快い浮遊感や安心感を起こす場合もある。

第7章　模様——目に見える片頭痛

私は人生の大半を片頭痛とともに過ごしてきた。記憶にある最初の発作が起きたのは三歳か四歳のときだ。庭で遊んでいると、目もくらむほど明るい閃光が左側に現われ、広がって、地面から空へと大きく弧を描いた。くっきりした縁はギザギザで光っていて、色は鮮やかな青とオレンジ。そしてその光輝の後ろに見えない部分、空っぽの視野が広がり始め、すぐに左側がほとんど何も見えなくなった。私は怖くてたまらなかった——何が起きているんだろう？　数分後に視覚は正常にもどったが、それまで経験したことのない長い数分間だった。

起こったことを母に話すと、母はそれが片頭痛の前兆、つまり片頭痛の前に起こる感覚や知覚なのだと説明してくれた。母は医者であり、自分も「片頭痛持ち」だった。それは視覚的な片頭痛前兆であり、のちに母が教えてくれたのだが、特徴的なジグザグの形が中世の要塞に似ているので、要塞スペクトルとも呼ばれる。この前兆を見たあと、ひどい頭痛に襲われる人が多いのだと彼女は言った。

私はさいわいにも前兆を見るだけで頭痛が起こらないケースだったし、さらに幸運なことに、数分以内にすべてが正常にもどると安心させてくれる母がいて、しかも大きくなってからは彼女に自分の片頭痛経験を話すことができた。彼女の説明によると、私のような前兆は一種の電気的な乱れ、脳の視覚野を横切る波のようなもののせいだという。似たような「波」は脳のほかの領域を横切る可能性もあるので、体の片側に妙な感覚を覚えたり、おかしなにおいを感じたり、一時的に話ができなくなる場合もあるのだと彼女は言った。片頭痛は色や奥行きや動きの知覚に影響することもあれば、数分のあいだ視界全体をぼやけさせることもある。不運な人は、そのあと片頭痛のすべてを経験する。激しい頭痛、嘔吐、光と音への痛いほどの過敏症、腹部の障害、その他さまざまな症状がある。(1)母の話では、片頭痛はよくあることで、全人口の少なくとも一〇パーセントはかかっているということだった。典型的な視覚症状は、私が見たような縁がギザギザの腎臓のような形が、一五分から二〇分にわたって広がっていき、視界の半分をゆっくり動いていくものだ。たいていの場合、この形の光り輝く縁の内側に見えない領域、すなわち暗点がある。そのため、形全体が閃輝《せんき》暗点と呼ばれる。

前兆をともなう古典的片頭痛を持つ人の大部分は、視覚への影響としては大きくてせいぜい閃輝暗点止まりであり、それ以上は進まない。しかし場合によっては、暗点のなかにほかの模様が現われることがある。私自身の片頭痛前兆では、小枝のような小さな分岐線や、格子、市松、クモの巣、ハチの巣などの幾何学構造が見えることがある。目を閉じると鮮明に見え、目を開けたままだとぼんやりと透けて見える。閃輝暗点そのものは外見が変わらず、ゆっくり一定のペースで経過するのに対して、これらの模様はつねに動いていて、形ができてはまた再形成され、組み合わさってトルコ絨毯《じゅうたん》や複雑なモザイク画のような込み入った形になったり、松ぼっくりかウニのような三次元の形になったりすることもある。通常、これらの模様は暗点の内側、視野のどちらか片側にとどまっていたが、あふれ出して全体に広がるように見えることもあった。

この現象は像ではなく模様だけだが、幻覚と呼ぶべきである。なぜなら、外界にはそのギザギザや市松模様に相当するものがなく、脳によって生成されているからだ。片頭痛には驚くような知覚変化がともなう場合もある。私は色や奥行きの感覚を失うことがある（色や奥行きが強くなる人もいる）。動きの感覚を失うのはとくに衝撃的だった。なにしろ連続する動きの代わりに、「静止画」がつっかえつっかえ流れるのしか見えないのだ。物体の大きさ、形、間隔が変わったり、視野のなかでまちがった場所に置かれたりするので、一分か二分、視界全体が理解できなくなることもある。

片頭痛の視覚経験にはさまざまなバリエーションがある。ジェシー・Rが書き送ってくれたところによると、片頭痛のあいだ「私は形を読み取る力を失い、誤って解釈してしまうのだと思います。……コート掛けの代わりに人が見える……あるいはテーブルや床が動くのが見えると思うのです。不思議なのは、必ず生きていない物体を生きているというほうにまちがうことです」。

トニ・Pの手紙によると、彼女は片頭痛の前に周辺視野に黒と白のギザギザの線が交互に見えるそうだ。「光る幾何学図形、閃光。すべてを風に吹かれている薄いカーテンを通して見ているような場合もあります」。しかし暗点がただひたすら空白の領域で、異様な虚無感を生むこともあるという。

重要な臨床検査のために研究していたとき、突然、何かがなくなっていることに気づきました——本は私の前にあって、その縁が見えるのに、単語も、グラフも、図もないのです。空白のページがあるような感じではなく、とにかく存在しないのです。そこにあるはずだと理屈でわかっているだけでした。そこが妙なところです。……それが二〇分ほど続きました。

別のデボラ・Dという女性は、片頭痛の発作に襲われたときのことをこう書いている。

コンピューターの画面を見ると、何も読むことができませんでした。画面は複数のイメージが……ぼやけた状態でした。……電話のボタンの数字が見えず、ハエの眼球を通して見ているかのようで、どこに目を向けても複数の像が見えるのです。像が二重、三重どころか、何重にもなっています。

片頭痛前兆で影響を受ける可能性があるのは視覚世界だけではない。身体イメージの幻覚もありえる。自分の背が高くなったり低くなったりしている感じ、手足が縮むか巨大化している感じ、自分の体が一定の角度に傾いている感じなどである。

ルイス・キャロルに古典的片頭痛があったことは有名で、その片頭痛経験から不思議の国のアリスに出てくる大きさや形の奇妙な変化が生まれたのかもしれないと（カロ・W・リップマンらによって）言われている。作家のシリ・ハストヴェットはニューヨーク・タイムズのブログで、自分自身の超越的な不思議の国のアリス症候群を語った。

私は子どものころ「持ち上がる感覚」を経験しました。ときどき、上に引っ張られていると心のなかで強烈に感じたのです。足は地面から離れていないのはわかっているのに、まるで頭が空に昇っているかのような感じです。この上昇には畏怖としか呼びようのないもの、超越の感覚がともなっていました。私はこの高揚を、（神が呼んでいたという）天来のものか、世界の万物との驚異的なつながりか、さまざまに解釈しました。すべてが奇妙で不思議に思えました。

片頭痛には聴覚の誤知覚や幻覚もありえる。音が増幅され、反響し、ひずむ。声や音楽が聞こえることもある。時間そのものがゆがむように思えることもある。

においの幻覚も珍しくない。ほとんどの場合、においはきつく、不快で、妙に覚えがあるのに何とは特定できない。私自身、片頭痛の前ににおいの幻覚を二度感じたことがあるが、それはいいにおいで、バターを塗ったトーストのにおいだった。初めてそれを感じたとき、私は病院にいて、トーストを探していた。数分後に要塞スペクトルが見えてきてはじめて、それが幻嗅だと気づいた。二度とも、幼いころお茶の時間にハイチェアにすわってバターつきトーストを食べようとしていた記憶か擬似記憶があった。「片頭痛が始まる三〇分ほど前に必ず牛肉をローストするにおいを感じる」と書いてきた片頭痛持ちの人もいる。(2) G・N・フラーとR・J・ギロフが記述している患者は「祖父のタバコかピーナッツバターの鮮明な幻嗅が五分続いた」。

私は新米神経科医として片頭痛診療所で働いていたとき、患者全員にそのような経験について必ず質問するようにしていた。彼らはたいてい私に質問されてほっとしていた。というのも、人は精神異常と見られるのを恐れて、幻覚に言及するのをためらいがちなのだ。患者の多くは、片頭痛前兆の最中に必ず模様が見えていた。顔がゆがむ、物が溶けたりゆらゆら揺れたりして合体する、物や人影が何重にもなる、あるいは視覚映像の残像や反復が生じるなど、ほかの奇妙な視覚現象を経験する人も数名いた。

ほとんどの片頭痛前兆は単純幻覚のレベルにとどまり、眼内閃光、要塞スペクトル、その他の幾何学的図形だが、片頭痛ではめったにない複雑な幻覚も確かに起こる。私の同僚で神経学者のマーク・グリーンは、自分の患者の一人が、片頭痛発作に襲われるたびに同じ幻像を見ると話してくれた。それは通りのマンホールから現われる作業員の幻覚で、アメリカ国旗が描かれた白いヘルメットをかぶっている。
S・A・キニア・ウィルソンは百科事典のような著書『神経学（*Neurology*）』のなかで、友人の一人が片頭痛前兆の一環として、いつも決まった幻覚を起こしていることについて記述している。

［彼は］初め、長いアーチ形の窓が三つある大きい部屋で、白い服を着た人が、むき出しの長いテーブルに（背中をこちらに向けて）すわっているか立っているのが見えた。何年もこれが決まった前兆だったが、しだいにもっと大ざっぱな形（円と渦巻き）に置き換わり、もっとあとには続くはずの頭痛が起こらないこともあった。

クラウス・ポドルとデレク・ロビンソンが美しい図版入りの研究論文『片頭痛芸術（*Migraine Art*）』に、世界の文献から片頭痛の複雑な幻覚に関するさまざまな報告を集めている。見えるものは人間の姿、動物、顔、物、または風景で、たいていいくつも重なっている。ある男性は、片頭痛の最中に「何百万もの水色のミッキーマウスでできたハエの目」が見えると報告しているが、この幻覚は視野のうち一時的に見えなくなっている側に限定されていた。「白い服を着ている人が混じった一〇〇人［以上］の群衆」を見た人もいる。単語の幻覚も起こる可能性がある。ポドルとロビンソンは一九世紀の文献から症例を引用している。

ヘフルマイヤーの患者は空中に書かれた単語を見た。ショーブの患者は文字、単語、数字の幻覚を見た。フラーらが報告した患者は「壁に書かれた字を見て、何と書かれているのか訊かれると、遠すぎてわからないと言った。そのあと彼は壁まで歩いて行き、はっきり読み上げることができた」。

小人幻覚は片頭痛でも（ほかの疾患と同じように）起こる可能性があり、シリ・ハストヴェットはニューヨーク・タイムズのブログにこう書いている。

ベッドに横になってイタロ・ズヴェーヴォの本を読んでいました。ふと下を見ると、そこに彼らがいたのです。小さいピンク色の男とピンク色の牛、たぶん高さが一五センチくらい。生きものとしては非の打ちどころなくこしらえられていて、色以外はとてもリアルに見えました。話しかけてはこなかったけれど、あたりを歩き回っていて、私は興味津々で、親しみのある優しい気持ちで彼らを見守りました。彼らは数分間そこにいたあと消えました。彼らがまた現われたらいいのにとよく考えますが、その願いはかなっていません。

このような作用はどれも、そもそも正常な視覚がいかに巧妙で複雑な偉業であるかを示しているように思える。色と動きと大きさと形と安定性がすべてシームレスにかみ合って統合されている視覚世界を、脳が組み立てているのだ。私は自分自身の片頭痛経験を一種の自発的な（そしてさいわい元にもどせる）自然の実験と考え、神経系を知る手段と見なすようになった。このことも、私が神経科医になると決めた理由の一つだ。

片頭痛発作の最中に視覚系をかき回し、このような幻覚を引き起こしているのは何なのか？　視覚野の細胞に関する詳細（あるいは脳の電気的活動）がほとんどわかっていなかった一〇〇年以上前、ウィリアム・ガウアーズは『癲癇の境界地（*The Border-land of Epilepsy*）』のなかでこの疑問に取り組んだ。

片頭痛の感覚症状が生まれるプロセスには謎が非常に多い。……石が投げ込まれた池のさざ波さながらに、広がっていくような特異な活動がある。しかしその活動はゆっくり着実で、影響を受ける中枢を通過するのに二〇分ほどかかる。活動のさざ波が通過した領域では、組織の分子がかき乱されたような状態になる。

数十年後、電気的興奮の波は要塞スペクトルとほぼ同じスピードで大脳皮質を通過することが明らかになって、ガウアーズの洞察はきわめて正確であるとわかり、生理学的に裏づけられた。一九七一年にホイットマン・リチャーズは、片頭痛で生じる要塞スペクトルのギザギザの形は特有の角度になっていて、視覚野そのものの構造のなかの、同じように一定不変のものを映しているのかもしれないと示唆した――ひょっとすると、ヒューベルとウィーゼルが一九六〇年代初めに実証した、方向を感知するニューロン群かもしれない、と。電気的興奮がゆっくり視覚野を進むとき、これらのニューロンを直接刺激し、その結果、患者はさまざまな角度で輝く光の帯を「見る」可能性がある、とリチャーズは述べていた。しかし、本当に片頭痛前兆である要塞スペクトルの視野横断がそのような電気的興奮の波にともなうものだと実証できたのは、脳磁図が使えるようになった二〇年後のことだった。

一五〇〇年前、天文学者の（自身も片頭痛持ちだった）ヒューバート・エアリーは、片頭痛前兆は活動している脳の「写真のようなもの」を示しているのではないかと思っていた。ガウアーズと同様にエアリーも、本人が思っていた以上に実際に正しかったと言えよう。

メスカルについて書いたハインリヒ・クリューヴァーは、幻覚剤で生じる単純な幾何学的幻覚は片頭痛その他のさまざまな病気で見られるものと同一である、と述べている。彼の受けた印象では、そのような幾何学的図形は、記憶とも、個人的な経験や欲求や想像とも関係がなく、脳の視覚系の構造そのものに組み込まれていたのだ。

しかしギザギザの要塞スペクトラムは決まった型にはまっていて、一次視覚野の方位受容体の観点から理解できる可能性があるのに対し、幾何学図形が目まぐるしく変化して入れ替わる現象には、異なる種類の説明が求められる。動態的な説明が必要であり、無数の神経細胞の活動が、変化し続ける複雑な模様をつくり出す経緯について考えなくてはならない。私たちはそのような幻覚をとおして実際に、生きている神経細胞の大集団に働く力学のようなものを理解し、とくに活動の複雑なパターンが現われるようになるのに自己組織化が果たす役割を確かめることができる。そのような活動は基本的な細胞レベル、つまり個人的経験レベルよりはるかに低いところで作用する。この意味で、幻覚の形は人間にとって生理学的に普遍の経験なのだ。

そのような経験が私たち人間のパターンに対する強迫観念の根源にあり、そのせいで幾何学模様が私たちの装飾美術に入り込んでいるのかもしれない。子どものころ、私は自分の家のなかにある模様に心ひかれた。玄関ポーチの四角い色つきタイル、キッチンの小さい六角形のタイル、自分の部屋のカーテンの杉綾模様、父のスーツのチェック模様。礼拝のためにシナゴーグに連れて行かれたときには、礼拝式よりも床の小さいタイルのモザイクに興味津々だった。そしてわが家の客間に据えられた一対の古い中国製の飾り戸棚が大好きだった。漆塗りの表面には素晴らしく緻密なデザインの浮き彫りが施されていた。さまざまな大きさの模様が模様のなかに入れ子になっていて、全体を巻きひげと葉が取り囲んでいる。このような幾何学的で渦巻きになっているモチーフは、なぜか私にとってなじみ深いものに思えた。何年もあとになってようやく、その理由は自分自身の頭のなかで見ていたものにあって、このような模様には片頭痛による複雑なタイルと渦巻きの内的経験と響きあうものがあるのだと気づいた。

実のところ片頭痛で生じるような模様は、イスラム芸術、古代ギリシャ・ローマや中世のモチーフ、メキシコのサポテカ族の建築物、オーストラリアのアボリジニ芸術の樹皮絵画、アメリカ先住民のアコマ族の陶器、アフリカのスワジ族の籠細工など、ほぼあらゆる文化に何万年も前から見られる。そのような内的経験を外面化して芸術にする欲求は、先史時代の洞窟壁画の平行線模様から一九六〇年代のサイケデリックな渦巻きアートまで、人類史上いつの時代にもあるようだ。私たちの脳組織に組み込まれている心のなかの唐草模様と六角形が、そもそも私たちに形式美を感じさせるのではないだろうか。

神経科学者のあいだには、視覚系ニューロンの大集団の自己組織化活動が視覚の前提条件であり、それこそが見ることの始まりであるという意見が強まりつつある。自発的な自己組織化は生物系に限定されるものではない。雪の結晶の生成、荒れ狂う波のうねりと渦巻き、周期的に振動する化学反応にも見られる。このような場合も自己組織化によって、片頭痛前兆で見られるものとてもよく似た、空間的・時間的な配列とパターンが生み出されている。この意味で、私たちは片頭痛の幾何学的幻覚によって、神経機能の普遍的特性だけでなく自然そのものの普遍的特性を、自分自身のなかで経験できるのだ。

（注1）片頭痛は片側だけに起こることが多い（それが片頭痛という名前の由来だ）。しかし両側に生

じる場合もあり、その痛みにも鈍痛やずきずきする痛みから激痛までの幅がある。このことをJ・C・ピーターズが一八五三年に『頭痛論（*A Treatise on Headache*）』に記述している。

痛みの特徴は非常に多岐にわたる。いちばん多いのは打ちつけるような痛み、ずきずきする痛み、または押しつけられるような痛み……［場合によっては］しつこい鈍痛……破裂しそうな感じ……チクチクする……引き裂かれるような……無理に引き伸ばされるような……刺すような……そして放射状に広がる痛み。くさびが頭に押し込まれるような痛みや、潰瘍のような感じ、あるいは脳が引きちぎられるか外に押し広げられるような痛みの症例もある。

（注2）この女性、イングリッド・Kは「片頭痛の直前に別の妙な経験をすることもあります。……見る人全員に見覚えがあると思うのです。誰だか知らない……けれども、みんな見たことがあるのです」とも証言している。片頭痛の始まりに同様の「とてもよく知っている感覚」について手紙に書いてきた人はほかにもいる。この感覚は、オリン・デヴィンスキーらが記述しているように、癲癇《てんかん》の前兆として生じることもある。

第8章 「聖なる」病

癲癇《てんかん》は全人口の一部とはいえかなりの数の人を悩ませ、あらゆる文化に見られ、有史時代の黎明期から認知されている。ヒポクラテスの時代には聖なる病、神の啓示による障害とされていた。(1) それにもかかわらず、最も多い痙攣《けいれん》性のタイプ(一九世紀まで唯一知られていたタイプ)は、恐怖と敵意と冷酷な差別の的となってきた。いまもなお、かなり悪いイメージがつきまとっている。

癲癇発作——引きつけとも呼ばれる——には、さまざまな形態がありえる。それらに共通するのは、突然始まる(まったく兆候がない場合もあれば、特徴的な前駆症状や前兆がある場合もある)ことと、脳内における突然の異常放電によって起こることだ。全身発作の場合、この放電が脳の左右両半球で同時に起こる。大発作では筋肉が激しく痙攣し、舌を嚙んで、口から泡を吹くこともある。耳障りで異様な「癲癇叫声《きょうせい》」といったものが伴うこともある。大発作を起こしている人は数秒で意識を失い、転倒する(癲癇は「倒れ病」とも呼ばれていた）。このような発作を見るとゾッとするかもしれない。

小発作では、いっときだけの意識喪失が起こる。数秒のあいだ「放心状態」に見えるが、異常なことが起きたと本人やほかの人が気づかないまま、会話やチェスを続ける場合もある。

そのような全身発作が脳の先天的な遺伝的感受性から起こるのに対して、部分発作は脳の一部の、損傷がある領域や敏感な領域から起こる。この領域が癲癇焦点で、生まれつきのものもあれば、けがでできる場合もある。部分発作の症状は、運動発作（特定の筋肉が痙攣する）、自律神経発作（吐き気、胃のなかのものが上がってくる感じなど）、感覚発作（視覚、聴覚、嗅覚などの異常や幻覚）、精神発作（明らかな原因のない突然の喜びや恐怖、既視感や未視感、突発的でたいていは異常な一連の考え）など、焦点の場所によってさまざまだ。部分発作を起こす脳活動は癲癇焦点に限定される場合もあれば、脳のほかの部位に広がる場合もあり、ときには全身痙攣につながることもある。

部分発作や焦点発作が認識されるようになったのは、一九世紀後半になってからのことだ。この時代、あらゆる種類の局所的な脳内欠損（たとえば言語能力を失う失語症や物を認識する能力を失う失認症）が記述され、脳の特定領域の損傷が原因とされた。このように脳の病理学を特定の欠損、つまり「負の」症状と関連づけることが、脳内には特定の機能にとって不可欠なさまざまな中枢があるという理解につながった。

しかし（イギリスの神経学の父と呼ばれることもある）ヒューリングス・ジャクソンは、

神経学的疾患の「正の」症状にも等しく注意を払った。すなわち、発作や幻覚や譫妄《せんもう》のような過剰活動の症状だ。彼は緻密かつ辛抱強い観察者であり、複雑発作における「回想」と「夢幻状態」を初めて認知した。私たちはいまだに、手から始まって腕へと「マーチ」していく運動焦点発作をジャクソン型癲癇と呼ぶ。

ジャクソンは非凡な理論家でもあり、人間の神経系はより高いレベルへと進化していき、それが階層的に組織化されていて、高次の中枢が低次の中枢を抑制していると主張した。そのため彼の考えでは、高次の中枢の損傷によって低次の中枢の活動が「解放される」可能性がある。ジャクソンにとって、癲癇は神経系の組織と機能を知る手がかりだった（私にとっての片頭痛と同じだ）。「多くのさまざまな癲癇の症例を忠実に分析している者は、癲癇の研究よりもはるかに多くのことをしているのだ」とジャクソンは書いている。

癲癇発作を記述し分類する取り組みで、ジャクソンの若い相棒だったのがウィリアム・ガウアーズだ。ジャクソンの書いたものが複雑で入り組んでいて、やたらと条件が多かったのに対して、ガウアーズのそれは単純明快でわかりやすかった（ジャクソンは一度も本を書かなかったが、ガウアーズは一八八一年の『癲癇その他の慢性痙攣性疾患（*Epilepsy and Other Chronic Convulsive Diseases*）』をはじめ、多くの本を著している）[2]。

ガウアーズはとくに癲癇の視覚症状に関心を抱き（彼は以前眼科学についての本を書いていた）、単純な視覚発作を記述するのを好み、一人の患者について次のように書いている。

兆候はつねに青い星で、左目の向かい側にあって、意識がなくなるまでどんどん近づいてくるように見えた。別の患者は、左目の前に物体がぐるぐる渦を巻くのをいつも見ていて、それを光とは表現しなかった。意識を失うまでそれがどんどん近づいてくるようで、近づくにつれて円が大きくなると説明している。

ジェン・Wははきはき話す若い女性で、数年前に私の診察を受けに来た。彼女の話によると、四歳のときに「色のついた光の球が右側で回転しているのがとてもはっきり」見えたという。色つきの球は二〜三秒回転して、そのあと灰色っぽい雲が右に現われ、二〜三分間そちら側の視界がぼやけた。

彼女はその後も一年に四〜五回、つねに同じ場所に回転する球の幻像を見たが、これは正常であって、誰もが見ているのだと思い込んでいた。六歳か七歳のとき、発作は新たな段階に入った。色つきの球を見たあと頭の片側が痛くなり、たいがい光と音に対する過敏症がともなった。彼女は神経科医に連れて行かれたが、脳波検査とCATスキャンで何も明らかにならず、片頭痛と診断された。

ジェンが一三歳くらいのころ、発作が長く、頻繁に、複雑になった。そのような恐ろしい発作で、数分にわたって完全に目が見えなくなり、人が何を言っているのか理解できなくなることもあった。話をしようとすると、わけのわからないことしか口に出せない。この時点で、彼女は「複雑型片頭痛」と診断された。

一五歳のとき、ジェンは大発作を起こした。痙攣を起こし、意識を失って床に倒れたのだ。何度も脳波検査とMRIを受けて、すべて正常とされたが、ついに癲癇専門医による詳細な検査によって、左後頭葉にまぎれもない癲癇焦点が見つかり、同じ部位に異常な皮質構造があることもわかった。彼女は抗癲癇薬を投与され、そのおかげでそれ以上痙攣を起こすことはなかったが、純粋な視覚発作にはほとんど効き目がなく、発作の頻度は増えていき、一日に何度も起こることもあった。彼女が言うには、「まぶしい日光や、ちらちらする影で、あるいは蛍光灯に照らし出された、色鮮やかで動きのある光景」で誘発される可能性があった。光に対するこの極端な過敏症のせいで、彼女は非常に制限の多い生活を強いられ、事実上、日常的な活動は夜間と夕暮れ時か明け方に限ることにしていた。

視覚発作が薬に反応しなかったため、ジェンは外科的アプローチを勧められ、二〇歳のときに左後頭葉の異常な部位を切除した。手術の前、後頭側頭皮質が電気刺激によってマッピングされているあいだ、彼女は「ティンカーベル」と「漫画のキャラクター」を見た。彼女が複雑な幻覚を見たのはこのときだけである。通常、彼女の視覚発作は単純なタイプのもので、回転する球が右側に現われるか、ときにその領域に「キラキラ」が降り注ぐくらいだった。

手術は効果てきめんだった。彼女は部屋にこもる必要がなくなったことに感動し、体操のコーチに復帰した。ストレス、食事を抜くこと、睡眠不足、ちらつく光や蛍光灯にはやはり敏感だったが、抗癲癇薬を少し服めば、視覚発作の大部分を抑えられることがわかった。手術のせいで視野の右下四分の一が見えなくなり、この暗点があっても歩き回るのに支障はなく、どこに何があるのかもよくわかるが、車の運転は避けている。手術の二〜三年後、前ほど深刻ではないが、症状が再発した。彼女が言うには「癲癇は私の人生の大きな難題ですが、私はそれをなんとかする戦略を編み出したのです」。神経系の障害が自分の人生に複雑にからんでいるからこそ、彼女は現在、医用生体工学の博士号取得に（神経科学に重点を置いて）取り組んでいる。

癲癇焦点が頭頂葉や側頭葉の高次の感覚皮質にある場合、癲癇の幻覚ははるかに複雑になる可能性がある。二八歳の有能な医師であるヴァレリー・Lは、幼いころからいわゆる「片頭痛」――青い点々がきらめいたあとに起こる片側の頭痛――があった。しかし一五歳のとき、それまでなかった新しい経験をした。彼女いわく、「前の日に一六キロのレースを走って……翌日、とても妙な感じを覚えたのです。……一晩十分に眠ったあと、ふだんの私にはないことですが、六時間も昼寝をして、それから家族と一緒に礼拝所に行きました。長い礼拝で、長時間立っていました」。彼女はものの周囲に光の輪が見え始めたので、姉に「なんだか様子がおかしい」と言った。そのあと彼女が見ていた水入りのグラスが突然「増殖」して、目を向けるところすべてに水の入ったグラスが見えて、無数のグラスが壁と天井を覆った。それがおそらく五秒間続いた。「人生でいちばん長い五秒だった」そうだ。

そして彼女は意識を失った。気づくと救急車のなかで、ドライバーが「発作を起こした一五歳の女の子です」と言うのが聞こえ、その女の子は自分だと気づいてびっくりした。

一六歳のとき、二度めの同じような発作を起こし、初めて抗癲癇薬を投与された。

三度めの大発作は一年後だった。空中にぼんやりした黒い図形（「ロールシャッハ検査のインクのしみのような」）が見えて、そのまま見ていると、それが顔に形を変えた。母親の顔や親戚の顔だ。顔は動かず、のっぺりと平面的で、「ネガのように」明るい肌色の顔が暗く見え、暗い色の顔は明るく見える。「炎に包まれているかのように」縁が揺らめいて、三〇秒後に彼女は痙攣して気を失った。このあと医師は彼女の抗癲癇薬を変え、それ以降、大発作は起こっていないが、視覚前兆や視覚発作は相変わらずで、平均すると月に二回だが、ストレスがたまったり睡眠不足だったりすると回数が増える。

大学在学中のあるとき、体がだるくて調子がよくなかったので、ヴァレリーは晩に実家に帰った。彼女がベッドに横になり、すわっている母親と話をしていると、突然、その日の昼間に受け取った電子メールが、寝室のいたるところにベタベタ貼られているのが「見えた」。一通のメールが増殖し、その像の一つが母親の顔の上に重なったが、顔は透けて見える。メールの幻像は、一語一語が読めるくらいはっきりしていて正確だった。目を向ける先々に寝の部屋のものが現われた。増殖するのは、見えたものにせよ記憶にあるものにせよ、特定のものであって、シーン全体ではなかった。彼女の視覚に増殖と反復が起きるのは、いまではたいてい知っている顔であり、壁や天井などの利用できる表面に「投影される」。このような視覚の空間的拡散（多視《ポリオピア》）と時間的拡散（反復視《パリノプシア》）は、マクドナルド・クリッチュリーによって鮮明に描写されている。初めて反復視という言葉を使ったのがクリッチュリーだ（もともとはパリオプシアと呼んでいた）。

ヴァレリーは発作に関連して、知覚の変化も経験する可能性がある。実際、自分自身の鏡に映った姿――とくに目――が変に見えることが、発作の最初の暗示になる場合もある。彼女は「これは私ではない」とか「これは近い親戚だ」と感じるようだ。眠ることができれば発作を防げる。しかしよく眠れなかった場合、次の朝にはほかの人の顔もちがって見える。見わけがつかないほどではないにしても、「奇妙」で、ゆがんでいて、とくに目の周囲がそうなる。発作と発作のあいだには、正反対の感覚を抱くことがある。誰のこともよく知っているように思える異常な親近感だ。頭では「これは錯覚にすぎないの。この人に会ったことがある可能性はなさそうだもの」と自分に言い聞かせることはできても、あまりに強力な感覚なので、たまらず知らない人にあいさつしてしまう。

癲癇前兆があっても、ヴァレリーは充実した豊かな生活を送っていて、きつい仕事をこなしている。彼女を安心させる要因は三つある。一〇年前から全身発作を起こしていないこと、何であれ彼女の発作を誘発しているものは進行性ではないこと（彼女は一二歳のときに頭に軽いけがをしていて、そのけがで側頭葉に小さい傷ができているのだろう）、そして薬によって適切にコントロールできることだ。

ジェンとヴァレリーは二人とも、当初「片頭痛」と誤診されている。このような癲癇と片頭痛の混同は珍しくない。ガウアーズは一九〇七年の著書『癲癇の境界地』で二つを区別しようと苦心していて、彼の明快な記述によって、二つの病気の類似点だけでなく差異もある程度浮き彫りになっている。片頭痛も癲癇も発作性であり、突然発症し、通例の経過をたどり、そして消える。どちらにも症状のゆっくりした動き、つまり「マーチ」と、その原因となる電気的な乱れが見られる。かかる時間は片頭痛では一五～二〇分、癲癇ではたいていほんの数秒だ。片頭痛持ちの人が閃光や幾何学図形にとどまらない複雑幻覚を起こすのはまれであるのに対し、癲癇は一般に脳のもっと高次の領域を侵すので、非常に複雑で多感覚の「回想」や夢のような空想が起こる可能性がある。ガウアーズの患者が見た「廃墟となったロンドン、その荒れ果てた光景の目撃者は彼女自身だけだった」というのもその一例だ。

大学で心理学を専攻するローラ・Mは、当初「妙な発作」を無視したが、ついに癲癇専門医に相談したところ、医師は彼女が「経験しているのは型どおりの既視感の発現、夢の視覚的・感情的フラッシュバックであり、たいていは過去一〇年に見た五種類の夢の一つ」だとわかった。そういうことが一日に数回起こることもあって、疲れやマリファナで悪化した。抗癲癇薬を服用し始めると、発作は軽くなって頻度も減ったが、我慢できない副作用を経験するようになった。とくに過剰な刺激を感じたあと、その日遅くに「虚無感」を覚えるのだ。彼女は投薬治療をやめ、マリファナの使用を減らし、いまでは発作が月に五～六回くらいの耐えられるレベルになっている。ほんの二～三秒しか続かず、内面の感覚は圧倒的で彼女は少し「ボーッとする」が、他人はおかしなところに気づかないだろう。この発作のあいだに彼女が感じる唯一の身体的症状として、眼球を裏返したい衝動を覚えるが、他人が周囲にいるときは我慢する。

私と会ったときローラは、自分が見た夢はいつも鮮明で色彩豊かで、簡単に思い出せると言い、その大半が複雑な風景をともなう「地理的」なものだと表現した。発作で経験する幻覚やフラッシュバックはすべて、その夢の風景がもとになっている気がすると言っていた。

そのような夢の風景の一つが、一〇代のころに住んでいたシカゴだ。発作の大半は彼女をこの夢のシカゴに運んで行った。彼女にその地図を描いてもらったことがあるが、そこには実際の目印となる建物などが入ってはいても、地形が妙に変形している。彼女の大学がある別の都市の丘を中心とする夢の風景もある。「数秒のあいだ、私は前に見た夢を回想してその夢の世界にもどり、別の時間と場所にいるんです。その場所は『よく知っている』のに、実際には存在しません」。

しばしば発作中に再体験されるもう一つの夢の風景は、彼女がしばらく住んでいたイタリアの丘の町が変形したものだ。別の恐ろしい風景もある。「私は妹と一緒にどこかのビーチにいるんです。私たちは爆撃されています。そして私は妹を失いました。……人々が殺されています」。彼女が言うには、夢の風景がごっちゃになって、丘がなぜかビーチに変わることもある。つねに強い感情的要素——たいていは恐怖か興奮——がともない、実際の発作のあと一五分ほど、その感情の影響を脱することができない場合もある。

ローラはこのような奇妙な出来事について、大きな不安を抱えている。地図の一枚に彼女はこう書いている。「何もかもが本当に怖い。なんとかして助けてください。お願い！」。彼女はこの発作から逃れられるなら一〇〇万ドルを払うと言っている。しかし発作は扉であり、自分にはどうすることもできないが、その扉が別のかたちの意識、別の時間と場所、別の世界に通じているのだとも感じている。

ガウアーズは一八八一年の『癲癇その他の慢性痙攣性疾患』のなかで、単純な感覚発作の例を数多く挙げ、発作の聴覚前兆も視覚前兆と同じくらいよくあると述べている。彼の患者には、「太鼓の音」、「シューシュー音」、「耳鳴り」、「カサカサ音」が聞こえて、ときには音楽のようなもっと複雑な幻聴があると話す人もいた（音楽は発作中の幻覚にもなりえるが、本物の音楽が発作の引き金になることもある。私はそのような音楽誘発性癲癇の例をいくつか『音楽嗜好症《ミュージコフィリア》』で取り上げた(3)）。

複雑部分発作では噛んだり唇を鳴らしたりする運動が生じる可能性もあり、それに味の幻覚がともなうこともある(4)。デイヴィッド・ダリーが一九五八年の解説論文で説明しているように、単独の前兆としてであれ、複雑発作の一部としてであれ、幻嗅はさまざまなかたちで起こりえる。たとえ患者が発作のたびに同じにおいを感じるとしても、このような幻嗅の多くは特定できない、あるいは（「快い」か「不快」という以外は）説明できないようだ。ダリーの患者の一人は、幻嗅のにおいは「揚げた肉のにおいのようだ」と話した。別の患者は

「香水店の前を通り過ぎるみたい」だと言った。ある女性は桃のにおいをとても鮮明に、とてもリアルに感じたので、部屋のなかに桃があるにちがいないと確信したほどだった。(5) 別の患者は「子どもだったころの母のキッチンのにおいを彷彿させるような」幻嗅をともなう「回想」を経験した。

一九五六年、海軍医のロバート・エフロンが、彼の患者で中年のプロ歌手、セルマ・Bについて非常に詳しく記述している。セルマは発作中に幻臭を嗅ぎ、さらにヒューリングス・ジャクソンが二重意識と呼ぶものについても印象的に語っている。

突然さらわれたと感じても、どこも何ともないことがあります。同時に二つの場所にいるのに、どこにもいないように感じるようです――遠く離れている感じです。読むこと、書くこと、話すことができますし、自分の歌を歌うことだってできます。何が起きているのかきちんとわかっているのですが、なぜか自分が自分の体のなかにいないように思えるのです。……この感じが起きると、痙攣が来るだろうとわかります。起こさないようにしようと努力します。でも私が何をしようと必ず来ます。鉄道の時刻表のように、すべてが進行するのです。発作のこの段階で、私はとても積極的な気持ちになります。自宅にいればベッドを直し、拭いたり掃いたり、皿を洗ったりします。妹が言うには、私は何もかもを猛烈なスピードでやるそうです。忙しくバタバタと走り回るのです。でも、私にはすべてがスローモーションのように思えます。時間がすごく気になって、しょっちゅう腕時計を見て、数分ごとに誰かに時間を訊きます。だから、発作のこの段階がどれくらい続くかを正確に知っています。わずか一〇分のときもありましたが、ほとんど一日続く場合もあって、そのときは本当に地獄です。ふつうは二〇分から三〇分くらい続きます。この時間ずっと、私は自分が遠くにいる感じがしています。部屋の外にいて鍵穴からなかをのぞいているような感じ、世界を見下ろしているけれども、そこには属していない神になったような感じです。

セルマによると、発作の中間点くらいで、においの予感に関する「おかしな考え」が頭に浮かぶという。

いまにも何かがにおう予感がするのですが、におやいません。……最初に起こったとき、私は田舎にいて、変な感じがしていました。野原で忘れな草を摘んでいました。この花にはにおいがないと知っていたのに、ずっとかいでいたことをよく覚えています。三〇分ほど、花をかぎ続けていました。すぐににおいがし始めると確信していたからです。……でもそのとき、忘れな草に香りはないと十分承知していました。……わかっていると同時にわかっていないのです。

癲癇前兆のこの第二段階でもますます「遠く離れる」感じが続いて、最終的には痙攣が近いことを知る。そして痙攣中にけがをしないように、家具から離れて床に横になる。そのあと、

これ以上はありえないほど遠く離れたような気がすると、突然、爆発か衝突のようににおいを感じます。準備期間はありません。いきなり現われます。においが突入してくると同時に、私は現実世界にもどって、もう遠く離れている感じはしません。そのにおいは甘ったるくて鼻を突くにおいで、すごく安い香水みたいです。……すべてがとても静かに思えます。耳が聞こえているかどうかわかりません。一人きりでにおいを感じているだけです。

においは二〜三秒続いてから消えるが、静寂は五秒から一〇秒続いて、そのあと右側から自分の名前を呼ぶ声が聞こえる。

夢のなかで声が聞こえるのとはちがいます。本当の声なんです。聞こえるたびに、その声を好きになります。男の声でも女の声でもありません。聞き覚えもありません。一つだけわかっていることがあって、その声のほうを向くと痙攣が起きるのです。

彼女は声のほうを向かないように懸命に努力するが、あらがうことはできない。最終的に彼女は意識を失い、痙攣を起こす。

ガウアーズには「お気に入り」の発作があって、著作のなかで何度も言及している。その患者にはセルマ・Bと同様、さまざまな種類の幻覚が起こる癲癇前兆があって、型にはまった一連の症状が「マーチ」のように展開する。このことからガウアーズは、癲癇の興奮が脳を転々として、まずここを刺激し、次にあそこを刺激し、そうするうちに付随する幻覚を誘発していく様子を知ることができた。彼は一八八一年の著書『癲癇その他の〜』で、この患者について初めて記述している。

患者は二六歳の知的な男性で、発作はいつも同じように始まった。まず、「左側の肋骨の下に」「引きつる痛みのような」感覚があり、この感覚が続きながら、塊《かたまり》のようなものが胸の左側を「ズン、ズン」と上がっていき、胸の上のほうに到達すると、それが「ノックする音」になって、感じるだけでなく聞こえるようになる。その感覚は左耳まで上がり、そのあと「蒸気機関車のシューシューいう音」のようになって、「頭を殴りつけられる」ような気がする。するといつも突然、目の前に茶色い織物のドレスを着た老婦人が見えて、彼にトンキン豆の香りがするものを差し出す。そのあと老婦人は消えて、二つの大きい明かりが目の前に現われる。丸い明かりが並んでいて、ガクンガクンと動いて近寄っていく。明かりが現われるとシューシュー音はやみ、のどが詰まるような感じを覚えて、痙攣とともに意識を失う。この説明からすると、これはまちがいなく癲癇である。

大部分の患者にとって、焦点発作はつねに同じ症状がまったくと言っていいほど変化せずに繰り返されるが、前兆の豊富なレパートリーを持つ人もいる。小説家のエイミ・タンはライム病が原因と思われる癲癇をわずらっていて、自分の幻覚について私に話してくれた。「幻覚が発作だと気づいたとき、これは面白い脳の奇癖だと思いました。だから、繰り返し起こる幻覚の詳細を心に留めようとしたんです」。そして作家である彼女は、繰り返す幻覚すべてに名前をつけた。いちばん頻繁に起こるものを彼女は「ライトがついた回転するオドメーター」と呼ぶ。そしてこう説明している。

夜に車のダッシュボードに見えるようなもので……ただし数字が回転するスピードがどんどん上がっていきます。自分が払わなくてはいけないガソリン代が表示される給油ポンプみたいな感じです。二〇秒くらいすると数字が崩れ始めて、オドメーターそのものもバラバラになって、しだいに消えていきます。たびたび起こるので……崩れていくときの数字を読めるか、オドメーターのスピードをコントロールできるか、幻覚をもっと長続きさせられるか、ゲームのように挑戦してみました。できませんでしたけど。

ほかに動く幻覚はなかった。彼女は一時期よくこんなものを見た。

シーンの前景に白いヴィクトリア朝風のロングドレスを着た女性の姿があって、背景にほかの人たちがいます。色あせたヴィクトリア朝時代の写真か、公園の人々を描いたルノワールの絵を白黒にしたもののように見えました。……人々は私のことを見ていないし、動いてもいません。……生のシーンや本当の人間だとまちがうことはありませんでした。その幻像は私の生活にとって何の意味もありません。その光景に関連した感情の高まりはいっさい感じませんでした。

彼女はときどき不快なにおいの幻覚や身体感覚を覚える。「たとえば、地面が足元で揺れます」と彼女は言い、「地震が起きているかどうかほかの人に確かめなくてはなりません」とつけ加えた。

既視感はしょっちゅう経験するが、たまに起こる未視感のほうが、はるかにやっかいだと思っている。

初めてそれが起きたとき、何百回も前を通ったことがあるビルを見ていて、その色や形などに目を留めたことがなかったと考えたのを覚えています。そのあと周囲のあらゆるものに目を向けると、どれも知らないものに見えました。方向感覚を失ってしまい、それ以上一歩も動けませんでした。同じように、自宅を見わけられないのに、自分が自宅にいることはわかっていることもあります。辛抱して、二〇秒か三〇秒後に過ぎ去るのを待てるようになりました。

発作がいちばんよく起こるのは、目覚めようとしているときか、まどろんでいるときだとエイミは言っている。ときおり「ハリウッドのエイリアン」が天井からぶら下がっているのを見る。「誰かが映画のセットのために異星の生物をつくろうとした不器用な作品で……ダース・ベイダーのようなヘルメットの頭をしたクモのように」見える。

幻像は個人的な関連性がなく、その日の出来事とも無関係で、特別な連想も感情的な意味もないことを、彼女は強調している。「考えるべきこととして心に残ることはありません。目の前で勝手に映写されるでたらめな映像のようで、何の意味もない夢の残骸みたいです」。

人当たりがよく社交的なスティーヴン・Lが初めて診察を受けに来たのは、二〇〇七年の夏だった。彼は自分で「神経病歴」と呼んでいるもの――行間をあけずにタイプされた一七ページもの――を持参し、自分は「書字狂気味」なのだと言い添えた。彼が言うには、問題が始まったのは三〇年前の事故のあとだった。その事故で、彼の車は側面から別の車にぶつけられ、彼は頭をフロントガラスにたたきつけられた。激しい脳震盪《のうしんとう》を起こしたが、数日後には完全に回復したように思われた。ところが二カ月後、短い既視感の発作が起きるようになった。突然、いま経験していること、やっていること、考えていること、感じていることを、前にすでに経験した、やった、考えた、感じたことがあるように思えたのだ。当初、彼はこの覚えがあるという一瞬の確信に興味を抱き、心地よい（「顔をかすめるそよ風のよう」）と思ったが、こうしたことが数週間のうちに一日に三〇回、四〇回も起こるようになった。あるとき、覚えがあるという感覚は錯覚だと証明するために、洗面所の鏡の前で足を踏み鳴らし、片脚を空中高く挙げて、スコットランド高地のダンスのようなことをした。自分がそんなことを前にやったことがないことは頭ではわかっていたが、何度もやったことを繰り返しているかのように感じられた。

彼の発作は頻度が増えただけでなく複雑さも増した。既視感は序の口で、そのあとほかの経験の（彼が言う）「カスケード」が、いったん始まるといやおうなく進行するようになった。既視感のあと、胸に鋭く冷たい痛みか焼けるような痛みを感じ、そのあと聴覚が変化するので、音が大きく鳴り響くようになり、辺り一帯に反響しているように思える。隣の部屋で歌われているかのようにはっきりと歌が聞こえることもあり、聞こえるのはいつも特定の場面で歌われたときの歌で、たとえば、前の年に大学で行なわれたコンサートで聞いたとおりのニール・ヤングの歌（「アフター・ザ・ゴールドラッシュ」）だ。そのあと、「月並みな刺激臭」と「においに合う」味を経験する。

あるときスティーヴンは、またもや前兆のカスケードを感じている夢を見て、目が覚めるとまさにその真っただ中にいた。しかしそのあと、いつものカスケードに奇妙な体外離脱体験が加わり、ベッドに寝ている自分の体を開いた高窓から見下ろしているような感じがした。この体外離脱体験は現実のように思えて、とても恐ろしかった。恐ろしいと思った理由の一つは、発作にかかわっている脳の範囲が広がっていて、事態が手に負えなくなりつつある気がしたことだった。

それにもかかわらず、彼はこのような発作を自分の胸にしまっておいたが、一九七六年のクリスマスにとうとう大発作の痙攣を起こした。彼はそのとき女の子と寝ていて、あとで彼女から話を聞いたのだ。神経科医の診察を受けたところ、おそらく自動車事故で負った右側頭葉のけがのせいで、側頭葉癲癇を起こしているのだと告げられた。そして抗癲癇薬を——まず一つの薬、次にほかの薬という具合に——投与されたが、相変わらず側頭葉発作がほぼ毎日、大発作が月に二回以上起こった。スティーヴンは一三年にわたってさまざまな抗癲癇薬を試したあと、ついに、考えられる手術の評価と検討を別の神経科医に相談した。

一九九〇年、スティーヴンは右側頭葉の癲癇焦点を取り除く手術を受け、術後はとても具合がよくなったので、薬をやめることにした。ところが不運にも、彼はまたもや自動車事故に遭い、そのあと発作が再発した。この発作は投薬治療をしてもおさまらず、彼は一九九七年にさらに広範な脳の手術を受けなくてはならなかった。それでも引き続き抗癲癇薬が必要で、さまざまな発作の症状が起きている。

スティーヴンは、発作が始まって以降人格に「変容」があって、「精神性、創造性、芸術性が増した」と感じている。具体的には、(彼の言う)脳の「右側」が刺激されていて、自分を支配するようになっているのではないかと思っている。とくに、彼にとって音楽の重要性がしだいに大きくなりつつある。大学時代にハーモニカをやっていたが、五〇代のいま、「取りつかれたように」何時間も吹いている。何時間も続けてものを書いたり絵を描いたりすることも多い。自分の性格が「全か無か」になったと感じている。異常にのめり込むか、完全にボーッとしているか、どちらかなのだろう。いきなり激怒する傾向も示している。たとえば、一台の車に行く手をさえぎられて、彼は違反者に物理的な攻撃を加えた。車に缶を投げつけたうえに、彼をなぐったのだ（振り返ってみると、これは発作を起こした脳がさせたことだろうかと、スティーヴンは考えている）。いろいろと問題はあっても、スティーヴン・Lは医学研究の仕事を続けられていて、相変わらず愛想がよく思いやりがある、創造性に富んだ人物である。

ガウアーズやその時代の人たちが複雑発作や焦点発作を抱える患者にできることは、せいぜいブロム剤のような鎮静剤を与えることとくらいだった。多くの癲癇患者、とくに側頭葉癲癇患者は、一九三〇年代に初の抗癲癇薬が導入されるまで、「医学的に治療が難しい」と考えられていた。しかも抗癲癇薬が導入されても、とりわけ重症の患者を助けることはできなかった。しかし一九三〇年代には、モントリオールで働くアメリカ生まれの優秀な若き脳神経外科医ワイルダー・ペンフィールドと、同僚のハーバート・ジャスパーによって、もっと根本的な外科的手法が始められた。大脳皮質の癲癇焦点を取り除くために、ペンフィールドとジャスパーはまず、患者の側頭葉をマッピングすることによって焦点を見つける必要があり、そのためには患者が完全に意識がある状態でなくてはならなかった（開頭するときは局所麻酔が使われるが、脳そのものは接触や痛みを感じない）。二〇年にわたって、「モントリオール術」が五〇〇人以上の側頭葉癲癇患者に施された。この人たちには多種多様な発作症状があったが、そのうち四〇人ほどは、ペンフィールドが「経験性発作」と名づけたものを起こしていた。その発作ではどうやら、固定した鮮明な過去の記憶が突然、幻覚となって無理やり頭のなかに乱入してきて、二重意識を引き起こすようだ。患者はモントリオールの手術室にいると同時に、たとえば森のなかで馬に乗っていると感じるわけである。ペンフィールドは患者一人一人について、電極を使ってむき出しの側頭葉の表面を体系的に詳しく調べることによって、刺激すると突然自動的に記憶がよみがえる——つまり経験性発作が起こる——特定の皮質ポイントを見つけることに成功した[6]。このポイントを切除することで、記憶そのものに影響を与えることなく、さらなる発作を防ぐことができたのだ。

　ペンフィールドは経験性発作の例を数多く記述している。

> 手術で引き起こされる経験反応が、患者の過去における一定時間の意識の流れを構成するものの無作為な再現であることは、一般にきわめて明白である。……それは音楽を聴いていた時間であるかもしれず、ダンスホールの扉を見ていた時間であるか、あるいは漫画から強盗の行動を想像している時間かもしれず、……生まれるとき分娩室に寝てい

た時間か、威嚇する男におびえている時間か、服に雪がついている人たちが部屋に入ってくるのを見ている時間か……インディアナ州サウスベンド市のジェイコブ通りとワシントン通りの角に立っている時間だったかもしれない。

実際の記憶や経験が再活性化される、というペンフィールドの考えには当時から異論があった。記憶というのは、プルーストの言う記憶という貯蔵庫にしまわれた瓶詰とはちがって、固定も凍結もされていなくて、回想されるたびに変形され、分解され、再構築され、再分類されることが、現在では知られている。(7)とはいえ、いつまでも鮮明で、きわめて詳細で、生涯を通じてあまり変わらない記憶も確かにある。とくにトラウマとなる記憶や、強い思い入れと感情的な意味のある記憶はそうだ。それでもペンフィールドは、癲癇のフラッシュバックにそのような特別な性質はないようであることを強調しようと苦心した。(8)「たとえその可能性が強く認識されているとしても、興奮や癲癇放電のあいだに想起されるささいな出来事や歌に、患者にとっての感情的な意味がありえると推測するのは非常に難しいだろう」と書いている。フラッシュバックは、偶然に発作焦点とかかわりを持った「ランダムな」経験の断片で構成されていると、ペンフィールドには思われた。

興味深いことに、ペンフィールドはそのようなさまざまな経験幻覚を記述したが、私たちが現在「恍惚」発作と呼んでいるもの、ドストエフスキーが描写したような恍惚や超越した喜びの感覚を引き起こす発作については言及しなかった。ドストエフスキーの発作は子どものころに始まったが、頻繁に起こるようになったのは四〇代、シベリア流刑からもどったあとのことだ。ときどき大発作が起こると、彼は「恐ろしい叫び声、人間らしさがみじんもない叫び」を発し、そのあと気を失って倒れる（と彼の妻は書いている）。発作の前にはたいてい、霊的な前兆や恍惚とする前兆があった――が、前兆だけでそのあと痙攣も意識喪失もないことがあった。初めて起きたのはある年のイースター前夜で、そのことを彼の友人のソーニャ・コワレフスカヤが『自伝と回想』に書いている（フランス人神経学者のテオフィル・アラジュアニヌがこれを、ドストエフスキーの癲癇に関する論文のなかで引用している）。ドストエフスキーが二人の友人と宗教について話していると、真夜中を知らせる鐘が鳴り始めた。突然彼は叫んだ。「神は存在する、神は存在するのだ！」。彼はのちにこの経験について詳細に綴っている。

あたりの空気がものすごい音で満たされ、私は動こうとしたが、天国が地上に降りてきて、私をのみ込むのを感じた。私は本当に神に触れた。神がこの私に顕《あら》われたのだ。「そうだ、神は存在する」と叫んだが、ほかのことは何も覚えていない。私たち癲癇持ちが発作の前数秒間に感じる幸福を、あなたがた健康な人々は誰も想像できまい。……この至福が続くのは数秒なのか、数時間なのか、あるいは数カ月なのか、私にはわからないが、正直な話、人生がもたらすであろう喜びをすべて差し出されても、この至福と交換するつもりはない。

何度も起こったほかのケースについても彼は同様の描写をしているうえ、小説の登場人物にも自分と似たような発作を起こさせ、症状がそっくりの場合もある。その一例が『白痴』のムイシュキン公爵だ。

稲妻の一閃ほどの長さしかないそうした幾度かの瞬間には、生命の感覚も自己意識もほとんど十倍に強まった。頭も心も異様な光に照らしだされ、まるであらゆる心配事、あらゆる疑念、あらゆる不安が一挙に癒され、解決されて、明るく調和的な喜びと期待に満ち、知恵と根本原因の認識に満ちた、なにか至高の安らぎにつつまれるような気がするのであった。（望月哲男訳、河出文庫）

恍惚発作の描写は『悪霊』、『カラマーゾフの兄弟』、『虐げられた人々』にもあるが、『二重人格』には、ほぼ同時期にヒューリングス・ジャクソンが偉大な神経学論文に記述しているのとほとんど同じ「強制思考」や「夢幻状態」の描写がある。

ドストエフスキーにとって究極の真実の啓示であり、神を直接かつ正しく知ることだと思われた恍惚前兆に加えて、人生後半の創造力が最も高まった時期には、彼の人格が明らかに少しずつ変わっていった。アラジュアニヌによると、この変化はドストエフスキーの初期の写実的な作品と、彼が後年に書いた偉大な神秘主義的な小説を比較すると明らかである。アラジュアニヌいわく、「癲癇はドストエフスキーという人物のなかに『二重の人間』……合理主義者と神秘主義者をつくりだした。状況によって一方が他方を押さえ……［そして］だんだん神秘主義者が優位に立つようになったようだ」。

アメリカ人神経学者のノーマン・ゲシュウィンドは、発作と発作のあいだにも進行していたように思われるドストエフスキーのこの変化にとくに興味を抱き、一九七〇年代から八〇年代にかけて、それをテーマに数々の論文を書いた。彼はドストエフスキーが道徳規範と適切な行為に強迫的に執着するようになっていったこと、「つまらない口論に巻き込まれる」傾向が強くなったこと、ユーモアを解する心が欠如していること、セックスに対して比較的無関心なこと、気高く真面目であるにもかかわらず「ちょっとした挑発にもすぐに腹を立てる」ことを指摘した。ゲシュウィンドはこれらをひっくるめて「発作間人格症候群」と言っている（現在「ゲシュウィンド症候群」と呼ばれている）。患者はしばしば宗教への強いこだわりを示す（ゲシュウィンドはこれを「異常に強い宗教心」としている）。患者はスティーヴン・Lと同じように、何かを書かずにはいられない衝動や、芸術や音楽への異常に強い情熱を生じる場合もある。

発作間人格症候群は側頭葉癲癇のある人に共通ではないし、防げないわけでもないようだが、この症候群を発症するしないにかかわらず、恍惚発作を起こす人たちが深く心を動かされ、そのような発作が起こるのを積極的に求める可能性があることはまちがいない。二〇〇三年、ノルウェーのハンセン・アスハイムとエイレルト・ブロトコルブが一一人の恍惚発作患者の研究を発表した。そのうち八人がまた発作を経験したいと願い、そのうち五人が発作を誘発する方法を見つけた。恍惚発作はほかのどんな種類の発作よりも、より深い真実のひらめきや啓示として感じられるのだろう。

ゲシュウィンドの教え子だったオリン・デヴィンスキーは、自身も側頭葉癲癇とそれにともなって生じうるさまざまな神経精神病的経験——発作間の人格変化だけでなく、発作中の自己像幻視、体外離脱体験、既視感と未視感、過度の熟知感、恍惚状態——に関する研究のパイオニアだった。彼は同僚とともに、患者が宗教的な恍惚発作を起こしているあいだ、臨床監視とビデオ脳波モニタリングを行なうことができたので、彼らの「神の顕現」が（ほぼきまって右側にある）側頭葉癲癇焦点の発作活動と、ぴったり同時に発生していることを観察できた[9]。

そのような啓示はさまざまなかたちを取りえる。頭を負傷したあと、短期間の既視感と表現できない妙なにおいを感じるようになった女性のことを、デヴィンスキーが話してくれた。そのような一連の複雑部分発作のあと、彼女は歓喜に満ちた状態になり、そこで天使の姿と声をした神から、議員に立候補するよう命じられた。それまで宗教にも政治にも関心がなかったが、彼女はすぐに神の言葉にしたがって行動している[10]。

非常にまれではあるが、恍惚幻覚が危険につながるおそれもある。デヴィンスキーと同僚のジョージ・ライの記述によると、患者の一人は発作にともなう幻覚で「キリストを見て、自分の妻を殺してから自殺するように命じる声を聞いた。彼は幻覚の言葉どおりに行動し」、妻を殺したあと自分を刺した。この患者は右側頭葉の癲癇焦点を切除されたあと、発作を起こさなくなった。

このような癲癇の幻覚は、癲癇患者に精神病の病歴がなくても、精神病の命令幻覚とかなりの類似性がある。強い（そして疑い深い）人間でないと、そのような幻覚に抵抗し、信頼や服従を拒むことはできない。とくに、その幻覚が天啓や啓示の性質を帯びていて、特別な――そしておそらく高貴な――運命を示しているように思える場合はなおさらだ。

ウィリアム・ジェイムズが述べているように、たった一人の人間の強烈で情熱的な宗教的信念が、大勢の人々を揺さぶることもある。ジャンヌ・ダルクの人生はその好例だろう。正式な教育も受けていない農家の娘が、どうしてあのような使命感を覚え、イギリス軍をフランスから追い出す試みに何千という人々を協力させることができたのか、人々は六〇〇年近くのあいだ首をひねっていた。神（または悪魔）による啓示という初期の仮説は、精神病という診断と神経障害という診断が張り合う医学的仮説に移行した。彼女の裁判（および二五年後の「名誉回復」）の記録や同時代の人々の回想から、多くの証拠が得られる。どれも決定的ではないが、ジャンヌ・ダルクが恍惚前兆をともなう側頭葉癲癇をわずらっていたかもしれないことが、少なくとも示唆されているのは確かだ。

ジャンヌは一三歳のときから幻視と幻聴を経験していた。それは散発的に発現し、せいぜい数秒か数分しか続かなかった。彼女は最初のときこそひどくおびえたが、のちに自分の幻覚から大きな喜びと明確な使命感を覚えた。症状が現われるとき、前兆として教会の鐘の音が聞こえることがあった。ジャンヌは最初の「降臨」をこう語っている。

私の助けと手引きを求める神からの声を聞いたのは一三歳のときでした。初めてこの声を聞いたとき、私は恐怖を覚えました。夏の真昼、父の庭でのことです。……この声は教会がある右のほうから聞こえました。聞こえるときは必ずと言っていいほど光も見えます。この光は声と同じ側から来ます。だいたい大きな光です。……三度めに聞いたとき、それが天使の声だとわかりました。この声はつねに私をしっかり守ってくれて、私はいつもその声を理解しました。声は私に良い人間であるように、そして頻繁に教会に行くように教え、そしてフランスに行けと命じました。……週に二〜三回言ったのです。「行って、オルレアンの町で行なわれている包囲攻撃を破りなさい。行きなさい！」……私は馬に乗ることも戦うことも知らない貧しい少女にすぎませんと答えました。……この声が聞こえない日はなく、私にはどうしても必要なのです。

神経学者のエリザベス・フット＝スミスとリディア・ベインによる一九九一年の論文で、ジャンヌが起こしたとされる発作のさまざまな側面が、彼女の明晰さ、合理性、慎み深さとともに、詳しく研究されている。二人は非常に説得力のある論拠を示したが、ほかの神経学者は異論を唱えており、この問題の明確な決着を見ることは望めない。歴史的事例はどれもそうだが、証拠が弱いのだ。

恍惚発作、宗教発作、超常的な発作が起こるのは、側頭葉癲癇をわずらう人のなかのごく一部だけである。その理由は、そういう人たちに何か特殊なもの――もともと宗教や霊的な信心を求める傾向――があるからなのか？　それとも、発作が脳のなかの宗教的感情を仲介する特定の部位を刺激するからなのか？[11]　もちろん、どちらのケースもありえる。とはいえ、宗教に無関心で信心に溺れることのない非常に疑い深い人でさえ、本人も驚くことだが、発作中に宗教体験をすることがある。

ケネス・デューハーストとA・W・ビアードは一九七〇年の論文で、この事例をいくつか示している。一つは、料金を集めているときに恍惚発作を起こしたバスの車掌の話だ。

彼は突然、至福に包まれた。文字どおり天国にいるような思いだった。正しく料金を徴収しながら、同時に自分が天国にいてうれしいと乗客に話していた。……彼は二日間この高揚状態にあって、神と天使の声を聞いていた。声が消えてからも彼はこの経験を思い起こすことができ、その妥当性を信じ続けた。……その後の二年間、彼の人格に変化はなかった。おかしな考えを話すことはなかったが、依然として信心深かった。……三年後、三日間連続で発作を起こしたあと、彼は再び天に昇る経験をした。彼は自分の心が「きれいになった」と言っている。……この発作中に彼は信仰を失った。

彼はいまではもう天国と地獄も、来世も、キリストの神性も信じていない。この二度めの――無神論への――転向は、最初の改宗と同じ興奮と啓示的性質を帯びていた（ゲシュウィンドは二〇〇九年に出版された一九七四年の講演録で、側頭葉癲癇の患者は何度も改宗する可能性があることを指摘し、自分の患者の一人について「二〇代で五個めの宗教を信じている女性」という紹介のしかたをしている）。

恍惚発作は人の信念の土台、人の世界観を揺るがす。本人がそれまで超越や超常的な考えにまったく無関心だったとしても関係ない。神秘主義的で宗教的な熱い感情――信仰心――はあらゆる文化にあることから、実際にその感情には生物学的基盤があることがうかがえる。美的感覚と同じように、私たち人間が祖先から受け継いだものの一部なのかもしれない。宗教的感情の生物学的基盤と生物学的前駆体――そして恍惚発作が示すような、側頭葉とその接続にある非常に特殊な神経基盤――について論じるのは、生来の原因を論じているにすぎない。そのような感情の価値、意味、「機能」について、その上に私たちが築く物語や信念について、何かを語るものではない。

（注1）ヒポクラテスは「聖なる病について」を書いたとき、癲癇は神が起こすものだという当時の通

説に敬意を表してはいたが、冒頭の文でこれを退けている。「聖なる病と呼ばれる病気は……私には、ほかの病気と同様に神聖ではなく、ほかの疾患と同様、発端となる自然の原因があるように思える」。

（注2）二四歳だった一八六一年から、ヒューリングス・ジャクソンは数多くの重要な論文を発表している。テーマは彼が「神経系の進化と崩壊」と呼んだものだけでなく、癲癇、失語症など多岐にわたる。その論文の選集が大部の二巻として、彼の死から二〇年後の一九三一年に出版された。晩年、ジャクソンは医学雑誌『ランセット』に『神経学の断片（*Neurological Fragments*）』というタイトルで二一篇の短い珠玉のような論文を発表している。これらは一九二五年に選集として一冊の本のかたちで出版された。

（注3）ガウアーズと同時代のデイヴィッド・フェリアーは一八七〇年にロンドンに移り、そこでヒューリングス・ジャクソンの指導を受けた（フェリアーは独立して偉大な実験神経学者になった。彼は初めてサルの脳のマッピングに電気刺激を使った人物だ）。フェリアーの癲癇患者の一人が、顕著な共感覚前兆を起こし、「緑色の雷のようなにおい」を経験した（このことは、マクドナルド・クリッチュリーが一九三九年に発表した幻覚と幻聴に関する論文に引用されている）。

（注4）ヒューリングス・ジャクソンはこのような発作について一八七五年に記述し、鉤状回と呼ばれる嗅覚皮質の支配下にある脳組織に原因があると考えた。一八九八年、ジャクソンとW・S・コールマンは、抱水《ほうすい》クロラールの過剰摂取で死んだ患者のZ医師を死後解剖することによって、このことを確認できた（さらに近年、デイヴィッド・C・テイラーとスーザン・M・マーシュがZ医師の興味深い病歴について詳述している。Z医師はアーサー・トマス・マイヤーズという名の著名な医師であり、弟のF

・W・H・マイヤーズは心霊現象研究協会の創始者だった)。

(注5) 一九四六年の映画『天国への階段』のなかでデイヴィッド・ニーヴンが演じたパイロットは、きまって幻嗅(焦げたタマネギのにおい)と音楽幻聴(六つの音が繰り返すテーマ)から始まる複雑な癲癇性幻覚を見る。ダイアン・フリードマンがこのことについて興味深い本を著わし、マイケル・パウエル監督が癲癇の幻覚の形態について、いかに細かく神経科医に相談したかを示唆している。

(注6) ペンフィールドは脳神経外科医であるだけでなく優秀な生理学者でもあり、癲癇焦点を探す過程で、生きているヒトの脳の基本機能をほとんどマッピングすることに成功した。たとえば、特定の身体部位の感覚と運動は正確に大脳皮質のどこに対応するかを明らかにしていて、彼が描いた感覚と運動のホムンクルス(小人)は象徴的だ。ウィアー・ミッチェルと同様、ペンフィールドも人を引きつける著述家で、ハーバート・ジャスパーとともに代表作の『癲癇とヒトの脳の機能解剖学(*Epilepsy and the Functional Anatomy of the Human Brain*)』を一九五八年に発表したあと、八六歳で亡くなるまで、脳についてだけでなく、小説や伝記も書き続けた。

(注7) ガウアーズや彼と同じ二〇世紀初期の人たちにとって、記憶は脳に刻まれた印象であり、想起という行為によって活性化するものだった(ソクラテスにとって、軟蠟《なんろう》に押された模様に似ていたのと同じだ)。一九二〇年代から三〇年代にかけてケンブリッジでフレデリック・バートレットのきわめて重要な研究が行なわれてはじめて、この古典的な考えに異議が唱えられた。エビングハウスなどの初期の研究者が機械的記憶――たとえば何桁の数字を覚えられるか――を研究したのに対し、バートレットは被験者に写真や物語を提示してから、それについて質問し、数カ月間にわたって何度も質問した。自

分が見たり聞いたりしたものに関する被験者の説明は、思い出し直すたびにいくらかちがっていた（場合によってはかなり変わっていた）。この実験でバートレットは、「記憶」という固定的なものではなく、「思い出す」という動的なプロセスの観点から考えるべきだと確信した。彼はこう書いている。

思い出すというのは、こわばり固まった断片的な無数の痕跡を再活性化することではない。想像力を駆使する再構築または構築であり、過去の反応や経験が組織化された能動的な集合全体に対する自分の態度をもとに組み立てられる……。そのため、実際に正確であることはめったにない。

（注8）ペンフィールドは経験にもとづく幻覚に「フラッシュバック」という言葉をときどき使っている。この言葉は、衝撃的な出来事を再現する反復性幻覚が起こる外傷後フラッシュバックのように、まったく異なる文脈でも使われる。

「フラッシュバック」という言葉は、突然の一時的な薬物効果の再体験にも使われる。たとえば、何カ月も服んでいないのに、突然LSDの効果を感じる場合だ。

（注9）そのような患者の一人は、大人になって宗教への関心はほとんどなかったが、初めての宗教的発作をピクニックで起こしたと、デヴィンスキーが説明してくれた。「彼の友人たちが見ていると、初め彼は目を見開き、顔が青ざめ、反応しなくなった。そして突然、ぐるぐると円を描いて走り出し、二分か三分『おれは自由！　おれは自由だ！……おれはキリストだ！　おれはキリストだ！』と叫びながら走った」。

その患者がのちに起こした同様の発作はビデオ脳波記録がなされていて、デヴィンスキーの指摘によると、発作の直前に患者は反応が遅くなり、時間と場所の見当識を失っていた。

具合が悪いところはあるかと私が尋ねると、「どこも悪くありません。気分はいいですよ。……とても幸せです」と答えた。そして自分がどこにいるかわかるかと訊かれると、彼は笑顔で、驚いた表情で答えた。「もちろんわかります。私はいま天国にいるんです。……大丈夫ですよ」。

一〇分間この状態が続いたあと、全身発作が起きた。のちに彼は恍惚前兆のことを思い出して、「鮮明な楽しい夢」を見ていたけれど、いまはその夢から覚めたみたいだと言ったが、前兆の最中に訊かれた質問の記憶はなかった。

(注10) 彼女は長年民主党支持だった地区で共和党から立候補し、僅差で敗れた。選挙運動中、彼女は人前に立つと必ず、立候補するよう神から命じられたのだと言い、どうやらその言葉にほだされて、大勢の人たちが明らかに政治の経験やスキルのない彼女に投票したようだ。

(注11) この場合の証拠は、たとえばケヴィン・ネルソンの『死と神秘と夢のボーダーランド』など、さまざまな本で議論されている。これはマーク・サルツマンの小説『眠れない夜 (*Lying Awake*)』のテーマでもある。主人公の修道女は恍惚発作で神と語りあう。彼女の発作の原因は側頭葉の腫瘍であり、彼女の命を奪うほど大きくなる前に切除しなくてはならないことが判明する。しかしその切除が天国への扉も取り除くことになり、彼女は二度と神と心を通わせることができなくなるのだろうか?

第9章　両断――半視野の幻覚

人は目で見るのではなく、脳で見るのであり、脳には目からインプットされる情報を分析する多種多様なシステムがある。脳の後方の後頭葉に位置する一次視覚野には、網膜から皮質への二地点間マッピングがあって、そこに視野の光や形や方向や位置が表現される。目からのインパルスは大脳皮質まで回り道をして、一部はその過程で脳の反対側に渡るので、それぞれの目の視野の左半分は右後頭葉へ、右半分は左後頭葉に行く。したがって、一方の後頭葉が（たとえば脳卒中で）損傷を受けると、視野の反対の半分が見えなくなったり損なわれたりする、半盲が生じる。

片側の失明や視力障害が負の症状だとすれば、それにとどまらず、正の症状も出ることがある。つまり、見えない領域やかすんでいる領域に幻覚が生じるのだ。突然半盲になった患者の約一〇パーセントが、そのような幻覚を起こす――そしてすぐに、それが幻覚であると気づく。

片頭痛や癲癇《てんかん》の幻覚が比較的短時間の定型化した幻覚なのに対して、半盲の幻覚は何日も何週間も続くことがあり、その構成はけっして一定不変ではなく、つねに変化する傾向がある。実際に何が起こっているのかと言えば、この場合は片頭痛や癲癇の発作のときのような、ごく一部の過敏な細胞が発作的に放電しているイメージを思い描くのは見当ちがいで、ふだんは制御したり組織化したりしている力が低下するせいで、脳の広い範囲――全領域のニューロン――が慢性的に過活動状態になり、制御不能でおかしな振る舞いをしている、というのが実情である。つまり、この場合のメカニズムはシャルル・ボネ症候群のそれと似ているのだ。

このような考え方は、神経系には階層化されたレベルがある（より高いレベルが低いレベルを制御していて、高いレベルが損傷を受けることでその制御から解放されると、低いレベルが勝手に無秩序に振る舞い始める）というヒューリングス・ジャクソンの構想でもすでになされていたが、この「解放性」幻覚の考えを初めて明確に打ち出したのは、L・ジョリオン・ウェストの一九六二年の著書『幻覚（*Hallucinations*）』だった。一〇年後、眼科医のデイヴィッド・G・コーガンが、一五人の患者の簡潔で鮮明な症例を盛り込んだ有力な論文を発表した。患者のなかには目に損傷を受けた者もいれば、視神経または視索を傷めた者、後頭葉に病変を生じた者、側頭葉に障害を負った者、視床または中脳に損傷のある者もいた。このように、損傷部位はさまざまでもどれも正常な制御ネットワークを断線させ、複雑な幻視を「解き放つ」に十分な損傷であるように思われた。

エレン・Oは、右後頭葉の血管奇形の手術を受けてから約一年後の二〇〇六年に、私の診察を受けに来た若い女性だ。手術はかなり簡単で、奇形の腫れた血管を閉鎖するものだった。医師から警告されたとおり、手術のあと彼女の視覚にいくつか問題が生じた。左側の視野がぼやけ、失認症と失読症もあって、人や活字が認識しにくくなる（英語の単語が「オランダ語」のように見える、と彼女は言った）。このような問題のせいで六週のあいだ運転ができず、本を読んだりテレビを見たりすることもできなかったが、その症状は一過性だった。彼女は手術後の数週間、視覚の発作も起こした。単純な幻視で、左側に光と色のフラッシュが二～三秒続く。この発作は、当初は一日に数回起こったが、彼女が仕事に復帰するまでにはほとんど治まった。医師からそのような後遺症があるかもしれないと警告されていたので、本人もあまり心配していなかった。

しかし彼女は、のちに複雑幻覚を経験するかもしれない、とまでは警告されていなかった。最初に起こったのは手術のおよそ半年後、視野の左半分のほとんどを巨大な花が占めたのだ。まぶしいほど明るい日光のなかで現実の花を見たことに刺激されてそうなったのだ、と彼女は考えた。脳に焼きついたみたいで、それが残像のように視野の左半分にずっと残っているのだが、その残像は数秒ではなく丸一週間続いた。その次の週末、兄が訪ねてきたあと、彼の顔――というより、片目と片頬だけの横顔の一部――が数日間見えていた。(1)

そのあと彼女の症状は、実際にそこにあるものが保続《ほぞく》やゆがみをともなって見える知覚異常から、そこにないものが見える幻覚へと移行した。（ときに自分自身も含めて）人の顔の幻覚を頻繁に見るようになった。しかしエレンが見る顔は「異様でグロテスクで誇張されていて」、歯や片目がほかの造作と完全にアンバランスなほどひどく拡大された横顔だけのことが多かった。顔、表情、またはポーズが「単純化された」人物を見ることもあった――「スケッチかマンガみたいなんです」。そのあとエレンは『セサミストリート』のカエルのカーミットの幻を一日に何度も見るようになった。「なぜカーミットなのでしょう？」と彼女は疑問を口にした。「カーミットには別に何のこだわりもないのですが」。

エレンの幻覚の大半は写真や風刺画のように平面的な静止画だったが、表情が変化することもあった。カエルのカーミットは悲しそうに見えることもあれば幸せそうなこともあり、怒っているときもあったが、その表情は彼女自身の気分とは関係ない。音も動きもなく、たえず変化するこの幻覚は、彼女が起きている時間ほとんどずっと続いた（「二四時間年中無休」と彼女は言った）。視野がさえぎられることはなく、視野の左半分のうえに透明なスライドのように重なる。「最近は小さくなってきています」と彼女は言った。「カエルのカーミットはとても小さくなりました。前は左半分のほとんどを占めていたのに、いまではほんの一部に縮まりました」。この幻覚はこれからずっと続くのだろうかとエレンは案じていた。縮小はとてもいい兆候であり、いつの日かカーミットはまったく見えないくらい小さくなるかもしれないと思う、と私は話した。

「私の頭のなかで何が起きているのですか？」と彼女に訊かれた。何より、このような奇妙で悪夢のような、グロテスクな顔の幻覚が起こる理由は何なのでしょう？　どのくらい深いところから来ているのです？　こんなものを思い描くなんて、正常ではないにちがいありません。私は精神病にかかっていて、頭がおかしくなっているのでしょうか？

手術後の片側の視覚障害が原因で、視覚伝達路、人の容姿や顔を認識する側頭葉、そしておそらく頭頂葉といった、脳の高次の領域で活動が増大した可能性がある、と私は彼女に話した。さらに、この増大してときに制御不能になる活動が彼女に複雑幻覚を起こし、異常な視覚保続や反復視を経験させているのだとも言った。彼女がひどく怖がった幻覚——ゆがんだりバラバラになったりした顔や、目や歯が誇張されて巨大になった顔の幻覚——は、実は、上側頭溝と呼ばれる側頭葉の一領域の異常な活動の典型である。それは脳神経による顔であり、精神病による顔ではない。

エレンは定期的に最新情報を手紙で知らせてくれて、初めて診察してから六年後、彼女はこう書いてきた。「視覚の問題から完全に回復したとは言えません。どちらかと言うと、前より友好的にやっているのです。幻覚はずっと小さくなりましたが、それでも見えています。おもにいつも見えるのはカラフルな球ですが、いまではそれほど気になりません」。

それでも、とくに疲れているときは読書が難しくなる。最近本を読んだとき、

色がついている領域の単語が一つか二つわかりませんでした（手術のあと白黒の領域があったのですが、それが数週間後には色つきになって、それがまだ続いています。私の

幻覚はその領域の周りなのです)。……とても長い一日の仕事を終えて、いまこの手紙を打っているのですが、中心から左に少しずれたところに一九三〇年代の白黒のミッキーマウスがかすかに見えます。ミッキーマウスは透けているので、打ちながらコンピューター画面が見えています。でも、必要なキーが見えるとは限らないので、打ちまちがいを何度もしています。

しかしエレンは盲点を抱えながらも、大学院課程に進み、マラソンレースにも参加していると、独特のユーモアを交えて報告してくれた。

一一月にニューヨークシティーマラソンを走ったとき、三キロ地点の少し手前のヴェラザーノ橋で、ゴミの金属の輪っかにつまずいたのです。それは私の左側にあって、右側しか注意していなかった私には見えませんでした。起き上がってゴールしましたが、左手の小さい骨が折れていました。ランニング中のけがとしては不思議な話ですよね。私が整形外科の待合室にいたとき、マラソンを走り終えたほかの人はみんな、膝か膝腱を傷めていました。

エレンの複雑幻覚は手術の数週間後に始まったが、同様の「解放性」幻覚は、後頭葉の突然の損傷とほぼ同時に現われることもある。一九八九年に私の診察を受けに来た五〇代の女性、マーリーン・Hがそうだった。彼女が言うには、一九八八年一二月のある金曜の朝に目覚めたとき、頭痛と視覚症状があった。彼女は何年も片頭痛に悩まされていたので、最初はまた視覚性の片頭痛だと思った。しかし今回は視覚症状がちがっていた。「辺り一帯の閃光……チラチラする光……フランケンシュタイン映画のような……弧を描く電光」が見えて、ふだんの片頭痛のギザギザのように数分で消えるのではなく、週末を通してずっと続いたのだ。そして日曜日の晩、視覚障害はさらに複雑な性質のものになった。視野の上部の右側に、「オオカバマダラの青虫のような黒と黄色で繊毛がギラギラ光っている」のたくるような形と、「ブロードウェーのショーのようにまばゆい黄色い光が、ひっきりなしに上がったり下がったり、点いたり消えたりする」のが見えた。医師は単なる「前兆だけで頭痛をともなわない片頭痛」だと請け合ったが、事態は悪化の一途をたどる。水曜日、「浴槽がアリでいっぱいのように見えて……壁と天井をクモの巣が覆い……人の顔には方眼紙のような線が縦横に走っているように見えました」。二日後、彼女はひどい知覚障害を経験し始めた。「夫の脚が本当に短く、ゆがんで見えて、トリックミラーに映っているみたいでした。面白かったです」。しかし、その日の午後にはマーケットで、面白いどころではない、恐ろしい思いをした。「みんなが醜く見え、顔のパーツがなくなって、目に暗闇が宿っているようで、誰もがグロテスクに見えました」。車が突然右側に現われるように思える。視野を確かめるために指を左右に振ると、正中線より右側では見えない。彼女は右側の視覚をすべて失っていた。

最初の症状が始まってから数日がたっていたこの時点でようやく、彼女は医学的な検査を受けた。そして脳のCATスキャンで、左後頭葉に大出血があることがわかった。この段階で治療のためにできることはほとんどなかった。時とともにある程度治癒するか適応するかして、症状がいくらか軽くなるのを願うしかなかった。

数週間後、右側にほぼ限定されていた幻覚と知覚障害は確かに弱まったが、マーリーンにはさまざまな視覚障害が残った。少なくとも左側は見えるのだが、彼女は見えるものに困惑した。「まったく見えないほうがましだったかもしれません」と彼女は言った。「自分が見ているものの意味を理解できないのなら。……状況を考え合わせるために、ゆっくり、意識して進まなくてはなりませんでした。自分のソファ、つまり椅子が見えるのですが、それをまとめることができないのです。初めは『光景』として意味をなしません。……前は本を読むのがとても速かったんです。それが遅くなってしまいました。文字がちがって見えるんです」。

「時計を見ても、最初は読めないんですよ」と彼女の夫がつけ加えた。

このような視覚失認と視覚失読の問題のほかに、マーリーンは自分にはどうしようもない視覚心像の暴走のようなものを経験していた。あるとき、彼女は街で赤いドレスを着た女性を見た。そして「私は目を閉じました。この女性がまるであやつり人形のように、あたりを動き回り、独り歩きをしたのです。……私はその心像に『乗っ取られた』のだと思います」。

私はその後マーリーンと定期的に連絡を取り、いちばん最近に診察したのは脳卒中から二〇年後の二〇〇八年のことである。彼女にはもう幻覚も、知覚のゆがみも、視覚心像の暴走もなくなっていた。依然として半盲だったが、残っている視覚は良好なので、一人で旅行もできるし、仕事も（彼女なりのゆっくりしたペースだが読み書きも含めて）こなせている。

マーリーンは後頭葉の大出血のあと、幻覚だけでなく長期的な知覚の変化も経験したが、「軽い」後頭葉卒中でも、一過性とはいえ驚くような幻視を引き起こす可能性がある。ある聡明で信心深い老婦人のケースがそれだった。彼女の幻覚は二〇〇八年七月の数日のあいだに、現われ、「進化し」、そして消えた。私は担当していた老人ホームの看護師から電話を受けた。何年も一緒に働いていたので、彼女は私がとくに視覚の問題に興味があることを知っていたのだ。彼女は自分の大おばのドットを診てもらえないかと言い、二人が協力して話をしてくれた。ドットおばさんが言うには、七月二一日に視野が「ぼやけて」、翌日には「万華鏡をのぞいているみたいで……回転する色が通りすぎ」、そして突然左側に「稲妻が走った」。彼女がかかりつけの医者のところに行くと、医者は彼女が左半盲になっていることを知り、救急救命室に送った。そこで彼女は心房細動とわかり、CATスキャンとMRIによって、おそらく細動のせいで遊離した血栓のためか、右後頭葉に小さい損傷部位が見つかった。

次の日、ドットおばさんが見たのは「中心が赤い八角形で……一片のフィルムのように私の前を通り過ぎていき、そしてその動く八角形が六角形の雪の結晶に変わりました」。七月二四日、彼女は「はためいているように広がったアメリカ国旗」を見た。

七月二六日、彼女は小さいボールのような緑色の斑点が左側を漂うのを見て、それが「細長い銀色がかった葉っぱ」に変わった。そして姪《めい》が「カナダではもう初秋に入っていて、すでに紅葉が始まっている」と話すと、幻覚の銀色がかった葉は突然赤茶色に変わった。これを先がけに、「ラッパズイセンの花束」や「アキノキリンソウの原っぱ」など、一日中複雑な幻視が続いた。そのあとひどく変わった幻像が現われ、それが増殖した。その日訪ねてきた姪にドットおばさんは言った。「少年の水兵が見えているの……細長いフィルムみたいに、縦にどんどんつながっていて」。色はついているが、平面的で静止していて小さくて、「ステッカーみたい」だった。彼女にはそれがどこから来たのかわからなかったが、姪から「おばさんに手紙を送るとき、よく少年水兵のステッカーを使っていたわ」と言われてわかった。そう、この場合、少年水兵は完全なつくりごとではなく、ドットおばさんが見たことのあるステッカーの再現であり、それが増殖したのだ。

少年水兵は「一面のマッシュルーム」に変わり、そのあとユダヤ教の象徴である金色のダビデの星になった。病院の神経科医が彼女のもとを訪れるとき、そのような星を目立つところに着けていたのだ。それは少年水兵のように増殖はしなかったが、何時間も「見え」続けた。次にダビデの星に代わって「信号の赤と青が点いたり消えたりする」ようになり、さらにはたくさんの小さい金色のクリスマスベルになった。そしてクリスマスベルは祈っているときの手の幻覚に入れ替わった。そのあと彼女に見えたのは「カモメ、砂、波、ビーチの光景」で、カモメは羽ばたきをしていた（それまでは、どうやら像の内部に動きはなく、彼女は静止画像が目の前を通り過ぎるのを見ていたようだ)。飛んでいるカモメの代わりに「トーガを着たギリシャ人ランナー」が現われ、「オリンピック選手のように見えた」。彼の脚も、カモメの羽と同じように動いていた。次の日、彼女はぎっしり積み重ねられたハンガーを見た——これが複雑幻覚の最後だった。そのあくる日は、六日前に見たのと同じように、左側に稲妻が走るのだけが見えた。そして、彼女が「視覚の冒険旅行」と呼ぶものはそれで幕を閉じた。

ドットおばさんは姪のような看護師ではなかったが、長年、老人ホームでボランティアとして働いていた。彼女は自分が脳の視覚野の片側に小さい卒中を起こしたことを知っていた。そして幻覚はそのせいで起こり、おそらく一過性であるとわかっていたので、自分は頭がおかしくなっているのだと心配することもなかった。幻覚が「現実」だとは一瞬たりとも思わなかったが、いつもの視覚心像とはまるで違うな、とは感じた。はるかに詳しく、色鮮やかで、ほとんどが自分の考えや感情と無関係なのだ。彼女は好奇心をそそられたので、幻覚が起きたときに念入りなメモを取り、それを絵に描いてみようとした。彼女も姪も、なぜ特定のイメージが幻覚のなかに現われるのか、どの程度彼女の人生経験を反映しているのか、どれくらい現在の環境によって引き起こされるのか、首をかしげていた。

彼女は幻覚が順を追って進行することに驚いた。単純で形のないものから、より複雑なものになり、そのあと単純なものにもどり、そして消えた。「幻覚が脳を上がっていき、そしてまた下りていくみたいです」と彼女は言った。自分の見たものが似たような形に変化する様子にも興味を引かれた。八角形が雪の結晶になり、斑点が木の葉になり、おそらくカモメがオリンピック選手になったのだ。そして少し前に見たものが幻覚になった例が二つあることに気づいた。神経科医のダビデの星と少年水兵のステッカーだ。「増殖」の傾向にも注目した――ラッパズイセンの束、一面の花、たくさんの八角形、雪の結晶、木の葉、カモメ、無数のクリスマスベル、何十枚もの少年水兵のステッカー。自分が敬虔なカトリック教徒で一日に数回祈ることが、祈る手の幻覚を見たことと関係があるのだろうか、と彼女は思った。見えていた銀色がかった木の葉が、「紅葉が始まっている」と姪が言ったとたん、赤茶色に変わったことも印象深かった。彼女の考えでは、オリンピックランナーの幻覚は、二〇〇八年のオリンピックが近づいていて、テレビでしょっちゅう予告が流されていたことから引き起こされたのだ。有識者ではないが好奇心旺盛で知的なこの老婦人が、自分の幻覚をこれほど冷静かつ思慮深く観察し、促されもしないのに、神経科医が尋ねそうな疑問をほぼすべて挙げたことに、私は感心して感動さえ覚えた。

人は脳卒中や負傷によって視野の半分を失った場合、その消失に気づく場合もあれば気づかない場合もある。神経学者のモンロー・コールは、冠動脈バイパス手術を受けたあと、自分自身の神経学的検査を行なってはじめて、自分の目には視野のすべてが見えているわけではないと気づいた。この欠損に気づかなかったことにひどく驚いた彼は、それに関する論文を発表している。「知識のある患者でさえ、たくさんの検査の裏づけをもって宣告されていても、半盲を身をもって確認すると驚くことが多い」。

手術の翌日、コールは視野のうち見えないほうの半分に、（ほとんどは見覚えがある）人、犬、馬の幻覚を見るようになった。この幻影は怖くなかった。幻影は「動き、踊り、飛び跳ねたが、目的は不明だった」。彼はよく「私の右腕に頭を預けるポニー」の幻覚を見た。それが孫娘のポニーだとわかったが、幻覚の多くと同様、「色がちがった」。彼はつねに、幻像は現実ではないと認識していた。

神経学者のジェイムズ・ランスは一九七六年の論文で、一三人の半盲患者を詳しく記述し、たとえそれが枕元にすわっているキリンとカバ、あるいは片側に見える宇宙飛行士や古代ローマの兵士など、不条理だったり場ちがいだったりするからにせよ、ともかく幻覚は幻覚としてつねに認識されていることを強調した。同様の報告をしている医師はほかにもいて、患者は誰もそのような幻覚を現実と勘ちがいすることはなかった。

だからこそ、あるイギリス人医師から、長年緑内障と黄斑変性症《おうはんへんせい》をわずらう八六歳の父親ゴードン・Hについて次のような手紙を受け取ったとき、私は驚くと同時に興味をそそられた。彼は以前に幻覚を起こしたことはなかったが、最近、右後頭葉に影響する小卒中を起こした。息子によると、彼は「いたって正気で、知力はほとんど衰えなかった」が、
視力が回復せず、左半盲のままです。けれども、なくなった部分を脳が穴埋めしている

ようで、視野の喪失にほとんど気づいていません。ところが興味深いことに、幻視のあり方や穴埋めされている部分はつねに状況に応じて変化している、つまりつじつまが合っているようなのです。たとえば、田舎を歩いている場合は、左の視野に茂みや木立や遠くの建物を認識できるのですが、向きを変えて右側になると、実はそこにはないことがわかるのです。しかし幻覚によって穴埋めされた部分は確かに、正常な視野となめらかに続いていて、切れ目やギャップはないようです。キッチンの作業台の前にいるとき、視野の左側にあるボウルや皿を知覚できるほど、作業台全体が「見える」のです――が、ボウルや皿は実際にはそこにないので、向きを変えると消えてしまいます。それでも彼は確実に作業台全体を見ていて、幻覚でできている部分と本当の知覚にそれとわかる違いはありません。

ゴードン・Hの右側の健康な視知覚は正常で詳細なのだから、左側に心がつくり出す幻覚の相対的な貧弱さがはっきりわかるだろうと、人は考えるかもしれない。しかし息子の主張によると、彼にはどちらがどちらか区別がつかない。境界がまったく感じ取れないのだ。右半分と左半分が続いているように見える。ゴードンのケースは、私の知るかぎりとても珍しい(2)。一般に半盲の症例で報告されるような、明らかに場ちがいで奇異な幻覚を彼は見ていない。彼の幻覚は周囲の状況に完璧に溶け込んで、彼の失われた知覚を「完全なものに」しているようだ。

一八九九年、ガブリエル・アントンが、（たいていは両側の後頭葉に影響する脳卒中による）皮質損傷で完全に失明している患者が、それに気づかない特異な症候群について記述している。こうした患者は正気であり、ほかの点では何の問題もないのだが、ちゃんと目が見えていると主張するのだ。まるで目が見えているかのように振る舞い、知らない場所を大胆に歩くことさえある。そうして家具にぶつかると、家具が動かされたとか、部屋の明かりが暗いなどと言い張る。このアントン症候群の患者は部屋のなかの見知らぬ人について質問されると、完全にまちがっているのに、自信たっぷりによどみなく説明する。どんな根拠も、証拠も、理性や常識への訴えも、ほとんど役に立たない。

アントン症候群が誤っているのに揺るぎない自信をつくり出す理由は明らかになっていない。左側の知覚や空間の左側を失ったのに、何も失われたものはないと主張する患者にも、同じように反論を許さない信念が見られる。たとえ彼らの住む宇宙は半分なのだと納得できるように実証できたとしても、彼らの信念は変わらない。そのような症候群――いわゆる疾《しっ》病失認《ぺいしつにん》――は、脳の右半分に損傷が起きたときにのみ起こる。脳の右半分はとくに、身体認識の感覚と関係しているようだ。

一九八四年、バーバラ・E・スワーツとジョン・C・M・ブラストによる論文の発表とともに、この問題にさらに奇妙な展開が見られた。彼らの患者は角膜損傷によって両目の視力を失った知的な男性だった。通常、彼は自分が失明していることを認識し、失明しているように行動した。しかし彼はアルコール依存症でもあって、酒を大量に飲んでいるとき、自分の視力がもどったと思い込んだことが二度あった。スワーツとブラストはこう書いている。

この症状が発現しているあいだ、彼は目が見えると信じ込んでいた。たとえば、介助を求めずに歩き回ったり、テレビを見て、これから番組について友だちと議論しようと主張したりする。……視力検査表の〇・〇二の行が読めず、左目の前の明るい光や手の動きを検出できなかった。それでも彼は見えると主張し、質問に対してもっともらしい話をでっち上げる。たとえば、検査室のことや話し相手の医師二人の容姿について説明するのだ。彼の説明の細かい部分にはまちがいが多いのだが、彼はそれがまちがっていることを認識しない。しかし一方で、実際にそこにないものも見えていることを認めている。たとえば、検査室に小さい子どもが大勢いて、みんな同じような服を着ていて、なかには壁を抜けて部屋を出入りしている子がいると話した。隅に骨を食べている犬がいると言い、部屋の壁と床がオレンジ色だと指摘した。子どもたち、犬、そして壁の色は幻覚だと認識していたが、ほかの視覚経験は本物だと主張した。

ゴードン・Hの話にもどると、私はあえて、右後頭葉への損傷が片側性《へんそく》のアントン症候群を生んだと推測したい（そのような症候群がこれまで記述されたことがあるかは知らないが）。彼の幻覚は（ランスの患者たちのものとちがって）、視野の無傷の部分で知覚するものから情報を得て形成され、右側の完全な知覚と継ぎ目なくかみ合う。

ゴードンは頭を回すだけで自分がだまされたとわかるが、それでも、左右同じように見えるという自信はゆるがなかった。強いられれば、「幻覚」という言葉を受け入れるかもしれないが、そうしたとしても、彼にとって幻覚は真実であり、自分は現実を幻視しているのだと思っているにちがいない。

（注1）エレン・Oを診る前、それほどの期間の視覚保続は聞いたことがなかった。数分の視覚保続は頭頂葉か側頭葉の腫瘍と関連があるか、側頭葉癲癇で起こる可能性がある。医学文献にはそのような報告が数多くあり、たとえばマイケル・スウォッシュは側頭葉癲癇の患者二人について記述している。そのうちの一人は発作中「視野が固定して像が数分間保持されるようだった。このような発作のあいだ、現実世界は保持された像の向こうに透けて見えていて、保持された像のほうは初めはっきりしているが、だんだんに薄れていった」。
同様の保続は目の損傷や手術でも起こりえる。私と手紙のやり取りをしているH・Sは一五歳のときに化学薬品の爆発で失明したが、二〇年後に角膜手術によって視力を一部回復した。手術のあと、医師の手が見えるかと訊かれたとき、H・Sは「はい」と答えたが、その手、というかその像が、そのあと数分にわたってまったく同じ形で同じ位置に見えて驚いた。
（注2）ジェイムズ・ランスは私あての手紙のなかで、「H氏のように周囲の環境から情報を受け入れ

る幻覚に、私は出会ったことがない」とコメントしている。

第10章　譫《せん》　妄《もう》

一九五〇年代、ロンドンのミドルセックス病院の医学生だった私は、大勢の譫妄患者、すなわち高熱をともなう感染症、腎臓または肝臓の障害、肺疾患、管理不良の糖尿病など、血液成分の急激な変化を生じかねない疾患によって起こることがある、精神錯乱状態の患者を診察した。薬物による譫妄の患者もいて、とくにモルヒネその他の鎮痛剤を投与されている患者に見られる。譫妄の患者はほとんどが神経科や精神科の病棟ではなく、内科または外科の病棟に入っていた。というのも、譫妄は一般に内科的問題を示唆するもので、脳を含めた全身に影響する何かがもたらした結果であり、内科的問題が正されればすぐに消える。

知的機能が完全でも、年齢とともに、内科的問題と薬物に反応して幻覚または譫妄が生じるリスクは高まるのかもしれない。とくに、今日《こんにち》の医療でよく行なわれている多剤投与ではその可能性が高い。多くの老人ホームで働いている私は、ときおり一二種類以上の薬物を投与されている患者を診ることもあり、その薬物は複雑な相互作用を起こしがちで、患者を譫妄に陥れることも珍しくない[1]。

ミドルセックス病院の内科病棟に、腎臓病で死に瀕しているジェラルド・Pという患者がいた。彼の腎臓は、血中に蓄積される有毒レベルの尿素を除去できなくなっていて、彼は譫妄状態になっていた。ジェラルドは人生の大半を、セイロンにある茶のプランテーションを監督することに費やしてきた。このことを私は彼のカルテで読んだが、彼が譫妄中に話すことから推測することもできた。なぜなら、彼は次から次へとむちゃくちゃに連想を飛躍させて、とめどなくしゃべったからだ。私の教授は彼が「たわごとを話している」と言い、私も最初は彼が言っていることの意味をほとんど理解できなかったが、よく聞けば聞くほどわかってきた。できるだけたくさんの時間を彼と過ごすようになり、一日二～三時間におよぶこともあった。そして、わけのわからない彼の譫妄のなかで事実と空想がどう混ざっているか、変化に富んだ長い人生で起きた出来事や感じた情熱をどう再体験し、ときに幻覚として体験しているか、私は理解するようになったのだ。それは人の夢をひそかに知るようなものだ。最初、彼は誰にともなく話していたが、いったん私が質問を始めると、それに答えるようになった。誰かに聞いてもらえることがうれしかったのだと思う。彼は譫妄状態でもそれほど興奮しなくなり、わかりやすく話すようになり、数日後、穏やかに息を引き取った。

一九六六年、若き神経科医として出発したとき、私は慢性疾患の人たちが入院するブロンクスのベス・エイブラハム病院で働き始めた。そこの患者の一人のマイケル・Fは頭のいい人だったが、いくつもの問題に加えて、深刻な肝炎感染症によって重い肝硬変をわずらっていた。彼に残されていた小さい肝臓では、通常の食事を処理できず、彼のタンパク質摂取は厳しく制限されていた。マイケルはそれを耐えがたいと思い、たびたび大好きなチーズを食べるという「ずる」をした。しかしある日彼はやりすぎたようで、昏睡に近い状態で発見された。私がすぐに呼ばれて到着したとき、マイケルは昏迷状態と興奮した譫妄状態が交互に起きる異常な状態だった。つかの間、彼が「われに返って」、状況を的確にとらえる力を見せることもあった。そしてふと、「最高の気分です」と言った。「私はタンパク質でハイになっているんです」。

その状態はどんな感じなのかと訊くと、彼は言った。「夢みたいで、混乱していて、ちょっと頭がおかしくて、ボーッとしている。でも、自分がハイになっていることもわかっています」。彼の注意はあちらからこちらへと、ほとんどランダムに飛び回っていた。ひどく落ち着きがなく、ありとあらゆる不随意運動を示す。当時、私は自分の脳波記録マシンを持っていて、それをマイケルの部屋に運び込み、彼の脳波の周波数が劇的に遅くなっていることに気づいた――彼の脳波図は、肝性脳症に典型的な周波数の遅い「三相波」をはじめとする異常を示した。しかし、低タンパク質食を再開して二四時間たたないうちに、マイケルも脳波図も正常にもどった。

高熱とともに譫妄を経験する人は、とくに子どもに多い。エリカ・Sという女性がこのことを私あての手紙で振り返っている。

一一歳のとき、水ぼうそうで高熱を出して学校を早退しました。……弛緩熱の最中、とても長く思われた時間、私は恐ろしい幻覚を経験しました。体が縮んだり伸びたりするように思えたのです。……呼吸をするたびに、体が膨らんで膨らんで、風船のように皮膚がはじけるにちがいないと思うほどでした。そのあと、ふつうサイズの子どもから突然グロテスクに太った人になったようで……人間風船になったみたいで……ものすごく苦しくなったとき……私は自分を見下ろして、きっと皮膚が足りなくて自分の中身がはじけ出し、膨らんだ体を収めきれずに拡大した開口部から血があふれ出ると思いました。でも、いつものサイズになった自分が「見えて」……見ているうちにプロセスが逆転したのです。……自分の体が縮んでいくように感じました。腕と脚がどんどん細くなって……骨と皮ばかりになり、やせ衰え、そして漫画のように細く(『蒸気船ウィリー』のミッキーマウスの脚のように)なり、そして鉛筆みたいに細くなって、自分の体が完全に消えてしまうと思うくらいでした。

ジョゼ・Bも、子どものころに熱を出したときの「不思議の国のアリス症候群」について手紙をくれた。彼女は「ものすごく小さいか、ものすごく大きいか、ときには両方を同時に」感じたのを覚えている。彼女は体性感覚と呼ばれる自分自身の体位の知覚がゆがむのも経験した。「ある晩、私は自分のベッドで眠ることができませんでした。そこに寝るたびに、堂々と立っているように感じたのです」。彼女には幻視もあった。「突然、私にリンゴを投げつけているカウボーイたちが見えました。私は母のドレッサーの上に飛び乗り、口紅の裏に隠れました」。

別のエレン・Rという女性は、リズミカルで脈動する幻視を経験した。

ガラスか池の水面のような滑らかな表面が「見え」ます。……真ん中に小石が落とされたかのように、同心円が中心から外縁に向かって広がります。このリズムがゆっくり始まり……やがてスピードが上がるので、表面がたえず揺れ動いていて、それが起きると、私自身の興奮が高まります。そのうちリズムがゆっくりになり、表面が滑らかになって、私は安堵して穏やかな気持ちになります。

譫妄では、同じように強くなったり弱くなったりする低いブーンという音がすることもある。

譫妄によって体が膨張するイメージを語る人は多いが、デヴォン・Bは熱があるとき、精神的あるいは知的な膨張を経験した。

何が奇妙かと言うと、感覚の幻覚ではなくて、抽象的な考えの幻覚だったことで……突然、ものすごく大きくてますます増えていく数（あるいはものですが、私にはそれはこういうものだと明確に説明することができないようなものなんです）への恐怖に襲われます。……幾何級数的に増えていくありえない数字への恐怖と戦慄が募る状態で……廊下を行ったり来たりしているのを覚えています。……この数字が、世界のごく基本的な原則……絶対に破られてはならない前提を、破っているのではないかと不安でした。

私はこの手紙を読んで、ウラジーミル・ナボコフが経験した、ありえないほど大きい数字と格闘する算数譫妄のことを思い出した。そのことを彼は『ナボコフ自伝』に綴っている。

小さいころ、私は数学に異常な才能を示したが、まったく芽の出ない青年期にすっかり失ってしまった。だがこの才能のせいで、扁桃腺炎や猩紅熱との闘病がさらに悲惨なことになった。痛む脳のなかで、巨大な球体と天文学的な数字がどんどん膨らんでいくのを感じたのだ。……たとえば3529471145760275132301897342055866171392の17乗根（この数字が正しいかどうか自信がないが、いずれにしろ根は212だった）をぴったり二秒で見つけられる、計算機のようなヒンドゥー教徒のことを読んだことがあった。そんなモンスターが私の譫妄で猛威を振るっていて、そのモンスターに自分自身から締め出されたくなければ、向こうの心臓をつかみ出して殺すしかなさそうだった。しかしやつらはあまりに強すぎて、私は起き上がり、母に事態を説明しようと、苦労して意味不明な文をつくり出した。母は私の譫妄の裏に、自分にも覚えがある感覚があることをわかってくれて、その理解のおかげで、私の膨張する宇宙はニュートン力学の枠内にもどった。

譫妄による幻覚や妙な思考は、夢や幻覚剤体験と同じように、豊かな真の感性をつかの間もたらすかもしれない、あるいはもたらすようだと思う人もいる。深い真の英知の啓示や発見もあるかもしれない。一〇年にわたって世界中を旅し、動植物の標本を集めて進化の問題を考えていたアルフレッド・ラッセル・ウォレスが、一八五八年、マラリアの発熱発作中に突然、自然淘汰の考えを思いついた。この説を提案するウォレスからの手紙に遅れてはならじとのプレッシャーを感じて、ダーウィンは翌年に『種の起源』を出版している。

美術評論家のロバート・ヒューズはゴヤに関する著書の冒頭に、瀕死の重傷を負った自動車事故から回復する過程で起こした長期間の譫妄について書いている。彼は五週にわたって昏睡し、七カ月近くも入院していた。集中治療室でのことを、彼は次のように書いている。

人の意識は……薬物、挿管、強烈なたえまない光、そして自分自身の不動状態から、奇妙な影響を受ける。これらの要因によって長い物語風の夢、幻覚、あるいは悪夢が生まれるのだ。ふつうに眠って見る夢よりはるかに重苦しく、逃れられないという恐ろしい特徴がある。ほかには何もなくて、時間はその迷宮のなかにすっかり迷い込んでしまう。その時間の大半、私はゴヤの夢を見た。もちろんそれは本物の画家のゴヤではなく、自分の不安の投影だった。彼について書こうとしていた本は壁にぶつかっていて、私は事故の何年も前から行き詰まっていたのだ。

この奇妙な譫妄のあいだ、歪んだゴヤが自分をあざ笑い、苦しめ、地獄のような牢獄に閉じ込めているように思えた、とヒューズは書いている。最終的に、ヒューズはこれを「奇異で強迫的な幻影」と分析している。

私はゴヤを文章のなかに「とらえ」たいと思っていたが、逆に彼に拘束されてしまった。自分の無知な熱意のせいでわなにかかり、そこから逃れる確かな方法はなかった。私が本を書けないだけでなく、本の題材である当人がそれを知っていて、私の無能をヒステリックに面白がっている。この屈辱的な束縛を抜け出す方法はただ一つ、ぶち壊すことだ。……ゴヤは私個人の人生にとってとても重要だったので、言葉で彼を十分に論じられるかどうかにかかわらず、私は彼をあきらめることができなかった。そこで私のしたことは、スランプに陥った作家が目の前の「壁」を打破するために、その壁が現われた廊下のある建物を吹き飛ばすようなことだった。

アリシア・ヘイターは著書『アヘンと恋愛想像力（*Opium and the Romantic Imagination*）』のなかで、イタリアの画家であるピラネージは「マラリアで譫妄状態だったときに、幻想の牢獄の版画を思いついたと言われている」と書いている。彼がマラリアにかかったのは、……その湿地帯に広がる夜の毒気のなか、廃墟と化した古代ローマの遺跡を探検していたときだった。彼はマラリアにかかる運命にあり、譫妄による幻覚が起こったとき、その原因は高熱だけでなく、アヘンにもあったのかもしれない。なぜなら、当時はアヘンがマラリア熱の標準的な治療薬だったからだ。……譫妄熱に浮かされているとき生まれた幻影が、何年にもわたる意図的な落ち着いた作業によって、作品として丹念につくり上げられた。

譫妄は音楽幻聴を生み出すこともある。ケイト・Eはこう書いている。

一一歳のとき、高熱を出して寝ていると、神々しい音楽が聞こえました。これは天使の聖歌隊だと思ったのですが、私は天国も天使も信じていないし、信じたこともなかったので、妙だと思いました。だから、きっと階下の玄関の前にクリスマスキャロルの聖歌隊がいて、その歌声が聞こえているのだと考えました。一分ほどたって、いまは春だと気づき、自分が幻覚を起こしているにちがいないと自覚したのです。

音楽の幻覚を見る人も、手紙に書いてくる人も大勢いる。壁と天井一面に楽譜の幻影が見えるのだ。その一人、クリスティー・Cは次のように回想している。

子どものころ、病気で高熱を出しました。発作のたびに私は幻覚を起こしました。それは音符と詩句に満ちた視覚性幻覚でした。音楽は聞こえません。熱が高いとき、音符と音部記号がごちゃまぜに不規則に見えます。音符が怒っているので、私は不安でした。私は何時間も心のなかで音符をなだめ、調和させたり順に並べたりしようとしました。この同じ幻覚が、大人になっても熱が出ると私を苦しめます。

熱や譫妄とともに触覚の幻覚も生じる場合があり、ジョニー・Mはこう説明している。「子どものころ高い熱を出すと、とても奇妙な触覚の幻覚を起こして……看護師の指が美しく滑らかな磁器から、ザラザラでもろい感じの小枝に変わり、シーツが気持ちのよいサテンからびしょ濡れの重い毛布になるのです」。

譫妄の最も一般的な原因は熱かもしれないが、それほど明確でない代謝や毒が原因になることもある。私の友人である医師のイザベル・Rに、最近そのようなことが起きた。彼女は二カ月にわたって脱力感が増し、ときどき精神錯乱を起こした。そしてとうとうまわりからのはたらきかけに反応しなくなり、病院に運ばれて、幻覚と妄想をともなうひどい譫妄状態に陥った。病室の壁に掛かっている絵の裏に秘密の実験室が隠されていて、自分に対する一連の実験を私が監督しているのだと思い込んでいたのだ。彼女の（骨粗鬆症《こつそしょう》のために大量に服用していた）カルシウムとビタミンDのレベルが異常に高いことがわかり、有害なほどの高さだったそのレベルが下がるとすぐ譫妄はやみ、彼女は正常にもどった。

譫妄は一般的にアルコールの毒性や禁断症状と関連がある。エミール・クレペリンが一九〇四年の名著『精神医学臨床講義』のなかで、一日にワインを六～七リットル飲んで振戦譫妄を発症した宿屋の主人の症例を書いている。クレペリンによると、患者は落ち着きをなくし、夢幻状態に陥って、

特定の現実知覚……が、視覚と聴覚をはじめ多数のごく鮮明な誤知覚と混ざり合っている。夢のなかのように、ひどく奇妙で異様な一連の出来事が起こるとともに、ときおり突然光景が変わる。……鮮明な幻覚、情動不安、強い震え、そしてアルコールのにおいを考えると、「振戦譫妄」と呼ばれる臨床症状の本質的特徴がすべてそろっている。

その宿屋の主人には、幻覚から生じたと思われる妄想もあった。

あれこれ質問した結果、彼が電気イスで処刑される予定であること、しかも銃で撃たれることがわかった。「絵ははっきり描かれていません」と彼は言う。「誰かがここに立っているかと思うと、次の瞬間にはあちらに立っていて、リボルバーを持って私を待っています。私が目を開くと、彼らは消えるんです」。彼が言うには、うさんくさい液体

が頭と両足のつま先に注射されて、そのせいで絵が現われ、それを［彼は］現実だと思いこんでいる。……彼は熱心に窓を見つめているが、そこに馬と木々が消えたり現われたりするのが見えているのだ。目を軽く押すと、まず火花が見えて、次に野ウサギ、絵、洗面台、半月、人間の頭が、最初はおぼろげに、そのあと色つきで見える。

宿屋の主人が発症したような、何のテーマもつなぐ糸もなく支離滅裂な譫妄もあれば、旅か芝居か映画のような感じがして、幻覚に一貫性と意味がある譫妄もある。アン・Mは、数日間高熱を出したあとにそのような経験をした。初め、眠ろうとして目を閉じると必ず模様が見えた。彼女の表現では、洗練されていてシンメトリカルなところがエッシャーの絵に似ているそうだ。

最初の絵は幾何学的でしたが、そのあと怪物のようなかなり不愉快な生きものに進化しました。……絵に色はついていません。私は眠りたかったので、この絵をちっとも楽しめませんでした。絵はでき上がるとすぐに複製されるので、視野の四象限すべて、というか六象限も八象限も、まったくおなじ絵でいっぱいになるのです。

この絵のあとに、ブリューゲルの絵画を思わせる色彩豊かなイメージが続いた。だんだんにこれもまた怪物でいっぱいになり、多視症のように分裂して、同じミニ・ブリューゲルが群れをなす。

そのあともっと急激な変化が生じた。ふと気づくと、「中国キリスト教会の宣伝ツアーをしている一九五〇年代の中国のバス」に乗っていたのだ。彼女の記憶によると、バスのリアウインドウに映されている中国の宗教の自由に関する映画を見ていた。しかし視点が変化し続けていて、映画もバスも、突然変な角度に傾いて、彼女が見ている教会の尖塔がバスの外にある「本物」なのか、映画の一部なのか、わからなくなるときがあった。熱にうなされて眠れない夜のほとんどの時間、彼女はそんな奇妙な旅をしていた。

アンの幻覚は目を閉じているときだけ現われ、目を開けるとすぐに消えた。[2] しかし、目を開けていても見えるので、現実にそこにあるように思える幻覚を生じる譫妄もある。

一九九六年、私はブラジルを訪れているとき、極端に鮮やかな色のついたリトグラフのような、込み入った物語をなす夢を見るようになり、その夢は毎晩、一晩中続くように思えた。私は熱をともなう胃腸炎にかかっていたので、奇妙な夢はそのことと、おそらくアマゾン川に沿って旅行する興奮が相まった結果だと推測した。そして熱が引いてニューヨークに帰れば、譫妄の夢も終わると考えていた。ところが事もあろうに、その夢は頻度が増して、前よりもさらに強烈になった。ジェーン・オースティンの小説のような感じか、あるいはその一篇の「世界名作劇場」版のような感じで、のんびりと展開していく。この幻覚は非常にディテールが詳細で、登場人物の服装も振る舞いも会話も、『分別と多感』に出てきそうなものだった（これには驚いた――私は昔からあまり社交上の分別や気配りの豊かなほうではなく、小説の好みはオースティンよりもディケンズに傾いていたからだ)。私は夜中にときどき起きて、冷たい水を顔にはたいたり、トイレに行ったり、お茶をいれたりしたが、ベッドにもどって目を閉じたとたん、ジェーン・オースティンの世界にもどっていた。夢は私が起きているあいだに進行していて、もどってみると、私がいないあいだに物語が進んでいるようだった。一定の時間が過ぎて、いくつか出来事が起こって、数名の登場人物が消えるか死ぬかして、ほかの新しい人物が舞台にいる。この夢、あるいは譫妄、あるいは幻覚、どう呼ぶにしても、それは毎晩やって来て正常な眠りを妨げるので、私は睡眠不足からだんだん疲れ果てていった。ふつうの夢とちがって細かいところまで覚えていたこの「夢」について、私は精神分析医に話した。すると彼は言った。「どうしたんです? あなたはこれまで二〇年で見たよりたくさんの夢をこの二週間で見たんですね。何かやっているんですか?」

私は否定した――が、そのとき、アマゾン旅行の前に週に一度、マラリア予防薬のラリアムを服用していて、帰国後にさらに二回か三回服用するはずだったことを思い出した。『PDR(医師用卓上参考書)』でこの薬について調べたところ、副作用として、極度に鮮明で色彩豊かな夢、悪夢、幻覚、精神病が挙げられていたが、発生率は一パーセント未満だとされていた。友人で熱帯医学の専門家であるケヴィン・ケーヒルに相談すると、彼なら極度に鮮明で色彩豊かな夢の発生率は三〇パーセント近くに引き上げるだろうと言われた。本格的な幻覚や精神病はもっとずっとまれだ。夢はどのくらい長く続くのかと尋ねたところ、彼の答えは一ヵ月以上。なぜならラリアムは半減期が非常に長く、体外に排出されるのにそれくらい長くかかるからだ。私の一九世紀風の夢はじっくり時間をかけながらも、次第に消えていった。

詩人のリチャード・ハワードは、腰の手術のあとに数日間、譫妄状態に陥った。手術の翌日、病院のベッドに寝て上を見ていると、天井の縁《へり》に沿ってぐるりと小さい動物が見えた。大きさはネズミだがシカのような頭をしている。生々しく、はっきりしていて、動物の色で、生きもののように動いている。「本物だと思いました」と彼は言い、病院に到着したパートナーにそれが見えないと知って驚いた。それでもリチャードの自信は揺るがなかった。ただ、なぜ画家であるパートナーにそれほど見えていないのか戸惑った（なにしろ、ふだん物事がよく見えていたのはパートナーのほうだったのだ）。自分が幻覚を見ているという考えは、リチャードの頭に浮かばなかった。彼はその現象をふつうでないと思った（「体がネズミで頭がシカの天井装飾はあまり見かけません」）が、現実として受け入れたのだ。

翌日、大学で文学を教えているリチャードは、別の驚くべき光景を見るようになった。「文学のページェント」だ。医者、看護師、病院職員が一九世紀の文学者の衣装を着て、ページェントのリハーサルをしている。その出来栄えに彼は深く感銘を受けたが、もっと批判的な観察者もいることを理解していた。「役者」は仲間どうしだけでなくリチャードとも、自由に話をした。彼には、ページェントが病院のいくつかのフロアで同時に行なわれるのが見えた。床が透明に見えるので、すべての階の演技を見ることができたのだ。練習をしている人たちに意見を求められて、とても魅力的かつ知的にできていて楽しいと思う、と彼は言った。六年後にこの話をしてくれたとき、彼はにっこり笑い、思い出すだけでも楽しいと言った。「とても恵まれた時間でした」。

本当の見舞い客が来るとページェントは消え、機敏で頭もしっかりしていたリチャードは、見舞い客とふつうにおしゃべりをした。しかし彼らが帰るとすぐにページェントが再開する。リチャードは鋭く批判的な知性の持ち主だが、おそらく鎮静剤などの薬物によって引き起こされて三日間続いた譫妄のあいだ、彼の批判能力は失効していたようだ。

リチャードはヘンリー・ジェイムズを深く崇拝している。そしてジェイムズもまた偶然にも、一九一五年の一二月に譫妄を起こした。肺炎と高熱にともなう終末期譫妄である。フレッド・カプランがジェイムズの伝記のなかで、そのことを次のように描写している。

彼はまた別の想像の世界に入り込んでいた。そこは彼の作家人生の始まりにつながる世界、生涯にわたって芸術の力のメタファーであり、彼自身の創造の帝国のメタファーだった、ナポレオンの世界だ。彼は新しい小説のためのメモを口述し始めた。それは「彼自身が書いていると思っている本の断片」である。彼自身の変容した意識を主人公にした小説を書いているかのように、彼は自分をナポレオン、自分の家族をボナパルト皇族とする構想を口述した。……彼は摂政としての手でウィリアムとアリスをつかみ、「親愛なる最も尊敬する兄と姉」に話しかけた。自分が国を下賜した二人に対して、彼はいま、「ここルーブル宮とチュイルリー宮の部屋の装飾」のために立てた詳細な計画を監督する責任を与えた。「詳しいことは担当の芸術家および作業員に伝えてある」。……彼自身が「帝国ワシ」だった。

口述を書き取りながら、［秘書の］セオドラはもう耐えられないと思った。「やっていて悲しくなります。でも、いかにも彼らしい文章を組み立てる力を彼の知性が持ち続けていることは、驚くべき事実です」。

このことはほかの人にも認識されていた。たとえこの文豪は狂乱していても、そのスタイルは「純粋なジェイムズ」であり、確かに「末期のジェイムズ」だったと言われている。

場合によっては、薬物やアルコールの禁断症状が、幻聴の声と妄想に支配される譫妄を引き起こすことがある。たとえ本人が統合失調症ではなく、それまで精神病をわずらったことがなくても、実質的には中毒性精神病の譫妄だ。イーヴリン・ウォーは自伝小説『ピンフォールドの試練』のなかで、このことを秀逸に描写している。[3] ウォーは長年、大変な大酒のみで、一九五〇年代のある時点で、彼はアルコールに強力な睡眠薬（抱水《ほうすい》クロラールとブロム剤の特効薬）を加えた。ウォーが自分の分身であるギルバート・ピンフォールドについて書いているように、薬はどんどん強くなっていった。「彼は薬の分量をあまり正確に計らなかった。気分次第でコップに勢いよく注ぎ、飲む量が少なすぎて夜中に目が覚めると、ベッドを抜け出してフラフラと薬瓶に向かい、二杯めをごくごく飲んだ」。

体調が悪く不安感を覚え、ときどき記憶ちがいを起こしたピンフォールドは、インドへの船旅が回復に役立つと考えた。睡眠薬は二〜三日後に切れたが、酒量は相変わらず多い。船が出港してすぐに、彼は幻聴を感じ始める。ほとんどが人の声だが、音楽や犬の吠える声、船長とその愛人が立てる残忍な打擲《ちょうちゃく》音、大きな金属の塊《かたまり》が船外に投げられる音が聞こえる。見たところ、誰もかれも何もかも正常に見える——平凡な乗組員と乗客を乗せた穏やかな船が、静かにジブラルタル海峡から地中海へと入っていく。しかし、複雑でときに不合理な妄想が、彼の幻聴に入り込んだ。たとえば、スペインがジブラルタル海峡の主権を主張して船を乗っ取ろうとしているとか、人の考えを読み取って他人に伝える機械を持っている者どもが自分にいたずらをしていると、彼は思い込んでいる。

彼に直接話しかけている声もあり、ののしり、憎み、非難し、たびたび彼に自殺するよう勧める。しかし甘い声もあって（悪党の一人の妹だと彼は思っている）、彼に恋していると言い、彼が自分を愛しているか訊いてくる。ピンフォールドは、彼女の声を聞くだけでなく、彼女と会わなくてはだめだと言うが、それは不可能で「規則に反する」と彼女は言う。ピンフォールドの幻覚はもっぱら幻聴で、彼は話し手を見ることを「許され」ない——それで妄想が打ち砕かれるかもしれないからだ。

このような複雑な譫妄と精神病は、夢と同じように、ボトムアップであると同時にトップダウンでもある。脳の「低い」レベル——感覚に関連する皮質、海馬回路、辺縁系——から火山のように噴出するのだが、個人の知力と感情力と想像力、および本人が属している文化の信念とスタイルにも影響される。

実にさまざまな内科疾患や神経疾患だけでなく、（服用の目的が治療であれ娯楽であれ）ありとあらゆる薬物も、このような一時的な「器質性」の精神病を引き起こすおそれがある。私の心にとても鮮明に残っているのは、脳炎後遺症患者で教養と魅力にあふれるシーモア・Lだ（彼と彼の幻覚について、『レナードの朝』で簡単に触れている）。パーキンソン病のためのLドーパをごく少量与えられて、シーモアは病的に興奮し、とくに声が聞こえるようになった。ある日、彼が私のところにやって来て、あんたは親切な人だ、と言った。「だからあんたが『シーモア、帽子とコートを脱いで、病院の屋根に上り、飛び降りろ』と言うのを聞いてショックだったよ」

「あなたにそんなことを言うなんて夢にも思いません。あなたは幻覚を起こしているにちがいありませんよ」と私は応じ、続けてこう言った。「私を見たのですか？」

「いいや」とシーモアは答えた。「声を聞いただけだ」

「もしその声をもう一度聞いたら、あたりを見回して、私がいるかどうか確認してください。もし私が見えなければ、それが幻聴だとわかります」シーモアはしばらく考えてから、首を振って言った。

「いや、無駄だろう」

翌日、彼はまた私の声が帽子とコートを脱いで、病院の屋根に上り、飛び降りるように言うのを聞いたが、今度は声がこう言い足した。「それから、振り向く必要はないですよ。私は本当にここにいるから」。さいわい、シーモアは飛べという命令に抵抗することができた。そして私たちがLドーパの投与をやめると、声もやんだ（三年後、シーモアは再びLドーパを試し、今回は譫妄も精神病もまったく起こさず、順調に快方へ向かった）。

（注1）命にかかわる内科疾患にともなって起こることのある明らかな譫妄のほかに、医師に相談しようと思わないほど軽くて、本人が無視したり忘れたりする可能性があるような、ちょっとした譫妄が起きることも珍しくない。一九〇七年にガウアーズは、片頭痛は「しばしば、あとで何も思い出されないような穏やかな譫妄をともなう」と書いている。

譫妄の定義にはつねに矛盾があって、ディミトリオス・アダミスらがこのことに関するレビューで指摘しているように、しばしば譫妄は認知症などの病気と混同されている。彼らによると、ヒポクラテスは「私たちが現在譫妄と呼ぶ臨床的症候群を呼ぶにあたって、およそ一六の言葉を使っている」。ジャーマン・ベリオスが指摘しているように、一九世紀には、精神異常の治療との混同もあって、精神異常が「慢性譫妄病」と呼ばれた。いまでもこの用語はあいまいなので、譫妄が「中毒性精神病」と呼ばれることもある。

（注2）そのように目を閉じると譫妄の幻影が現われ、目を開けると消える話は、ジョン・メイナード

・ケインズによって回想録「メルヒオル博士（Dr. Melchior）」に記述されている。

パリにもどるころ、私はひどく気分が悪くなっていて、二日後に寝込んでしまった。そのあと高熱が出た。……〈マジェスティック〉のスイートルームで、ほとんど意識が混濁した状態で横になっていると、アールヌーヴォーの壁紙の浮彫模様の心像が、暗闇のなかで私の敏感な知覚を苦しめたので、明かりをつけて現実を知覚することで、想像していた輪郭線のおぞましいプレッシャーからしばし解放され、安堵した。

（注3）のちの版の序文に、ウォーはこう書いている。「三年前、ウォー氏はここに描かれているものと似た幻覚の一時的な発作に襲われた。……ウォー氏は『ピンフォールドの試練』がおおむね彼自身をもとにしていることを否定していない」。したがって、『ピンフォールドの試練』は精神病、器質性精神病の自伝的「病歴」であると認めていいだろう。ただし、純粋な医学的病歴には見られないような、熟練した観察眼と表現力――そして筋立てとサスペンスのセンス――を用いて書かれたものである。

W・H・オーデンはかつて、ウォーは苦しい試練から「何も学ばなかった」と言っているが、その試練のおかげで少なくとも、とても滑稽な回想録を書くことができた。それまで彼が書いてきたものとはまったく異なる新たな展開だった。

第11章　眠りと目覚めのはざま

一九九二年、オーストラリア人のロバート・アッターから手紙を受け取った。私がテレビで片頭痛前兆について話すのを聞いて、彼はこう書いていた。「先生は目の前に複雑な模様が見える片頭痛持ちの人がいることについて説明し……脳内の深いところにある、模様を生成する機能の現われかもしれないと推測なさっていましたね」。この話で彼は就寝時にきまって経験したことを思い出した。

それはいつも夜、頭を枕にのせたときに起こるのです。目を閉じると……像が見えます。図絵ではなくて、たいていは模様かテクスチャーで、たとえば、図形の繰り返しとか、図形の影とか、風景のなかの草などイメージのなかの一つのアイテム、木目、さざ波、雨粒……ものすごいスピードで異様に変化していきます。図形が複製され、増殖し、ネガに反転する、といった具合です。色が加えられたり、引かれたり、陰影がついたり。テクスチャーがいちばん興味深いです。草が毛皮になり、毛包になり、波打って踊る光の線になり、ほかにもたくさんのバリエーションがあって、その微妙な諧調は私の言葉では粗すぎて説明できません。

これらの像とその変化は、勝手に現われては消えます。この経験はつかの間で、数秒のこともあれば数分のこともあります。現われるのを予測することはできません。私の目のなかで起きているのではなく、目の前にある空間の一定範囲で起きているように見えます。像の濃さはうっすらから鮮明まで、夢の像のようにいろいろです。しかし夢とはちがって、感情的なニュアンスはまったくありません。興味深いとは思いますが、感動することはありません。……この経験全体が意味を欠いているように思われます。

この心像は、知覚がないときの脳の視覚野における「アイドリング」のようなものを表わしているのではないかと、彼は考えていた。

アッター氏が鮮やかに描写したものは夢ではなく、眠る直前に現われる不随意の心象あるいは半幻覚――一八四八年にフランス人心理学者のアルフレッド・モーリーが考えた用語を使えば、入眠時幻覚である。あまりにかすかなので本人も気づかないで終わる可能性があるが、大部分の人に少なくとも時々は起きていると推定される。

そもそもモーリーが観察したのはすべて自分自身の心象だったが、フランシス・ゴルトンは大勢の被験者から情報を集め、初めて入眠時幻覚の体系的調査を行なった。彼は一八八三年の著書『人間の能力とその発達を探る（*Inquiries into Human Faculty and Its Development*）』で、そのような心像が見えるかを訊かれて、最初から認める人はごくわずかだと述べている。そのような幻覚はよくあることで、悪いものではないと強調するアンケートを彼が送ってようやく、一部の被験者がそのことについて気兼ねなく話すようになった。

ゴルトンは自分も入眠時幻覚を起こしていることに驚いた。ただし、それに気づくには時間と忍耐が必要だった。「意識してみようと考える前に問われていたら、暗闇での私の視野は基本的に真っ黒で、ときどき薄紫のもやがかかるなど小さな変化が生じるだけだと、きっぱり断言したにちがいない」と書いている。しかしもっと詳しく観察し始めると、次のようなものが見えた。

> 模様と形が万華鏡のようにたえず変化し続けているが、とてもうつろいやすくて複雑なので、私には実態に近い描写をすることはできない。その多様さに驚かされる……。私が何かについて考え始めるとたんに視野と記憶から消えてしまう。これほど確かに存在しているのにいつも見過ごされているとは、なんとも妙なことである。

ゴルトンのアンケートに答えた大勢の人々のなかに、ジョージ・ヘンズロー尊師がいた（「彼の見る幻影は私のものよりはるかに鮮明だ」とゴルトンは書いている）[1]。ヘンズローの幻覚の一つは、石弓の幻影で始まり、それが一本の矢になり、次に矢の列になり、そして流れ星に変わって、雪片になる。そのあと牧師館の詳細な幻影が続き、それが赤いチューリップの花壇になる。イメージが目まぐるしく変わり、そこには視覚的な関連（たとえば矢が星になり、それが雪片になる）はあるが、物語としての連続性はない、と彼は報告している。

ヘンズローの心像は極端に鮮明だが、夢や物語の性質はなかった。

ヘンズローは、この幻覚が自発的に思い浮かべる心象といかに異なるかを強調している。後者は絵画のようにゆっくり、少しずつ組み立てられていき、日常経験の領域にあるように思えるが、前者は求められてもいないのに勝手に、完成されたかたちで現われる。彼の入眠時幻覚は「たいていとても美しく光り輝いている。（自分ではこんなに精巧なものを見た憶えがないほどの）カットグラス、浮き出し模様のある金と銀のきわめて繊細な装飾品。金と銀の花台など。見事な色合いの精巧で色彩豊かな模様のカーペット」。

ゴルトンはこの描写が明瞭で詳しいから選んだのだが、静かな暗い部屋で眠ろうとしているときに見る本質的に似たような幻影を記述している人は、ヘンズローのほかにも大勢いた。これらの幻影は、ゴルトン自身が見たようなかすかな心象から実質的な幻覚まで、鮮明さはさまざまだが、そのような幻覚が現実とまちがわれることはなかった。

ゴルトンは入眠時に幻影を見る傾向を病的なものとは考えなかった。むしろ、眠りにつくたびに鮮明に経験する人はわずかかもしれないが、（すべてではないにしても）ほとんどの人が少なくとも一度は経験している、と考えていた。実現するには特別な条件――暗闇か目を閉じた状態、心が不活発な状態、もうすぐ眠りに落ちる状態――が必要であるとはいえ、それは正常な現象なのだ。

入眠時の幻影に注意を払う科学者はほかにほとんどいなかったが、一九五〇年代になると、ピーター・マッケラーらが眠りかけのときの幻覚について、一〇年におよぶことになる調査を始めた。大規模な集団（アバディーン大学の学生）を対象に幻覚の内容と発生率を詳しく観察し、それをメスカリンで引き起こされた幻覚など、ほかのかたちの幻覚と比較したのだ。一九六〇年代に入ると、彼らはその現象学的観察を、被験者が完全な覚醒状態から入眠状態に移るときの脳波研究によって補完することに成功した。

マッケラーの被験者の半分以上が入眠時の心像を報告し、幻聴（声、鐘、動物など）は幻視と同じくらい一般的だった。私が手紙をやり取りしている人のなかにも、犬の吠え声、電話のベル、名前を呼ぶ声など、単純な幻聴について語る人が多い。

文芸批評家のエドマンド・ウィルソンは著書『アップステート（*Upstate*）』のなかで、多くの人たちが経験する入眠時幻覚を描いている。

朝、完全に目が覚める直前、電話が鳴るのが聞こえる気がする。初めは電話を取ろうとしたが、鳴っていないことに気づいた。だからいまはただベッドに寝ていて、音が繰り返されなければ、それが想像の産物だとわかるので起きない。

アントネラ・Bは、眠りに落ちようとするときに音楽が聞こえる。彼女の手紙によると、最初にそうなったとき、「本当にすてきなクラシックの曲が大オーケストラによって演奏されるのが聞こえました。曲名はわかりませんが、とても複雑な曲でした」。ふだん、音楽にともなう幻像はなくて、「美しい音だけが私の脳を満たすのです」。

図書館司書のスーザン・Fはもっと複雑な幻聴を経験していて、手紙にこう書いている。

数十年前から、眠りに落ちる寸前に、話されている文章が聞こえます。いつも文法的に正しくて、たいていは英語、たいてい話しているのは男性です（女性が話したケースが二～三回あり、一度は私の理解できない言語でした。私はロマンス系の諸言語、中国語、朝鮮語、日本語、ロシア語、ポーランド語のちがいはわかるのですが、そのどれでもありませんでした）。聞こえる文が「水を一杯くれ」というような命令のこともあれば、単なる発言や疑問文の場合もあります。一九九三年の夏、私は聞こえた文章の記録をつけました。こんな感じです。「一度彼が私の前を歩いていた」、「これはたぶんあなたのものです」、「どんな写真か知っていますか？」、「ママがクッキーを欲しがっている」、「ユニコーンのにおいがする」、「シャンプーを取って来て」。

聞こえる内容は、その日、前の日、前の週、あるいは前の年に、私が読んだり見たり経験したり記憶したりしていることとは何の関係もありません。夫の運転で長旅をしているとき、私はよく居眠りをします。そういうとき、例の文章がすごくあわただしく聞こえてきます。ちょっとうとうとして、ぼんやり目が覚めているときに聞こえて、それが夫に向かって繰り返され、次にまたうとうとして、ぼんやりしていると別の文章が聞こえて、という具合に、私が目を覚まして起きていようと決心するまで続くんです。

と語っている。

ナボコフは『ナボコフ自伝』で、自身の聴覚と視覚両方の入眠時心像について、ありありと思い出せるかぎりずっと……私は軽い幻覚を起こしていた。……眠りに落ちる直前によく、私が実際に考えていることの流れとは関係なく、一方的な会話のようなものが頭の周辺で行なわれているのがわかる。客観的で特色のない淡々とした声が、私には何の意味もない言葉を言っているのが聞こえる。英語かロシア語で、私に話しかけているのではないし、あまりにもくだらないので例を挙げる気にもならない。……このばかげた現象は、これまた私にはなじみ深い睡眠前期に見る幻の聴覚版のように思える。……幻は現われては去り、うとうとして見ている本人がそこに参加することはないが、それでもまだ五感を働かせることはできるので、基本的に夢の状況とは異なる。幻影はたいていグロテスクだ。悪党の横顔や、小鼻や耳が膨張している下品な顔立ちで赤ら顔の小人につきまとわれる。しかし、フォティズム（視覚性共感覚）はむしろ心地よいぼんやりした感じになることがあり、そういうときは暗い人影がミツバチの巣箱のあいだを歩いていたり、小さい黒いオウムの群れがだんだん山の雪のなかに消えていったり、遠く離れたところで動いているマストの向こうに藤色が溶けていくのが見える――言ってみれば、まぶたの内側に投影されるのだ。

顔は入眠時幻覚でとくによく現われるもので、アンドレアス・マヴロマティスが百科全書的な著書『入眠――覚醒と睡眠のあいだに固有の意識状態（*Hypnagogia: The Unique State of Consciousness Between Wakefulness and Sleep*）』の中でこのことを強調している。この本にはこの幻覚について一八八六年に語った一人の男性の言葉が引用されている。それによると顔は、

暗闇からもやのように現われ、ぐんぐん輪郭がシャープになっていき、丸みと鮮やかさと現実味を帯びてくるようだ。それが薄れて消えても、入れ替わりでまたほかのものが驚くほどすばやく、ものすごい数で現われるだけである。以前、顔は見事なほど醜かった。人間の顔だが動物に似ていて、しかも地球上には仲間がいない悪魔のような動物だった。……最近、その顔はとても美しくなった。非の打ちどころのない形と造作が、種類も数も果てしなく次々と現われる。

顔が見えることがどれだけありふれているかを強調する記事や論文はほかにもたくさんあ

り、顔が鈴なりになり、それぞれの顔はとても個性的なのだが、誰とは認識できない、というようなものさえある。F・E・リーニングは一九二五年の入眠状態に関する論文のなかで、そのように顔が強調されることは、「心に『顔を見る』特殊な傾向があることを示唆していると言えよう」と述べている。現在では、リーニングの言う「傾向」には、視覚野のうち紡錘状回顔領域と呼ばれる特化した部分に解剖学的基盤があることがわかっている。ドミニク・フィッチェらが機能的MRIの研究によって、顔の幻覚が生じるときに活性化するのは、右脳半球にあるまさにこの領域であることを明らかにしたのだ。

左脳半球にあるこれと相同の領域が活性化すると、語彙幻覚が生じることがある――文字、数字、音符、ときには単語や擬似単語、さらには文章の幻覚だ。マヴロマティスの被験者の一人はこう表現している。「うとうとしているときや眠りに落ちる前……私は本を読んでいるようだ。活字がはっきり見えて単語が識別できるが、その単語はたいてい特定の意味はないように思える。自分が読んでいるとおぼしき本は、けっしてなじみのある本ではないが、日中に読んでいたことを論じている場合が多い」

（入眠時の顔や場所の幻影は特定できないのがふつうだが、マッケラーとシンプソンが「保《ほ》続的《ぞく》」と呼ぶ特異なカテゴリーの入眠時幻覚がある。その日の日中に本人が接触した何かの幻覚または反復心像だ。たとえば、一日中車を運転していた場合、閉じた目の前に生垣や並木が延々と続くのを「見る」ことがある）

入眠時心像はおぼろげな場合や無色の場合もあるが、たいていは明るくてとても鮮やかな色がついている。アルディスとマッケラーは一九五六年の論文に、被験者が「すさまじい日光を浴びているかのような強烈なスペクトルの色」と表現した例を引用している。ほかの研究者と同様、彼らもこれをメスカリンによる色の誇張と比較した。入眠時幻覚は光度も輪郭も異常に強くはっきりしていて、影やしわが誇張される場合がある。そのような誇張が、マンガのような人物や場面によく合っているときもある。多くの人が入眠時幻影の「ありえない」鮮やかさや「顕微鏡で見ているような」細かさについて話す。心像のほうが知覚したものよりもきめ細かく見えるようで、まるで心の目の視力が一・〇ではなく四・〇もあるかのようだ（この異常な視力はさまざまなタイプの幻視に共通の特徴である）。

入眠状態でさまざまな像を「見る」こともありえる。真ん中に風景、左上に顔が現われ、縁をぐるりと複雑な幾何学模様が囲んでいる、といった具合に、すべてが同時にそこにあって、すべてが独自に展開したり変形したりする。一種の多発性幻覚である。物や人物が多重になる幻覚性多視について話す人も多い（マッケラーの被験者の一人は一羽のピンク色のオウムを見たあと、何百羽ものピンク色のオウムが互いに話をしているのを見た）。

人物や物が突然近づいてきて、大きく詳細になり、それからまた後退することもある。入眠時心像はよくスナップ写真やスライドになぞらえられるが、意識のなかにパッと差し込み、一秒か二秒とどまり、そして消える。そして入れ替わりにほかの像が現われるが、像どうしはつながりも明らかな関連もないように思われる。

入眠時幻影は「別世界」のもののように思えるのかもしれない。自分の幻影について説明する人はこの別世界という表現を何度も繰り返し使う。エドガー・アラン・ポーは、自分自身の入眠時心像は見慣れないものであるばかりか、前に見たことのあるどんなものとも似ていないことを強調している。「絶対的に目新しい」のだ(2)。

ほとんどの入眠時心像は本当の幻覚とは異なる。現実のようには感じられず、外の空間にぬっと現われることもない。それでも、幻覚の特色と共通するところが少なくない。不随意で、制御できず、自立している。超自然的な色と細かさがあり、通常の心像とはちがって、急速かつ奇妙に変形する可能性がある。

入眠時心像に特有の急速で不随意の変形には、手紙をくれたアッター氏が言っているように、脳が「アイドリング」していることをうかがわせるものがある。最近、神経科学者がよく話題にする脳の「デフォルト・ネットワーク」は、独自の像を生成する。思いきって「遊ぶ」という言葉を使って、視覚野がいろんな変形で遊んでいる、目標も目的も意味もなく遊んでいる、と言ってもいいかもしれない。成り行きまかせの活動、あるいは、細かい決定要因がたくさんあるので同じパターンはけっして繰り返されない活動だ。入眠状態で見られるような、果てしなく多様で変化し続ける模様や形の連発ほど、脳の創造性と計算力を感じさせる現象はめったにない。

マヴロマティスは入眠状態を「覚醒と睡眠のあいだの特異な意識状態」と書いているが、夢、瞑想、恍惚、創造など、意識のほかの状態との共通点だけでなく、統合失調症やヒステリー、あるいは薬物に誘発された状態における、変容した意識との類似点も考察している。入眠時幻覚は感覚的なもの（したがって視覚野や聴覚野で生成される皮質性のもの）だが、その開始プロセスは脳のもっと原始的な皮質下の部位で起こっている可能性があり、これもまた、入眠状態と夢に共通するものであると、マヴロマティスは考えている。

とはいえ、二つはまったく別物だ。夢は瞬間的な像としてではなく出来事として現われ、連続性、一貫性、物語性、テーマがある。人は自分の夢に加わるか、加わっている人を観察するが、入眠状態では人は単なる傍観者だ。夢は本人の願いと不安を呼び起こし、たいてい前日か前々日の経験を再現し、記憶の固定を助ける。問題の解決策をほのめかしているように思えることもある。きわめて個人的な特性があり、おおむね上から決定されている――大部分が「トップダウン」の創作物なのだ（ただし、精神科医のアラン・ホブソンが豊富な裏づけ証拠を挙げて論じているように、「ボトムアップ」のプロセスも採用している）。それに対して入眠時の心像や幻覚は、性質はおおむね感覚的で、色や細部が強化または誇張され、輪郭、光度、ゆがみ、増殖、ズームアップをともない、個人的経験とはかけ離れていて、圧倒的に「ボトムアップ」のプロセスだ（しかし、神経系のあらゆるレベルが双方向的で、たいていのプロセスはトップダウンとボトムアップの両方であることを考えると、これは単純化した説明である）。入眠状態と夢はどちらも異常な意識状態であり、どちらも覚醒している意識とは異なるのと同じように、この二つも互いに異なる。

出眠時幻覚、すなわち目覚めようとしているときに現われる幻覚は、ほとんどの場合、入眠時幻覚と特徴が大きく異なる。(3) 目を閉じて、または暗闇のなかで見る入眠時幻覚は、独自の想像空間のなかで静かにほんの一瞬で進行し、ふつうは部屋のなかに物理的に存在するものとしては感じられない。出眠時幻覚はたいてい、目を開けて明るいなかで見えるものであり、しばしば外の空間に現われ、完全にまっとうでリアルに思える。楽しさや喜びが感じられる場合もあるが、たいていは苦痛、ときに恐怖を引き起こす。なぜなら、その幻覚には意図があって、目覚めたばかりの幻覚者を攻撃しようとしているように思えることがあるからだ。入眠時幻覚にはそのような意図はなく、幻覚者とは無関係の見世物として経験される。

出眠時幻覚はたいていの人にとってたまにしか起こらないが、たびたび経験する人もいて、オーストラリア人男性のドナルド・フィッシュがそのケースだ。私とシドニーで会う前に、彼は自分の鮮明な幻覚について手紙を書いてくれた。

穏やかな眠りと、おそらくごくふつうの夢から目覚めて、ショックを受けます。目の前にハリウッドでもつくれないような生きものがいるのです。その幻覚は一〇秒くらいでだんだんに姿を現わし、私はそれを見ているときでも動くことができます。それどころか、たいていは三〇センチくらい飛び上がって悲鳴を上げます。……幻覚は悪化していて、いまでは一晩に四回くらい起こるので、私は寝るのが怖くなってきています。私が見るものの例をいくつか挙げます。

こちらを見下ろしている大きな天使の像と、その隣に黒い死神の像。
隣に横たわっている腐りかけの死体。
喉元に迫る巨大なワニ。
床の上に血だらけの死んだ赤ん坊。
私を笑っているおぞましい顔。
巨大なクモ――よく見る。
私の顔に覆いかぶさる大きな手。一メートル半向こうの床に転がる大きな手。
漂うクモの巣。
私の顔めがけて飛んでくる鳥と昆虫。
岩の下からこちらを見ている二つの顔。
スーツを着てベッドの脇に立っている私自身――ただし老けて見える。
ジャガイモを食べている二匹のネズミ。
こちらに向かって降りてくる色とりどりの大量の旗。
オレンジ色の毛の房で覆われた床に寝ている醜い原始人。
落ちてくるガラスの破片。
二個のロブスター捕獲用わなかご。
飛び散る血のように何千にも増えていく赤い点々。

落ちてくる大量の丸太。

入眠時幻覚と出眠時幻覚は、子どものころのほうが鮮明で記憶に残りやすいとよく言われるが、フィッシュ氏の幻覚はずっと続いている――始まったのは八歳のときで、彼はいま八〇歳を過ぎている。なぜ、彼がそれほど出眠時幻覚を起こしやすいのかは謎だ。彼は何千回も出眠時幻覚を経験しているが、充実した人生を送り、一貫して創造性豊かな仕事をすることができている。すばらしい想像力を持ったグラフィックデザイナーであり視覚芸術家である彼は、超現実的な幻覚のなかにインスピレーションを見つけることもある。

フィッシュ氏の出眠時心像は頻度こそふつうではない（そして彼にとってとてもつらい）が、その特徴はけっして珍しいものではない。エリン・Sは自分の出眠時心像について手紙を書いてくれた。

いちばん典型的なのは、私がベッドの上に起き上がると、ベッドの足元から距離を置いて私を見つめている人――たいていは老婦人――が見えるものです（このような幻覚を幽霊と考える人もいると思いますが、私はそうは思いません）。幅三〇センチのクモが壁を這い上がっているのが見えることもありますし、花火が見えたり、ベッドの足元に自転車に乗っている小さい悪魔が見えたりすることもあります。

けっして五感ではっきりとらえられるものではないが、思わず現実だと信じてしまう類《たぐい》の幻覚として挙げられるのが、近くに誰かまたは何かが「存在する」という感覚だ。その存在する何かは場合によって悪とも善とも感じられる。そのようなときのその感覚には、誰かがそこにいると確信せずにはいられないほど、有無を言わせぬものがある。

私にとって、出眠時の幻覚体験はふつう視覚よりも聴覚上のもののほうが多く、多様なかたちをとる。夢や悪夢の続きの場合もある。あるとき、私は部屋の隅で引っかくような音を聞いた。最初は壁のなかにネズミがいるだけだと考えて気に留めなかった。しかし引っかく音はどんどん大きくなり、私は怖くなってきた。不安になって、その隅に枕を投げつけた。しかし投げつける行動（というより、むしろ行動しようと思ったこと）で完全に目覚め、目を開けると、夢のなかの病室に似た部屋ではなく、自分の寝室にいることがわかった。しかし目覚めてからも数秒間、引っかくような音ははっきり、完全に「リアル」に続いた。

私は（催眠剤として抱水《ほうすい》クロラールを服用したときに）音楽幻聴も経験したことがある。夢の音楽が目覚めても続いたのであり、一度はモーツァルトの五重奏曲だった。私の場合、通常の音楽の記憶や心像はそれほど強くないし、オーケストラはもちろん五重奏でさえ、すべての楽器を聞きわけることなどまったくできないので、モーツァルトが聞こえてきて、しかもすべての楽器が聞こえたのは、びっくりする（そしてすばらしい）経験だった。もっとふつうの状況では、出眠状態では音楽への感度が上がる（そしていくぶん無批判になる）。その状態で聞こえる音楽は何でも心地よいのだ。クラシック音楽の局に合わせてあるクロックラジオで目覚めるときは、ほぼ毎朝この状態になる（ある画家の友人は、朝、ベッドに横になっていて最初に目を開けたあと、同じように色や質感への感度が上がると述べている）。最近、私は驚くべき、そしてかなり感動的な幻視を起こした。たとえ実際に夢を見ていたのだとしても、その夢で何を見ていたか思い出せないが、目覚めたときに自分の顔が見えた――というよりむしろ、私が四〇歳だったときの、黒いひげを生やし、かなり照れくさそうに笑っている自分の顔だ。その顔は六〇センチほど離れたところにあり、実物大で、おぼろげな淡いパステルカラーで、空中に浮かんでいた。好奇心と好意をもって私を見ているようで、五秒ほどたつとだんだん消えていった。その顔は私に、若いころの自分自身との奇妙でノスタルジックなつながりを感じさせるものだった。ベッドに横になったまま私は、若いときにいまの八〇歳に近い顔の幻影を見たことなどあったかなと考えた。四〇年の歳月を超えて、出眠時に「やあ」とあいさつしたことが、はたしてあったのか。

夢のなかではとても幻想的で超現実的な経験をすることがあるが、その場合、私たちは夢の意識のなかに閉じ込められていて、そのほかに批判的な意識がないので、それを受け入れる（明晰夢というまれな現象は例外だ）。目覚めたときには、夢の断片、ほんの小さなかけらしか思い出せず、それらを「単なる夢」として簡単に片づけてしまうかもしれない。

それに対して幻覚は衝撃的で、ごく細かいところまで覚えていることが多い。これは睡眠に関連する幻覚と夢との重要な差異の一つだ。私の同僚のD博士は、生涯に一度だけ出眠時幻覚を経験していて、それは三〇年前のことだった。しかし彼はそれを非常に鮮明に記憶している。

のんびりした夏の夜だった。夜中に時々あることだが、午前二時ごろに目が覚めると、隣に身長二メートルの堂々としたネイティブ・アメリカンが立っていた。黒髪で黒い目、筋肉隆々の巨漢だ。もし向こうが私を殺す気なら私にはどうしようもないと実感しながら、同時に、その男が現実であるはずがないとわかっていた。それでも彼はそこに立っていて、彫像のようなのにとても生々しい。私の心にいろんな考えが浮かんでは消えた――どうやって彼は家のなかに入ったんだろう？……なぜ彼は動かないのか？……これが現実であるわけがない。それでも彼の存在が怖かった。五秒か一〇秒後に彼は半透明になり、静かに蒸発して見えなくなった。[4]

出眠時心像は本質的にとっぴで、しばしば恐怖を呼び起こし、そのような状態で人は暗示にかかりやすくなる可能性があることを考えると、天使や悪魔の出眠時幻影が、戸惑いや恐怖をもたらすだけでなく、そういうものが物理的に実在するという確信を人に抱かせるのは、まったく無理からぬことだ。それどころか、ほかならぬ怪物や幽霊、あるいはお化けという概念はかなりの程度そういう幻覚に由来しているのではないかとまで考えざるをえない。生理学的基盤があるとはいえ、そのような幻覚が、亡霊の世界を信じる個人や文化の傾向と相まって、超自然的存在への信仰を強めることがあるのは、容易に想像できる。

出眠時を表わす「hypnopompic」という言葉を導入したのは、一九〇一年、黎明期の心理学研究に魅了されていたイギリスの詩人で古典学者のF・W・H・マイヤーズだった。彼はウィリアム・ジェイムズの友人であり、心霊現象研究協会の創立メンバーだった。この協会で彼は、異常な超常現象を正常な心理機能と結びつけようとした。そしてマイヤーズの業績はとても影響力があった。

降霊会と霊能者が大流行していた一九世紀末に生きていたマイヤーズは、幽霊や亡霊やお化けについて幅広い記事を書いている。当時のご多分に漏れず彼も来世を信じていたが、彼はそれを科学的な文脈でとらえようとした。超自然的存在の現われと解釈されそうな経験は、とくに出眠状態で起こる傾向があると考える一方で、霊的あるいは超常的な世界が客観的に実在し、人の心はその世界に、夢や出眠状態、恍惚状態、特定の種類の癲癇《てんかん》など、さまざまな生理学的状態にあるとき、一瞬入れるのだとも信じていたのだ。しかし同時に彼は、出眠時幻覚は夢や悪夢の断片が目を覚ましても続いているもの、つまり事実上の白日夢かもしれないと考えていた。

とはいえ、一九〇三年に刊行されたマイヤーズの二巻におよぶ『人格とその死後存続（*Human Personality and Its Survival After Bodily Death*）』や、マイヤーズとその同僚（ガーニーら）が一八八六年に発表した診療例の集大成『生きている人々の幽霊（*Phantasms of the Living*）』を読むと、記述されている「霊的」または「超常的」な経験の大半は、実は幻覚だと思われる。近親者との死別、社会からの孤立、または感覚遮断の状態、そして何よりも居眠りや夢うつつの状態で生じる幻覚なのだ。

同僚で精神分析医のB博士が、一〇歳の少年についての話をしてくれた。少年はある朝目覚めると、「青い服を着て明るい光に包まれた女性が、ベッドの足元に浮かんでいるのを見つけた」。

彼女は穏やかな優しい声で、彼の「守護天使」だと自己紹介した。少年はおびえ、像が消えることを期待してベッドサイドの明かりを点けた。しかし女性は空中に浮かんだままだったので、彼は部屋から走り出て、両親を起こした。

両親は子どもを安心させようと、おまえの経験したことは夢だと話した。彼は納得せず、その出来事は依然、彼の理解の外にあった。家族に宗教的な背景はなく、彼にとってその天使は見知らぬものだった。恐怖心が募り、目覚めたらまたその女性がいるのではないかとおびえて、少年は不眠症になった。両親と教師の表現によると、彼は興奮して注意散漫になっていて、次第に仲間との輪や活動に参加しなくなった。両親がかかりつけの小児科医を呼ぶと、医師は少年に精神鑑定と心理療法を勧めた。

少年はそれまで機能的な問題や睡眠障害、あるいは身体的疾患の病歴がなく、うまく適応しているようだった。彼はセラピーを有効に活用して……起こったことの意味を探り続け、その出来事を、眠りから覚めた直後によく起こる一種の幻覚だと理解するようになった。

B博士は次のようにつけ加えている。「出眠時幻覚を起こす人の多くは健康でうまく適応しているように見えるだろうが、それが心の痛手になるおそれがあるので、そのような現象が本人にとって持つ意味や含みを調べることがきわめて重要だ」。

ふだんとこれほどかけ離れた経験は、本人の世界観や信条を深刻に脅《おびや》かすことになる。どう説明できるのか？　どういう意味なのか？　この幼い患者の症例から、独自の現実を押しつけてくるそのような夜間の幻覚によって、理性そのものが揺らぎかねないことを思い知らされる。

（注1）ヘンズロー尊師の父親は、ケンブリッジ大でダーウィンを教え、ビーグル号に乗船する職を彼に紹介した植物学者のジョン・スティーヴンス・ヘンズローである。

（注2）ポーは入眠時幻覚によって想像力がたくましく豊かになると感じ、自分が見た異様なものをメモできるように、幻覚を見ているあいだに突然身を起こして完全に目を覚まし、そのメモをたびたび自分の詩や短篇に織り込んだ。ポーの作品を見事に翻訳していたボードレールは、そのような幻影の独自性にも興味をそそられ、とくにアヘンやハシシで促進されているものに魅了された。一九世紀初期の世代全体が（コールリッジやワーズワース、そしてサウジーやド・クインシーを含めて）そのような幻覚の影響を受けた。このことはアリシア・ヘイターの『アヘンと恋愛想像力』およびエヴァ・ブランの権

威ある『想像の世界（*The World of the Imagination: Sum and Substance*）』で研究されている。

（注3）出眠時幻覚のほうが入眠時幻覚よりもはるかにまれで、目を覚ますときに入眠時幻覚を起こす人、あるいは眠りに落ちるときに出眠時幻覚を起こす人もいる。

（注4）スピノザが一六六〇年代に同じような幻覚について、友人のペーター・バリングあての手紙に書いている。

ある朝、夜が明けたあと、ひどく不愉快な夢から目覚めると、眠っているときに現われていた像が、まるで現実のように生き生きと目の前に残っていた。とくに、前に見たことがない黒人でハンセン病のブラジル人が見えた。気をそらすために、本か何かほかのものに目を向けると、その像はほとんど消えた。しかし再び視線を上げて、何を見るともなくぼんやりしていると、同じ黒人の同じ像が同じように鮮明に現われる現象が、最終的にその頭が消えるまで、何度も繰り返された。

第12章　居眠り病と鬼婆

一八七〇年代末、ワイン醸造一家出身のフランス人神経学者、ジャン＝バティスト＝エドゥアール・ジェリノーは、三八歳のワイン商人を診察する機会を得た。彼は二年前から突然、短時間の抵抗しがたい睡眠発作に襲われていた。ジェリノーのところに来た段階で、一日二〇〇回も発作が起きていた。食事の最中に眠り込んで、ナイフとフォークが手から滑り落ちることもある。話の途中や、劇場で席にすわったとたん、居眠りすることもある。悲しみでも喜びでもとにかく強い感情によって、睡眠発作だけでなく「起立不能」の発作も起こることが多かった。起立不能発作は、筋肉の力と緊張が突然失われるので、完全に意識はあるのにぐったりと地面に倒れてしまう。ジェリノーはこのナルコレプシー（居眠り病を表わす彼が考案した用語）と起立不能（現在カタプレキシーと呼ばれている）の同時発生を、神経学的原因がある新しい症候群と考えた(1)。

一九二八年、ニューヨークの医師サミュエル・ブロックが、ナルコレプシーについてもっと広い見方を示し、突然の睡眠発作とカタプレキシーだけでなく麻痺も起こす傾向があり、睡眠発作のあとに話したり動いたりすることができなくなる、二二歳の若者について記述した。彼はこの睡眠麻痺（症状はのちにこう呼ばれるようになった）状態のときに、ほかのときに経験したことのない鮮明な幻覚を起こした。ブロックの症例は同時代（一九二九年）のナルコレプシーに関する概説では「珍しい」とされたが、睡眠麻痺とそれにともなう幻覚はけっして珍しくはなく、ナルコレプシー症候群の構成要素と見なすべきであることが、ほどなく明らかになった。

視床下部は「覚醒状態」ホルモンであるオレキシンを分泌していて、先天性ナルコレプシーをわずらっている人はこの部位に欠損があることが、現在では知られている。頭の負傷や腫瘍や病気によって視床下部が損傷した場合も、後天的なナルコレプシーを起こす場合がある。

重度のナルコレプシーは治療されないと身体機能を奪う可能性があるが、さいわいそういうケースはまれで、有病率はおそらく二〇〇〇人に一人だろう（もっと軽いものはかなり一般的かもしれない）。ナルコレプシーの患者は恥ずかしいとか、孤独だとか、誤解されていると感じる傾向がある（酔っぱらいと見られていたジェリノーの患者もそうだった）が、〈ナルコレプシー・ネットワーク〉のような組織のおかげもあって、広く認知されるようになってきている。

それでも、ナルコレプシーがナルコレプシーときちんと診断されないことは少なくない。

ジャネット・Bは私あての手紙に、自分の症状は大人になるまでナルコレプシーと診断されなかったと書いている。小学校のとき、「私は入眠時幻覚のせいで自分が統合失調症なのだと思いました。六年生のときに統合失調症についての作文まで書いたのです（自分の問題だと思っていることには触れずに）」。ずっとあとになって、ナルコレプシー支援グループのところを訪ねたとき、「ただ幻覚を見るだけでなく、私と同じ幻覚を見る人がグループに大勢いることを知って、びっくりしました」と彼女は書いている。

最近、〈ナルコレプシー・ネットワーク〉のニューヨーク支部がミーティングを開く予定だと知って、メンバーの体験談を聞いたり、メンバーと話をしたりするために参加してもいいかと頼んだ。ミーティングの出席者の大半はカタプレキシー、つまり喜怒哀楽や笑いによって突然起こる筋緊張の完全消失を起こしていて、そのことについてもざっくばらんに話しあっていた（実際、カタプレキシーを隠すことはできないと言っていい。私が話をした一人の男性は、たまたま喜劇俳優のロビン・ウィリアムズの友人で、ロビンと会うときは必ず前もって地面に横になると話していた。そうしないと、笑いで誘発されるカタプレキシーの発作で倒れることが確実だからだ）。しかし幻覚は別問題だった。人はたいてい認めるのをためらい、ナルコレプシー患者でいっぱいの部屋でさえも、そのことがオープンに話しあわれることはほとんどなかった。ところが、あとになって幻覚について私あての手紙に書いてきた人が大勢いる。その一人のシャロン・Sは自分の経験を次のように語っている。

うつぶせで目を覚ますと、マットレスが呼吸をしている感じがします。動くことができず、自分の下に黒い毛がまばらに生えた灰色のマーブル模様の皮膚が「見える」ので、恐怖に襲われます。私は歩いているゾウの背中に寝そべっているのです。……幻覚のばかばかしさのせいで、私はカタプレキシーを起こしてへたり込みます。……昼寝から目覚めようとしていると、寝室の隅に自分自身が「見え［ることもあり］」ます。……私は天井の近くにいて、ゆっくりパラシュートで床に向かって漂っています。幻覚のあいだ、それがまったく正常なことに思われて、私はとても落ち着いた静かな気持ちでいます。

シャロンは車の運転中にも幻覚を起こした。

［車で］職場に向かっていて、だんだん眠くなってきます。突然、目の前の道路が起き上がって、私の顔を打ちます。それがとてもリアルなのです。私は頭をグイッと後ろに引きます。それで確実に目覚めます。この経験は、私の目が開いていて、ゆがんでいるとはいえ現実の周囲の状況が見えていたという点で、ほかの幻覚とはちがいます。

私たちの大半はしっかりした睡眠と覚醒のサイクルを持っていて、睡眠はおもに夜間に起こるのに対し、ナルコレプシーをわずらう人たちの場合、（ほんの数秒のものも含めた）「マイクロスリープ（微小睡眠）」と「中間状態」が一日に何十回も起こりえる。そしてその一部または全部に、ひどく鮮明な夢か幻覚か、どちらとも言えない夢と幻覚の融合が満ちている。カタプレキシーをともなわない突然のナルコレプシーに似た睡眠は、中毒状態やさまざまな薬物（とくに鎮静剤）でも起こることがあり、加齢とともに生じる傾向もあって、高齢者のうたた寝や居眠りは夢を見る短い睡眠につながる。

私自身もそんな経験することが増えている。一度、イギリスの歴史家ギボンの自伝をベッドで読んでいるとき——一九八八年のことで、ろう者と彼らが使う手話についていろいろと考えたり読んだりしていた時期——ギボンが一七七〇年にロンドンでろう者のグループと会ったことについてのすばらしい記述を見つけ、手話による活発な会話に夢中になった。私はすぐに、これは自分が書いている本の脚注にうってつけだと考えたが、ギボンの記述を読み直すと、そこになかった。私は本文の二つの文のあいだに、一瞬、それを幻覚として見たか、あるいは夢に見たのだ。

ステファニー・Wが初めてナルコレプシーの幻覚を見たのは五歳のとき、幼稚園から自宅への帰り道だった。彼女の手紙によると、幻覚は日中にしょっちゅう起こり、とても短いマイクロスリープの前後に起こるようだ。

けれども……周囲にある何かが、目に見えて前に「ジャンプ」したり、どこか変化したりしないかぎり、マイクロスリープが起こったことに気づけません。たとえば、私がまだ車を運転していたとき、マイクロスリープ中に道路でどういうわけかいきなりぐんと前進したのに気づいたときのように。……ナルコレプシーを治療する前、毎日のように幻覚を経験する期間が何度もありました。……とても穏やかなものもあります。「天使」が特定の高速道路の出口の上に定期的に現われたり……人が私の名前を繰り返しささやくのが聞こえたり、ほかの人は誰も聞こえていないドアをノックする音が聞こえたり、自分の脚の上をアリが歩くのが見えたり感じられたり……。恐ろしいものもあって、［たとえば］目の前の人が死者の様相を呈していくのが見えたり……。周囲の人が感じないことを経験しているというのは、子どもにとってはとくにつらいことでした。何が起きているかを大人やほかの子に話そうとしても、いつも怒られたり、私は「頭がおかしい」とかうそをついているとか疑われたりしました。……大人になってからのほうが楽になりました（それでも、精神保健制度内の扱いでは「現実吟味能力が異常に強い精神病」だと言われました）。

ナルコレプシーという正しい診断を受けたこと、そして〈ナルコレプシー・ネットワーク〉で同様の幻覚を経験しているほかの人たちに会ったことで、ステファニーは深い安堵を覚えた[2]。この診断と効果的な薬の処方によって、彼女は自分の人生がすっかり変わったと感じている。

リン・Oは、自分の幻覚がナルコレプシー症候群の一部だと、もっと早く医師が教えてくれていたらよかったのにという気持ちだった。自分なりに加えた診断を述べる彼女は手紙にこう書いている。

この症状は私の人生をとおして頻繁に起こったので、きちんとした診断を受ける前は、睡眠障害を疑う代わりにずっと超常現象を疑っていました。このような経験をそんなふうにまとめる人は大勢いるのでしょうか？　この障害のことをもっとよく教えてもらっていたら、悪夢に悩まされているとか、心霊につきまとわれているとか、もしかしたら精神病なのかと疑う代わりに、もっと早いうちに、もっと建設的な助けを求めていたでしょう。私はいま四三歳です。これまでの経験の多くがこの障害と関係していることを知って、人生に新たな平和を見いだしました。

もっとあとの手紙で彼女はこう述べている。「私は自分の豊富な『超常的』経験を見直すべき新たな段階にあって、新しい診断にもとづいて新しい世界観を再構築していかなくてはならないと思っています。それは子ども時代を忘れるようなもの、というか、理解しがたくて摩訶不思議とさえ言える世界観を忘れるようなものです。本当のところ、ちょっと悲しい気がしているかもしれません」。

ナルコレプシー患者の多くは、視覚的な幻覚だけでなく、聴覚や触覚の幻覚、さらには複雑な身体感覚も経験する。クリスティナ・Kは金縛りを起こしやすく、それにともなって幻覚を経験することが多い。以下はその一例だ。

ベッドに横になって、何度か体勢を変えたあと、うつぶせになりました。ほとんど同時に、体の感覚がどんどんなくなっていくのを感じました。自分をそこから「引きもどそう」とするのですが、すでにあまりにも深く麻痺に入り込んでいました。そのあと、まるで誰かが背中の上にすわって、私をマットレスにぐいっと押しつけているようで……背中に乗っている重さがどんどん重くなり、やはり私は動くことができません。「そのあと」背中の上のものが降りて、私の隣に横たわりました。……それが横に寝て、息をしているのが感じられます。私はとても怖くなり、……ずっと目が覚めていたのだから、これが現実以外のものであるはずがありません。永遠とも思える時間が過ぎたあと、私はなんとか顔をそちらに向けることができました。するとそこには黒いスーツを着た、常軌を逸して背の高い男性がいました。彼はひどく青白くて病人のように見え、目にショックを受けた表情を浮かべています。私は悲鳴を上げようとしましたが、唇を動かすことも、どんな音を出すこともできません。彼は目が飛び出しそうなほど私をじっと見つめていましたが、突然でたらめな数字を叫び始めました。五、一一、八、一、三、二、四、一、九、二〇という具合で、そのあとヒステリックに笑いました。……また動ける感じがするようになり、正常な状態にもどるにつれ、男性の像はどんどんぼやけていって最後には消えてしまい、私は起き上がることができました。

やはり手紙のやり取りをしているJ・Dも、金縛りにともなう幻覚について、胸を押される感覚などを語っている。

部屋の天井を這い回る巨大なムカデや毛虫のようなものを見ることがありました。一度は、飼っているネコが部屋の棚に乗っているのだと思いました。ネコはころげ回り、ネズミに変わるように見えました。もっと悪いのは、クモが胸の上に乗っている幻覚を見たときです。私は動けませんでした。悲鳴を上げようとしました。本当にクモが怖いです。

あるとき、彼女は体外離脱体験に似た幻覚を経験した。

自分の体がベッドの端のほうに向かって天井へと浮かび上がり、そのあと突然、床を突き抜けて家の一階まで落ちて、その階も突き抜けて地下まで落ちる幻覚を起こしました。各部屋のすべてが見えました。床は私が突き抜けても壊れてはいなかったようです。ただ私が通り抜けたのです。

一九五三年まで、睡眠や夢や睡眠障害については生理学的にあまり理解されていなかったが、この年にシカゴ大学のユージン・アセリンスキーとナサニエル・クレイトマンがレム睡眠を発見した。これは、特徴的な脳波の変化だけでなく、特徴的な急速眼球運動をともなう独特の睡眠段階である。二人はさらに、被験者がレム睡眠中に起こされると、必ず夢を見ていたと報告することにも気づいた。であれば、夢はレム睡眠と関係しているように思える。[3]レム睡眠中には、浅い呼吸と眼球運動のほかは体が麻痺する。ほとんどの人は眠りに落ちてから九〇分ほどあとにレム段階に入るが、ナルコレプシー患者（または睡眠障害を持つ人）は睡眠の最初からレム睡眠に入り、いきなり夢と睡眠麻痺に陥る。彼らは「まちがった」時間に目覚めることもあるので、レム睡眠に特有の夢に似た幻視と筋肉の制御不能が、目の覚めている状態でも続く。たとえ本人はすっかり目が覚めていても、夢や悪夢のような幻覚に襲われる場合があり、動くことや話すことができないせいで、恐怖がさらに増すだろう。

しかし幻覚をともなう睡眠麻痺を経験するのに、ナルコレプシーである必要はない。実際、ウォータールー大学のJ・A・チェーンらは、全人口の三分の一から二分の一は、少なくとも時折この症状を起こしたことがあり、たった一回だけでも忘れられない経験になりえることを示している。

チェーンらは、実にさまざまな睡眠麻痺関連の現象を、三〇〇人の学生被験者に加えて、インターネットのアンケートに答えた大勢の多様な人々からの報告にもとづいて研究し、分類した。彼らは、単独の（つまりナルコレプシーをともなわない）睡眠麻痺は比較的よくあるもので、「幻覚様経験の研究のために自然が用意してくれた、またとない研究の場」であるという結論を出したが、その幻覚はふつうの入眠時や出眠時の幻覚とは比べられないことを強調している。単独の睡眠麻痺にともなう幻覚のほうが「かなり鮮明で複雑で多様で恐ろしく」、そのためそれを経験する人に極端な影響をおよぼす可能性が高い、とチェーンらは述べている。その幻覚は視覚だけでなく、直感、聴覚、あるいは触覚で感じるものもあり、悪意のある存在を感じさせる窒息や胸への圧迫感、さらに全身のどうしようもない無力感と絶望的な恐怖をともなう。言うまでもないが、これらの要素はそもそも悪夢の基本的属性である。

悪夢を表す「nightmare」の「mare」はもともと、眠っている人の胸の上にもたれかかって呼吸を妨げる、悪魔のような女性のことを指していた（この女性はニューファンドランドでは「オールド・ハグ（鬼婆）」と呼ばれていた）。アーネスト・ジョーンズは研究論文『悪夢について（*On the Nightmare*）』で、悪夢とふつうの夢とでは、（ときに胸にまたがる）恐ろしい存在、呼吸困難、全身が麻痺しているという自覚のある点が、根本的にちがうことを強調している。「nightmare」という言葉は現在、あらゆる悪い夢や不安な夢を表現するのによく使われるが、本当のnight-mareには、まったく異なる種類の恐怖が潜んでいるのであり、チェーンはこれを「不吉なヌミノース（訳注　人知を超えた大いなるものに遭遇したときに感じる圧倒的な戦慄や畏れ）」と言っている。彼はnight-mareという言葉を正確にハイフン入りで綴ることを提案し、このしきたりはこの分野のほかの研究者によって採用されている。

シェリー・アドラーも著書『睡眠麻痺――悪夢、ノセボ、心身相関（*Sleep Paralysis: Night-*

mares, Nocebos, and the Mind-Body Connection)』のなかで、ほかのどんな経験にもない睡眠麻痺の恐怖と不吉な感じが持つ極端な性質を示している。彼女は、（ハイフンつきの）悪夢は夢とちがって、人が目覚めている——ただし一部だけ、あるいは解離した状態で目覚めている——ときに起こることを強調している。この意味で、「睡眠」麻痺という言葉は誤解を招くおそれがある。この状態の恐怖は、レム睡眠の浅い呼吸と、極端な興奮にともなって起こりえる頻脈や不整脈によってさらに強まる。そのような圧倒的な恐怖とそれにともなう生理学的症状は命にかかわるおそれがあり、とくに、睡眠麻痺を死と結びつける文化的伝統がある場合はなおさらだ。アドラーが研究したのは、一九七〇年代後半にカリフォルニア州中部に移住した、ラオスからのモン族難民の集団である。大虐殺と移住の大動乱のあいだ、彼らは自分たちの伝統的な宗教儀式を行なうことがいつもできたわけではなかった。モン族の文化では、悪夢は命取りかもしれないと強く信じられている。この不吉な想像がノセボ（訳注　無害なのに患者の思い込みで有害な副作用を起こす偽薬）となり、一九七〇年代末から八〇年代初期にかけて、二〇〇人近い（ほとんどが若くて健康だった）モン族の移民が夜間に説明のつかない突然死をとげたことに関係しているようだ。彼らがカリフォルニアの文化に同化し、古い信仰が力を失うと、突然死はなくなった。

超常的な存在はあらゆる文化の民間伝承に出てくる。たとえば、眠っている人を強姦するインクブスとスクブスや、餌食となる人間を麻痺させてその息を吸い取る鬼婆だ。そのようなイメージは普遍的なもののようで、実際、まったく異なる文化における同様の存在には、さまざまな地域的差異はあるものの、著しい類似点がある。原因は何であれ幻覚経験は、架空の存在とその住みか——天国、地獄、おとぎの国——をつくり出す。そのような伝説や信仰には、物事を明確にして人々を安心させると同時に、怖がらせて警告する目的がある。生理学的原因のある夜間の日常的な実体験について、人は物語を紡ぐのだ。

悪魔、魔女、鬼婆などの従来の存在が信じられなくなると、エイリアンや「前世」からの霊といった新しいものが後釜にすわる。幻覚は、目が覚めているときのどんな経験もかなわないような、興奮と戸惑いと恐怖とひらめきを生み、その結果、（崇高な、恐ろしい、独創的な、遊び心のある）言い伝えと神話ができ上がる。どんな人にも文化にも、そのような物語が多少なりとも必要なのだろう。

（注1）ビル・ヘイズは著書『眠りの悪魔（*Sleep Demons*）』で、抵抗できない圧倒的な眠気とカタプレキシーと推定されるものが言及されたさらに古い例を、スコットランド人医師のロバート・マクニッシュによって一八三四年に出版された知られざる本『睡眠の哲学（*The Philosophy of Sleep*）』から引用している——「浮かれ騒ぎの真っ最中に降りかかる」。

（注2）ナルコレプシー治療・研究におけるキーパーソンが、医師のマイケル・ソーピーだ。ナルコレプシーその他の睡眠障害に関する多くの著書は、ブロンクスにあるモンテフィオール・メディカル・センターの睡眠障害クリニックを運営してきた経験から生まれたものである。

（注3）この単純に過ぎる図式はのちに修正されることになった。いくぶん種類はちがうものの、夢はノンレム睡眠中でも生じることがわかったのだ。

第13章　取りつかれた心

シャルル・ボネ症候群、感覚遮断、パーキンソン病、片頭痛、癲癇《てんかん》、薬物中毒、入眠状態の場合、脳に幻覚を生んだり促したりするメカニズムがあるが、それはおもに生理学的なもので、局所的な刺激、「解放」、神経伝達物質の混乱などに関係するメカニズムであって、個人の生活環境、性格、感情、信念、あるいは心の状態とはほとんど関係がないように思われる。本人にとってそのような幻覚は楽しい（または楽しくない）感覚経験かもしれないが、彼らはほぼ異口同音に、その幻覚には意味がなく、自分の人生の出来事や問題とは無関係であることを強調する。

私たちがこれから検討するべき幻覚は、まったくちがっている。それは本質的に過去の経験への強制的回帰である。しかしこの場合、感動を誘うこともあるが基本的に意味のない側頭葉発作のフラッシュバックとはちがって、大切なものにせよ恐ろしいものにせよ、意味のある過去がよみがえって心に取りつく。とても強い感情がともなっているので、脳に消せない印象を残し、再現を強制する人生経験なのだ。

そうした感情にはさまざまな種類がありえる。死や棄郷、あるいは時間の経過によって離れてしまった、最愛の人や場所への深い悲しみや恋しさ。自我や生命を脅かすほどのひどく衝撃的な出来事による恐怖、嫌悪、苦痛、不安。罪や悪行に対する後ろめたさに、遅まきながら良心が責めさいなまれることによっても、幻覚が引き起こされることがある。幽霊——帰ってきた死者の霊——の幻覚は、ことさら暴力的な死や罪にかかわりが深い。

そのような幽霊の出現や幻覚の話は、あらゆる文化の神話と文学で確固たる地位を占めている。だからこそ、ハムレットの殺された父親は彼のところに現われ（「心の目のなかにだよ、ホレイショー」）、自分はどうやって殺され、どうやって復讐するべきかを語ったのだ。マクベスはダンカン王殺害をひそかに計画しているとき、自分の決意の象徴であり行動の誘因である短剣が空中に見える。そして秘密がばれることを恐れた彼は、バンクォーを暗殺させたあと、バンクォーの幽霊の幻覚を見ている。一方、ダンカンの血を殺害された従者になすりつけたマクベス夫人は、自分の手にこびりついた王の血が「見え」、そのにおいを感じる。[1]

身をやつすほどの情熱や畏怖の念は、信念や激情に根ざす幻覚を引き起こすことがある。とくによくあるのは喪失と悲嘆による幻覚で、何十年も連れ添った配偶者に死なれたあとにはとりわけ生じやすい。親、配偶者、あるいは子どもを失うことは、自分の一部を失うことであり、死別は人の生活に突然穴を開ける。その穴をなんとかして埋めなくてはならない。

そのため、情緒面の問題だけでなく認知や知覚の問題も生じ、本人はこれが現実ではないことを痛切に願うようになる。

私の場合、両親や三人の兄弟の死後、彼らの夢はよく見るが、幻覚を経験したことはない。しかし、いちばんつらい最初の死別は一九七二年の母の突然の死であり、そのせいで数カ月にわたって執拗な錯覚を起こし、街でほかの人を母とまちがえた。思うに、そのように錯覚したのは外見や身のこなしに似たところがあったからで、私の一部が異常に敏感になって、無意識に死んだ母を探していたのではないだろうか。

死別後の幻覚は声のかたちで現われることもある。精神分析医のマリオン・Cが、死んだ夫の声（あるいは笑い声）が「聞こえる」ことについて、手紙を書いてくれた。

ある晩、私は仕事を終えていつものように誰もいない大きな家に帰りました。ふだんその時間、ポールは電子チェス盤に向かって、『ニューヨーク・タイムズ』のゲームをしていたものです。彼のテーブルは玄関からは見えませんが、彼はいつもの調子で声をかけてくれました。「ああ！　おかえり！」。……彼の声ははっきりしていて、力強く、本物で、元気だったころとまったく同じでした。私はそれを「聞いた」のです。まるで実際にチェステーブルにいて、実際にまた私に声をかけているかのようでした。それに、先ほど書いたとおり玄関から彼は見えなかったのに、私には「見えた」のです。彼が、彼の顔の表情が、彼が駒を動かす様子が、彼が私に声をかけているのが「見えた」のです。その部分は夢のなかで見るような感じでした。写真か映画を見ているようで。しかし話し声は生き生きしていてリアルでした。

南北戦争で手足を失った兵士を診ていたサイラス・ウィアー・ミッチェルは、初めて幻肢の神経学的性質を理解した人物だ。幻肢はそれまで、たとえあったとしても、一種の死別幻覚と見なされていた。興味深いが皮肉なことに、ミッチェル自身も非常に親しい友人が突然死亡したあと、死別幻覚に悩まされた。そのことをジェローム・シュネックが一九八九年の記事に書いている。

ある朝、その思いがけない知らせを伝えられてミッチェルはひどく動揺し、妻に話すために二階に上がった。階下にもどる途中、彼は奇妙な経験をした。ブルックスの顔が見えたのだ。実物より大きい笑顔で、とてもはっきりしていて、それでも露に濡れたクモの糸でできているかのように見えた。彼が目を落とすと幻は消えたが、一〇日にわたって、自分の頭より少し上の左のほうにそれが見えていた。

死別後の幻覚は心理的欲求や感情と深く結びついていて、忘れられないものになりがちである。そのことを彫刻家で版画家のエリノア・Sが手紙に書いてくれた。

一四歳のとき、両親と兄と私は長年の習慣どおり、夏を祖父母の家で過ごしました。祖父は前の冬に亡くなっていました。

私たちはキッチンにいました。祖母は洗い物をしていて、母はそれを手伝っていて、私はまだキッチンテーブルで夕飯を食べ終えようとしているところで、裏口のドアのほうを向いていました。すると祖父が入って来て、私は祖父に会えてとてもうれしかったので、出迎えようと立ち上がりました。「おじいちゃん」と言って近づいたとたん、祖父はいなくなってしまいました。祖母は明らかに動転していて、私はその表情から祖母が私に腹を立てているのだろうと思いました。本当にはっきり祖父を見たのだと母に言うと、私が祖父に会いたいから見えたのだと言われました。私は意識的に祖父のことを考えていたわけではなく、どうして祖父をあんなにはっきり見ることができたのか、いまだにわかりません。

私はいま七六歳ですが、まだその出来事を覚えていて、同じような経験は二度としていません。

エリザベス・Jは私あての手紙に、幼い息子が経験した悲しみの幻覚について書いてくれた。

夫は三〇年前、長い闘病の末に亡くなりました。息子は当時九歳で、彼はパパと日ごろから一緒に走っていました。夫の死の数ヵ月後、息子が私のところに来て、父親が（いつも走るときにはいていた）黄色いランニングショーツをはいて、家の前を走りすぎるのを見かけることがあると言ったのです。当時、私たち家族は悲しみをいやすためのグリーフカウンセリングを受けていて、私が息子の経験を話すと、カウンセラーは、その幻覚は悲しみに対する神経の反応のせいだと言いました。その言葉が私たちには慰めとなり、私はいまだにその黄色いランニングショーツを取ってあります。

ウェールズの一般開業医のW・D・リースは、配偶者に先立たれたばかりの人たち約三〇〇人と面談し、そのほぼ半数に、亡くなった配偶者の片鱗を錯覚でかいま見たり、またはその幻覚に正面から向き合ったりした経験があることを知った。幻覚は視覚、聴覚、あるいはその両方のケースもあり、面接を受けた人のなかには、幻覚の配偶者との会話を楽しんだ人もいた。そのような幻覚が起こる可能性は結婚年数に比例して高くなり、何ヵ月も何年も続く場合もあった。リースはこのような幻覚は正常なことであり、死を悼むプロセスにおいて有益でさえあると考えた。

スーザン・Mの場合、母親が亡くなって数時間後、その死別によって特別に鮮明な多感覚の経験が引き起こされた。「廊下に母の歩行器の車輪がきしむ音が聞こえました。すぐあとに母が部屋に入ってきて、ベッドの私の横にすわったのです。母がマットレスにすわるのを感じることができました。私は母に話しかけ、ママは死んだのだと思ったと言いました。母が何と返事をしたのか正確には覚えていません――私に自分の所在を知らせるとか、そういうことでした。私にわかるのは、母がそこにいるのを感じられたということだけで、それは不気味でしたが慰めにもなりました」。

レイ・Pは、父親が心臓の手術を受けてから八五歳で亡くなったあとに、私に手紙をくれた。レイは病院に駆けつけたが、父親はすでに昏睡状態に陥っていた。父親が死ぬ一時間前、レイは彼にささやいた。「パパ、レイだよ。僕がママの面倒を見るから心配しないで。万事うまく行くから」。レイの手紙によると、数日後の夜、彼は幽霊に起こされた。


夜に目が覚めました。ぼんやりしていたわけでも、頭が混乱していたわけでもなく、思考も視覚もはっきりしていました。ベッドの片隅に誰かがすわっているのが見えました。それはパパで、カーキ色のズボンと黄褐色のポロシャツを着ていました。私は意識がはっきりしていたので、最初これは夢なのだろうかと思いましたが、確実に目が覚めていました。父は透明ではないし、どう見ても霊妙な感じはなく、背後の窓の向こうに広がるボルチモアの夜の光害が透けて見えることもありません。父はしばらくそこにすわっていて、そのあとこう言いました――実際に話しかけてきたのか、それとも考えを伝えただけなのかはわかりません――「万事順調だな」。

私は向きを変えて足を床に下ろしました。「振り向いて」父のほうを見ると、もういませんでした。私は立ち上がって洗面所に行き、水を一杯のみ、ベッドにもどりました。

父は二度ともどって来ませんでした。これが幻覚だったのか、何かほかのものだったのかわかりませんが、私はとりあえず超常現象を信じてはいないので、きっと幻覚だったのでしょう。(2)

悲しみによる幻覚はあまり穏やかでないかたちを取ることもある。精神科医のクリストファー・ベートゲが、とくに心の痛手となるようなかたちで幼い子どもを失った二人の母親について書いている。二人とも、死んだ娘の多感覚幻覚を起こした。娘の姿が見え、声が聞こえ、においを嗅ぎ、娘が自分に触れるのを感じたのだ。そして二人とも、自分がなぜ幻覚を見たのか、妄想に近い想像をもって理屈をつけざるをえなかった。一人は、「娘があの世から接触しようとしているのであって、娘はあの世で生き続けている」と信じていた。もう一人は娘が「ママ、心配しないで、私はもどるから」と叫ぶのを聞いた。(3)

私は最近、自分のオフィスで本の詰まった箱につまずき、頭から突っ込んで転び、腰を骨折した。それはスローモーションで起きたように思えた。「転倒を防ぐために腕を出す時間は十分にある」と考えたが、次の瞬間、私はうつぶせになっていて、床にぶつかったとき、腰が砕けるのを感じた。それから数週間、私は幻覚に近い鮮明さで転倒を再体験した。心と体のなかで再現されるのだ。二カ月間、私は自分が転倒したオフィスに近づかなかった。なぜなら、転倒し骨折したときの音の擬似幻覚が起きるからだ。これはトラウマ（心的外傷）

への反応の一例であり、軽度の心的外傷性ストレス症候群である。いまではほとんど消滅しているが、心の奥底に忘れられない記憶として潜んでいて、この先、特定の条件のもとでは再び活性化するかもしれないと思っている。

交通事故や飛行機事故、自然災害、戦争、強姦、虐待、拷問、ネグレクトなど、自分自身または他人の安全が脅かされるという恐ろしい不安を生むような経験を生き長らえても、その人はもっと根深いトラウマと、結果として生じるPTSD（心的外傷後ストレス障害）に苦しめられるおそれがある。

このような状況では反応がすぐに起こることもあるが、場合によっては何年もたってから、悪性でしばしば執拗な心的外傷後症候群が生じることもある。この症候群の特徴としては、不安、強い驚愕反応、抑鬱、自律神経障害に加えて、経験した恐怖を異常なまでに思い返してしまう強い傾向が挙げられる。さらに、突然のフラッシュバックが起こり、最初のトラウマをあらゆる感覚器官によって、当時感じられたあらゆる感情をともなって、再体験することも珍しくない(4)。このようなフラッシュバックは自然に起こることが多いが、とくに最初のトラウマに関連するもの、音、においによって誘発されやすい。

トラウマ後の幻覚にともなう、この深刻でときに危険な妄想状態に、「フラッシュバック」という言葉を当てるのは、事態を気楽にとらえすぎたことになるかもしれない。そのような状態のとき、現在の感覚はすべて消えるか、幻覚と妄想の観点から誤って解釈される。したがって、心に傷を負った退役軍人はフラッシュバックのあいだ、スーパーにいる人々は敵兵だと確信し、武器を持っていれば彼らに向けて発砲しかねない。これほど極端な意識状態はまれだが、命取りになりうるのだ。

ある女性が書いてくれた手紙によると、三歳のときに性的いたずらをされ、一九歳で暴行を受けた彼女は、「どちらの事件もにおいによって強いフラッシュバックが起こる」という。彼女はこう書いている。

子どものときに乱暴されたことのフラッシュバックが初めて起こったのは、バスで男性の隣にすわっていたときでした。[彼の]汗のにおいと体臭を感じたとたん、私がいるのはそのバスのなかではもはやありませんでした。隣家のガレージにいて、すべてを思い返していたのです。運転手にバスを降りるよう言われて初めて、バスが終点に着いたのに気づきました。私は時間と場所の感覚をまったく失っていました。

レイプや性的暴行のあとには、とくに深刻で長期にわたるストレス反応が起こるおそれがある。たとえばテリー・ハインズらが報告している症例の場合、幼いときに両親のセックスを無理やり見させられ、そのあと八歳のときに父親とのセックスを強要された五五歳の女性は、大人になってそのトラウマのフラッシュバックを繰り返し経験し、さらには「声」も聞いた。この女性はこの心的外傷後ストレス症候群を統合失調症と誤診され、精神病院に入院させられることになってしまった。

ＰＴＳＤを抱える人たちは夢や悪夢を頻発する傾向もあり、そのなかでトラウマになった経験が忠実に、あるいはいくぶん変化して、再現されることが多い。強制収容所の生存者におけるトラウマの影響について、一九六三年に書いている精神科医のポール・ショドフは、そのような夢を症候群の顕著な特徴と考え、戦後一五年が過ぎてもなおそれに襲われるケースが驚くほど多いと述べている[5]。フラッシュバックについても同じことが言える。ショドフの観察によると、強制収容所の経験を取りつかれたように考えてしまう頻度が、時間の経過とともに減る人もいるが、人によっては

自分の人生で大した事件は起こっていないというはたから見れば理解に苦しむ感覚を、解放されて以来ずっと語っている。その一方で、彼らは自分の経験を鮮明に、生々しく、とても詳しく報告していて、診察室の壁が消え、アウシュヴィッツやブーヘンヴァルトの寒々とした眺めが現われるかのようだった。

ルース・ジャフィーが一九六八年の論文に記述した強制収容所の生存者は、アウシュヴィッツの門での経験を追体験する発作にしばしば襲われている。そこで彼女は、自分の妹が死ぬ運命のグループに入れられて連れて行かれるのを見て、自分が身代わりになろうとしたが、妹を救うために何もできなかったのだ。発作が起こると、収容所の門に入っていく人々が見えて、妹の声が呼んでいるのが聞こえる。「ケイティー、どこにいるの？　なぜ私を置いて

行くの?」)。嗅覚のフラッシュバックに取りつかれている生存者もいる。突然、何よりも収容所の恐怖を思い出させるガス室のにおいを感じるのだ。同様に、九・一一のあと数カ月にわたって、がれきの燃えるにおいがワールドトレードセンターの周囲でなかなか消えなかった──そして実際のにおいが消えたあとも、一部の生存者を悩ます幻覚として続いた。

津波や地震のような自然災害のあとに起こる、急性および遅発性のストレス反応に関する文献は多数ある(ごく幼い子どもにも起こるものだが、彼らは幻覚を起こしたり災害を再体験したりするより、行動に異常の出る傾向があるかもしれない)。しかしPTSDは、人による暴力や惨事のあとのほうが有病率も高く、深刻化するように思われる。自然災害は「不可抗力」であり、どこかまだしも受け入れやすいところがあるようだ。これは急性ストレス反応についても言える。私は病院の自分の患者でよく見かけるのだが、とても恐ろしい病気に直面しても並はずれた勇気と冷静さを示せる人が、看護師が便器や薬を持ってくるのが遅れるとカンカンに怒るのだ。モンスーン、凶暴なゾウ、病気、どんなかたちを取るにせよ、自然の無節操さは受け入れられる。しかし他人の意思に支配されてどうすることもできないのは受け入れられない。人間の行動にはつねに道義的責任がともなう(あるいはそう思われている)からだ。

第一次世界大戦のあと、当時、戦争神経症と呼ばれたものの根底には、器質的な脳の異常があるにちがいないと思う医師もいた。「ふつうの」神経症とはいろいろな点で異なるように思われたのだ[6]。「砲弾ショック」という用語が創られるにあたっては、この戦争で導入された新しい高性能砲弾の激しい振動が繰り返されたせいで、兵士の脳が構造的におかしくなったという考えがもとになっている。朽ちていく仲間の死体がごろごろしているぬかるんだ塹壕のなかで、何日も砲弾とマスタードガスを耐え抜いた兵士たちの深刻なトラウマに遅発性の影響があるとは、まだ正式に認められていなかった[7]。

ベネット・オマルらによる最近の研究は、度重なる脳震盪《のうしんとう》は（意識喪失を引き起こすことのない「軽度」の震盪でも）慢性的な脳症につながり、記憶および認知の障害を引き起こすおそれがあることを示した。これが抑鬱、フラッシュバック、幻覚、そして精神病の傾向を悪化させるのも理解できる。そのような慢性外傷性脳症が戦争と負傷による精神的トラウマと相まって、退役軍人の自殺発生率を押し上げている。

ＰＴＳＤの決定因は心理学的なものだけでなく生物学的なものもありうる――そしてこれらの症状の治療には心理療法だけでなく投薬治療が必要かもしれない――ことに、フロイトなら驚かなかっただろう。しかし最悪の場合、ＰＴＳＤが難治性に近い障害になることもある。

解離という考え方は、ヒステリーや多重人格障害のような病気だけでなく、心的外傷後ストレス症候群の理解にとっても、きわめて重要に思われる。命にかかわる状況になったとき、人は即座に自分から離れる、つまり解離が起こる可能性がある。衝突事故に遭遇しているドライバーが、自分の車を遠くから、まるで劇場での見世物のように、当事者でなく傍観者のような感覚で見る場合がそうだ。しかしPTSDの解離はもっと根本的なものである。おぞましい経験の耐えがたい光景、音、におい、そして感情が、心の奥深くの地下室にしまい込まれるのだ。

想像は幻覚と質的に異なる。芸術家や科学者の構想も、私たちの誰もが抱く空想や夢想も、私たち自身の心の想像空間、自分自身のプライベートな劇場にある。知覚対象のように外部空間に現われることはないのがふつうだ。想像が境界を乗り越えて幻覚に置き換わるには、心か脳で何かが起こらなくてはならない。解離または断絶が起こらなくてはならない。通常は私たちの認知をつかさどり、思考と想像は自分自身のものであって外部に由来するものではないと理解するためのメカニズムが、故障しなければならない。

しかし、実にさまざまな種類の記憶が関係する可能性があるので、そのような解離ですべてが説明できるかどうかは不明だ。クリス・ブレーウィンらは、PTSDの異常なフラッシュバックと通常の自伝的記憶のそれとは根本的に異なると論じ、そのような差異の心理学的証拠を多く提示している。ブレーウィンらは、言葉でアクセスできる自伝的記憶と、フラッシュバック記憶との根本的な差異を認めている。フラッシュバック記憶は言葉や自由意思によるアクセスは不可能だが、トラウマの出来事やそれに関連するもの（光景、におい、音）に触れると、自動的によみがえる。自伝的記憶は隔離されることなく、広く深い視野と観点にもとづいて全人生のどこかにはめ込まれる——視野と観点が変われば修正されることもありえる。トラウマの記憶はそうでない。トラウマを経験した人たちはともすると、過去や記憶からの脱離をなし遂げることができない。彼らにとってトラウマとなっている出来事は、あらゆる恐怖と戦慄、あらゆる感覚運動の鮮明さと具体性に包まれて隔離されている。その出来事は、孤立していて統合されない異なるかたちの記憶に保管されているようだ。

このようなトラウマ記憶の孤立を考えると、心理療法の主眼は、トラウマとなっている出来事を解放してきちんと意識の光を当てること、それを自伝的記憶に再統合することでなくてはならない。これは非常に困難で、場合によってはほぼ不可能である。

ちがう種類の記憶が関係しているという考えは、トラウマとなる状況を経験しながらPTSDを発症せず、何にも取りつかれずに充実した生活を送ることができている人たちから、強い支持を得ている。私の友人のベン・ヘルフゴットもその一人だ。彼は一二歳から一六歳のあいだ、強制収容所に監禁されていた。ヘルフゴットは長年ずっと、自分の経験について、両親と家族が殺されたことやさまざまな収容所の恐怖について、きちんと率直に話すことができている。彼はすべてを意識的な自伝的記憶のなかで思い起こすことができる。すべてを受け入れ、自分の人生の一部として統合している。彼の経験はトラウマ記憶としてしまい込まれていないが、彼はそうでない場合のことをよく知っている――何百人という人でそれを見ているのだ。「『忘れる』人はあとで苦しむ」と彼は言う。ヘルフゴットは、マーティン・ギルバートによる名著『少年たち（*The Boys*）』に貢献した人の一人である。この本は、ヘルフゴットのように強制収容所で何年も過ごしたが、どういうわけかあまり傷つくことなく、PTSDや幻覚を生じていない少年少女数百人について語っている。

迷信を強く信じる妄想的な雰囲気も、極端な心の状態による幻覚を助長する可能性があり、それがコミュニティ全体に影響するおそれもある。ウィリアム・ジェイムズは一八九六年のローウェル講義（『ウィリアム・ジェイムズが語る異常な精神状態（*William James on Exceptional Mental States*）』として刊行）で、「悪魔つき」と魔術についても講義している。両方の状態に特徴的な幻覚について、非常に詳細な説明がある。そのような幻覚は、ときに異常な割合で発生し、悪魔かその手下の仕業だとされていたが、いまでは、宗教が狂信的な性質を帯びていた社会における、暗示や拷問の結果と解釈することができる。オルダス・ハクスリーは著書『ルーダンの悪魔』のなかで、一六三四年にフランスのルーダン村で、ウルスラ会女子修道院の院長と修道女から始まり、村全体を席巻した悪魔つきの妄想を語っている。シスター・ジャンヌの宗教的強迫観念として始まったものが幻覚とヒステリーの状態にまで悪化した原因は、悪魔祓《ばら》いの祈禱師たち自身にもあった。彼らは実質的に村全体の悪魔に対する恐怖を募らせたのだ。彼らのなかには自身が影響を受けた者もいた。シスター・ジャンヌと何百時間も個室に入っていたスリン神父は、自分も恐ろしい宗教的幻覚に取りつかれてしまった。狂気が村全体を疲弊させた様子は、のちに有名になったセーラムの魔女裁判のケースと同じである(8)。

ルーダンやセーラムの状況とそこで生じた圧力は異常だったかもしれないが、魔女狩りと自白強要が世界から消えることはなかった。かたちが変わっただけである。

内心の葛藤をともなう深刻なストレスは、意識の分裂を引き起こし、幻覚を含むさまざまな感覚および運動の症状を生む可能性がある（この病気はかつてヒステリーと呼ばれていたが、いまでは転換性障害と呼ばれている）。これがアンナ・Oの症例のようだ。彼女はフロイトとブロイエルによって『ヒステリー研究』に記述されている注目すべき患者である。アンナには知的および性的エネルギーのはけ口がほとんどなくて、本人が「プライベートな劇場」と呼ぶ空想にふける傾向がもともと強かったのだが、父親の死の病と死をきっかけに、多重人格あるいは人格解離の症状を呈する、つまり二つの意識状態を行ったり来たりするようになった。彼女が生々しくてたいてい恐ろしい幻覚を起こすのは、「トランス」状態（ブロイエルとフロイトが「自己催眠」状態と呼んだもの）にあるときだった。とくによく起こったのは、自分の髪の毛がヘビに見える、あるいは父親の顔がしゃれこうべに変わる幻覚だった。彼女にはこのような幻覚の記憶も自覚もなかったが、ブロイエルが誘導した催眠トランス状態ではちがっていた。

彼女は会話の最中に幻覚を起こし、走り出したり、木に登り始めたりすることがあった。捕まえられると、合間に何が起こったかわかっていないまま、大急ぎで自分が中断した文章を再び言い始める。しかしそのような幻覚が生じ、記録に残されるのは、彼女が催眠状態のときに限られた。

アンナの「トランス」人格は、病気が進行するにつれて次第に優勢になり、長期間にわたって、彼女はいま現在のこの場がわからない、というか見えないようで、過去の自分を幻覚するようになった。この時点で、彼女はおもに幻覚からなるほぼ妄想の世界で生きていて、ルーダンの修道女かセーラムの「魔女」のようだった。

しかし魔女や修道女、あるいは強制収容所や戦争に苦しめられた人々とはちがって、アンナ・Oは症候群からほぼ完璧に回復し、そののち充実した豊かな生活を送った。「正常」なときには自分の幻覚を思い出せなかったアンナが、催眠状態になったときにはすべてを思い出せたことから、彼女の催眠状態と不随意なトランス状態の類似性がわかる。

実際、催眠による暗示は幻覚を誘発するのに使うことができる。[9]もちろん、ヒステリーと呼ばれる長期間の病的状態と、催眠術師（または自分自身）によって引き起こされる短いトランス状態のあいだには、大きな差がある。ウィリアム・ジェイムズは異常な精神状態についての講義のなかで、死者の声や幻を導く霊媒者と、水晶玉のなかに未来のビジョンが見える占い師の、双方のトランス状態に言及している。ジェイムズにとっての関心事は、そのような状況での声やビジョンが真実かどうかよりも、それを生み出す精神状態のほうだった。彼は（多くの降霊会に参加して）注意深く観察した結果、霊媒者と水晶占い師はたいてい、ふつうの意味での意図的なペテン師やうそつきではないことを確信した。作話をしているのでも空想を話しているのでもない。彼らは幻覚を促すような変容した意識状態にあるのだと、ジェイムズは感じるようになった。その幻覚の内容は、彼らが答えを求められている問いによって決まる。この異常な精神状態は自己催眠によって実現する、とジェイムズは考えている（照明が暗くて周囲がはっきり見えない環境とクライアントの熱心な期待が、その手助けをすることはまちがいない）。

瞑想、精神修養、熱狂的な太鼓や踊りのような慣習も、催眠のそれと同じような鮮明な幻覚と深い生理的変化（たとえば、頭と足を支えられているだけなのに全身が板のようにこわばったままになる硬直など）をともなう、トランス状態を促進する要件になりうる。瞑想や黙想のテクニックは（しばしば神聖な音楽、絵画、建築の力を借りて）、多くの宗教のしきたりで――ときに幻覚を誘発するために――使われている。アンドリュー・ニューバーグらは、長期にわたって瞑想を実践すると、注意力、感情、そして一部の自律神経機能に関連する脳の部位の血流に、かなり変化が起きることを明らかにした。

特別な精神状態のうち最も一般的で、（多くの文化やコミュニティで）何より求められていて、最も「ふつう」なのは、霊に敏感な意識の状態であり、そのとき超自然的存在または神が、実体のある現実として経験される。文化人類学者のT・M・ラーマンは注目の著書『神が返事をするとき（*When God Talks Back*）』で、この現象について説得力のある調査を示している。

現代のイギリスで魔術を行なう人々に関するラーマンの初期の研究は、彼らの世界に完全に入りきる必要があった。「私は文化人類学者流の方法を採った」と彼女は書いている。「彼らの世界に加わり、彼らの集団に入り込んだのだ。彼らの本や小説を読み、彼らの手法を実践し、儀式を営んだ。そして儀式はおおむね想像する手法に依存していることがわかった。目を閉じ、心の目で集団のリーダーが語る話を見るのだ」。彼女がこれを一年ほど実践した結果、興味深いことに、自分自身の心像が前より明確に、詳細に、確かなものになった。しかも集中した状態が「より深くなり、日常とはまったくちがうものに」なったのである。ある夜、彼女はアーサー王時代のイギリスに関する本に没頭し、「物語に自分を乗っ取られて、感情をつかまれ、心を満たされた」という。翌朝、目が覚めると驚くべき光景が見えた。

六人のドルイド僧が、せわしないロンドンの街を見下ろす窓を背に立っているのが見えた。私が彼らを見ると、彼らは私に手招きした。私は唖然としてしばらく凝視し、それからベッドを飛び出すと、彼らは消えた。生身の彼らがいたのだろうか？　そうとは思えない。しかしこの経験の記憶はとてもはっきりしている。……その瞬間を記録したノートを見るのと同じくらい、はっきり、明確に、自分の外に見たことを覚えている。あまりにも奇妙だったから、これほどはっきり覚えているのだ。そんなことはそれまで自分の身に起こったことはなかった。

のちにラーマンは福音主義宗教の研究を始めた。神の本質そのものは実体がない。神をふつうの意味で見たり感じたり聞いたりすることはできない。このように証拠がないというのに、どうして神は、これだけ大勢の福音主義者やその他の信仰を持つ人々の生活において、現実的で親密な存在になるのか、と彼女は考えた。多くの福音主義者は、文字どおり神に触れられた、または神の声を聞いたと感じている。神の存在を物理的に感じるとか、神がそこにいて自分の横を歩いていることがわかると話す人もいる。ラーマンによると、福音主義キリスト教では祈りなどの精神修養が、学んで実践するべきスキルとして重要視されているという。そのようなスキルは、現実にせよ想像にせよ自分が経験していることに没頭し、すっかり夢中になりやすい人のほうが身につきやすいのかもしれない。ラーマンによると、それは「思考の対象に集中する」能力であり、「小説を読んだり、音楽を聴いたり、日曜にハイキングをしたりして、想像や鑑賞に没頭している人の状態」である。そのような夢中になる能力は練習によって鍛えることができるものであり、それも祈りの要素なのだと、彼女は考えている。祈りの手法はたいてい、感覚の細かいところに注意を集中させる。

［会衆は］心で見て、聞いて、嗅いで、触れる練習をする。そのような想像上の経験に、現実の出来事の記憶に付随する鮮明な感覚が加わる。想像できるものが彼らにとって、より現実的になるのだ。

そしてある日、心は想像から幻覚へと跳躍し、会衆は神の声を聞き、神の姿を見る。このような切望された声と姿には知覚の現実性がある。ラーマンの被験者の一人だったサラは、こう表現している。「[祈りの最中に]私が見る像はとてもリアルではっきりしています。ただの空想とはちがいます。つまり、時としてパワーポイントのプレゼンテーションみたいになるのです」。ラーマンによると、時間がたつにつれてサラの像は「より豊かに、より複雑になった。境界がくっきりしているようだ。そして複雑さと明確さが増し続けた」。心像が外界と同じくらい明確でリアルになるのだ。

サラは何度もそのような経験をした。一度しか経験しない信者もいるようだが、たった一度でも、現実に知覚しているという圧倒的な力をともなう神の経験をすれば、生涯信仰を持ち続けるのには十分かもしれない。

それほど崇高ではないレベルでも、私たちはみな暗示の力を受けやすい。感情喚起や得体の知れない刺激と組み合わさった場合はなおさらだ。家が「霊に取りつかれている」という考えを、人は理性では一蹴《いっしゅう》するとしても、心は用心深い状態になり、幻覚さえ起こることがある。そのことをレスリー・Dが私あての手紙で語っている。

四年ほど前、ペンシルベニア州ハノーバーで、この地域で最も古くからある住居を職場とする仕事を始めました。初日に、そこには幽霊がいると言われました。昔そこに住んでいた音楽教師のゴブレット氏の幽霊です。……彼はその家で亡くなったのでしょう。私が超常現象など信じていないことは、どれだけ言葉を費しても言いきれないくらいです。ところが数日後、デスクにすわっているとき、ズボンの脚を引っ張る手のようなものを感じるようになり、ときには肩に手が置かれるのを感じました。一週間前、私たちがその幽霊について話していると、背中の上のほう、肩の後ろのあたりで、指が動くのを（とてもはっきり）感じました。あまりにはっきりしていたので、飛び上がってしまいました。暗示の力かもしれませんね。

架空の友だちがいる子ども、というのは珍しくない。想像力豊かでたぶん寂しい子どもがつくり出す、順序立って進行していく空想や作話のようなものの場合もある。幻覚の要素を持つケースもありえる。ヘイリー・Wが私に話してくれたように、穏やかで心地よい幻覚のこともある。

きょうだいのいなかった私は、三歳から六歳くらいまで、よく架空の友だちをつくって一緒に遊びました。いちばん記憶に残っているのは、ケイシーとクレイシーという名前の双子の女の子です。私と同じ年かっこうで、裏庭のブランコに乗ったり、ティーパーティーをしたり、そういうことをよくやっていました。ケイシーとクレイシーにはミルキーという妹もいました。私の心の目には彼女たち全員の姿がはっきり見えていて、当時の私にとってはまさに現実に思えました。両親はそれをおおむね面白がっていましたが、私の架空の友だちがそれほどまでに詳しくて、しかもたくさんいるのは自然なことなのか、疑問には思っていました。両親の記憶では、私は「誰もいない」テーブルで長いあいだおしゃべりをしていて、訊かれるといつもケイシーとクレイシーと話しているのだと答えていました。よく（オモチャやゲームで）遊んでいるとき、ケイシーとクレイシーかミルキーと遊んでいるのだと言っていました。彼女たちとよくおしゃべりもして、一時期、盲導犬のことばかり考えていて、母に飼わせてほしいと頼んだのを覚えています。母はかなり面食らって、どこからそんなことを思いついたのか尋ねました。ケイシーとクレイシーの母親が盲目で、彼女が連れているような盲導犬が欲しいのだと私は答えました。大人になって、人から子どものころに架空の友だちなどいなかったと聞かされるとびっくりします。それほど彼女たちは私の子ども時代の重要な――そして楽しい――一部だったのです。

そしてこの場合、「架空」という言葉は適切ではないかもしれない。架空の友だちは、ほかの空想や想像の産物にはないくらい、とてもリアルに思えるようだ。私たち大人の「現実」と「想像」の分類が子どもたちの考えや遊びに当てはめにくいのは、言うまでもないことだろう。ピアジェが正しいなら、子どもは七歳くらいまで、空想と現実、内と外の世界を、きっぱり区別できるとはかぎらないのだ。子どもが七歳かそれより少し年長になると、架空の友だちは消えるのがふつうである。

それに、子どもは幻覚が（私たちの文化では）「異常」と見なされることを知らないので、自分の幻覚を大人より素直に受け入れるのかもしれない。トム・Wは私あての手紙に、子ども時代の「意図的な」幻覚について書いている。彼は四歳から七歳まで、楽しみとして入眠時心像をつくり出していたのだ。

私は昔、眠りに落ちようとするときに幻覚で楽しみました。ベッドに横になり、薄明かりのなかで天井を見つめます。……決まった一点を見つめて、目をじっと動かさないでいると、天井が無色になり、だんだんに点々でいっぱいになって来て、それが波や格子やペイズリーの模様になります。そしてその真ん中に、人が現われてからみ合い始めます。かなりいろいろと覚えています――そして異常なほどはっきり見えたことを覚えています。いったんその像が現われると、映画を見るように眺めることができました。

幻覚を楽しむ別の方法もありました。私のベッドの足元に家族の肖像写真が掛かっていました。祖父母、いとこ、おじとおば、両親、兄、そして私が並んでいるのを撮影した、昔ながらの写真でした。私たちの背後にイボタの垣根がありました。夜、私はこの肖像写真を見つめます。するとすぐに、奇妙で楽しいくらいばかげたことが起こり始めるのです。イボタの垣根からリンゴが生えてきて、いとこたちがおしゃべりを始め、みんなの周りで追いかけっこを始めます。祖母の頭が「ポンと取れて」二つのふくらはぎにくっつき、それが踊り回り始めます。いまでは気味が悪いと思いますが、当時はとても愉快だと思っていました。

子ども時代とは人生の対極にある晩年には、死や死の予感をともなう特別な幻覚がある。老人ホームや介護施設で働いている私は驚きと感動を覚えるのだが、頭がしっかりしていて、正気で、完全に意識のある患者が、死が近いことを感じると幻覚を起こすことが非常に多い。シャルル・ボネ症候群（CBS）の章で話した目の見えない老婦人のロザリーは、病気になって自分はもうすぐ死ぬのだと思ったとき、母親の幻影を見て、天国にようこそと言う母親の声を聞いた。この幻覚は、彼女のいつものCBSによる幻覚とは性質がまったくちがった――多感覚で、個人的で、自分に話しかけていて、温かさと優しさに満ちていたのだ。それにひきかえ、CBSの幻覚は自分との明らかな関係はなく、何の感情も引き起こさなかった。同じような臨終の幻覚を（CBSなどの幻覚を促すような特別な病気にはかかっていないのに）起こした患者はほかにもいる――それが人生最初で最後の幻覚だったというケースもある。

（注1）H・G・ウエルズの多くの短篇にも罪悪感からの幻覚が出てくる。「蛾」では、生涯のライバルの死に責任を感じている動物学者が、ほかの誰にも見えない巨大な蛾、生物学者も知らない属の蛾に

取りつかれ、ついには発狂してしまう。しかし正気のときには、彼はそれが死んだライバルの幽霊だと冗談を言う。

自分も取りつかれていたディケンズは、このテーマで五冊の本を書いており、いちばん有名なのは『クリスマス・キャロル』だ。そして『大いなる遺産』では、初めてミス・ハヴィシャムとゾッとするような出会いをしたあとのピップの幻覚をドラマチックに語っている。

その時、その場で、私は実に不思議な想像をしてしまった。それは後になるとさらに不思議さを増した出来事だった。つまり、冷たい明かりを見上げていたため少しかすんだ目を右手の建物に向けると、天井の低くなった隅にある大きな梁に、誰かが首を吊ってぶら下がっているのが見えたのだ。黄ばんだ白い服、片方だけ履かれた靴。土色の紙みたいな、色のあせたふち飾り。そしてミス・ハヴィシャムの顔。それはまるで顔全体で私に呼びかけようとしているようだった。その姿を見た恐ろしさと、一瞬前には間違いなくその姿はなかったという怖さの両方で、私は先ず走って逃げ出した。次に反転してその姿に向かって走り、そこに何もないのを知った時、恐怖は頂点に達した。

（佐々木徹訳、河出文庫）

（注2）もちろん、配偶者を失うことは人生でとりわけストレスの多い出来事だが、喪失は失業から最愛のペットの死まで、ほかにもさまざまな状況で起こりえる。私の友人の一人は、二〇歳の猫が死んだときにひどく動揺し、何カ月ものあいだ、猫だけでなく猫がカーテンのひだのなかで独特の動きをする

のも「見た」。

別の友人のマロニー・Kは、最愛の一七歳のペットが死んだあとに見た、ちがう種類の幻覚を語ってくれた。

驚いたことに、翌日、私が仕事に行く支度をしていると、彼女が浴室のドアのところに現われ、にっこり笑って、いつものようにニャアと鳴いて「おはよう」のあいさつをしたのです。私はびっくり仰天しました。夫に話に行き、もどったときには、もちろん彼女はもういませんでした。私は幻覚を起こしたことなどなく、自分はそのようなものとは「無縁」だと思っていたので、ひどく動揺しました。けれどもこの経験はおそらく、約二〇年にわたって育み守ってきた、私と彼女とのすばらしく緊密なきずなの結果なのだと受け入れました。本当のところ、最後に一度、彼女が立ち寄ってくれたことがとてもうれしいです。

（注3）喪失、あこがれ、失われた世界への懐古も、幻覚を引き起こすことがある。私が『火星の人類学者』に書いた「記憶の画家」のフランコ・マニャーニは、故郷の小さい村ポンティトを追われ、何十年も帰っていなかったにもかかわらず、しょっちゅう繰り返されるポンティトの夢と幻覚につきまとわれていた。それは理想化されて時代を超越したポンティトであり、一九四三年にナチスに侵攻される前の村に見える。彼は何百という美しく郷愁に満ちた不思議なほど正確な絵として、その幻覚を具体化することに人生をささげた。

（注4）「フラッシュバック」は視覚的な映画のような表現だが、幻聴もごく顕著に起こることがある。PTSDを抱える退役軍人は、瀕死の仲間、敵兵、または市民の声を、幻聴として聞く場合がある。ホームズとティニンによる研究は、戦争PTSDを抱える退役軍人の六五パーセント以上が、陰に陽に自分を非難するわずらわしい声の幻聴に襲われていることを明らかにした。

（注5）この影響は薬によって強められることがある。一九七〇年、私は強制収容所の生存者で脳炎後遺症のパーキンソン症候群の患者を診察した。彼女の場合、Lドーパによる治療がトラウマの悪夢とフラッシュバックを耐えがたいほど悪化させたので、私たちは投薬を中止せざるをえなかった。

（注6）一般に心理療法士のところに持ち込まれる「ふつうの」神経症では、埋もれている病原因子は幼いころに端を発している。そのような患者は取りつかれてもいるが、レナード・シェンゴールドの本のタイトルにあるように、『親に取りつかれて（*Haunted by Parents*）』いるのだ。

（注7）フロイトは、第一次世界大戦後のそのような心的外傷後ストレス症候群のしつこさにひどく困惑し、悩んだ。実際、そのせいで彼は自分の快楽原則説を疑い、少なくともこのケースでは、反復強迫というはるかに恐ろしい原則が、たとえそれが不適応であり、治癒過程とは正反対に思えるとしても、作用していると考えざるをえなかった。

（注8）セーラムの魔女裁判における証言と告発の多くは、鬼婆、悪魔、魔女や（魔女の使い魔と見られていた）猫による暴行を語っている。猫は眠っている人にまたがり、その胸を圧迫して息苦しくさせる。眠っている人は動く力も抵抗する力もない。このような経験はいまでは睡眠麻痺と悪夢の観点から解釈されるものだが、当時は超常現象として語られた。このテーマは総合的にオーウェン・デイヴィー

ズによって二〇〇三年の論文「悪夢経験、睡眠麻痺、そして魔術非難（"The Nightmare Experiences, Sleep Paralysis, and Witchcraft Accusations"）」で研究されている。

一七世紀のニューイングランドにおける幻覚とヒステリーの原因として示唆されている病気はほかにもある。ローリー・ウィン・カールソンが著書『セーラムの熱（*A Fever in Salem*）』で提示した仮説は、その狂気を脳炎後遺症の障害と見ている。

麦角《ばっかく》中毒がかかわっていると示唆している人もいる。LSDに似た有毒のアルカロイド化合物を含む麦角菌は、ライムギなどの穀物に感染するおそれがあり、汚染されたパンや小麦粉が食された場合、麦角中毒が起こる可能性がある。これが中世には頻繁に起こり、それがひどい壊疽《えそ》を引き起こしたかもしれない（それが通称の一つである「聖アントニウスの業火」につながった）。麦角中毒はLSDのものによく似た痙攣や幻覚も引き起こすことがある。

一九五一年、フランスの村全体が麦角の毒に侵された。その様子をジョン・グラント・フラーが著書『聖アントニウスの業火の日（*The Day of St. Anthony's Fire*）』で語っている。患者は数週間にわたって、ひどい不眠症だけでなく、恐ろしい幻覚や窓から飛び降りたい衝動に耐えた。

（注9）このことはブレーディーとレヴィットによる一九六六年の研究で実験的に示されている。そのなかで彼らは催眠状態の被験者に、動いている視覚刺激（縦縞のついた回転するドラム缶）を「見る」（つまり幻視する）と暗示をかけた。そうすると被験者の目は、人が実際にそのような回転するドラム缶を見ているときに起こるのと同じ、自動追跡の動き（「視運動性眼振」）を示した。人がそのような視対象を想像するだけなら、そのような動きは起こらない（そしてその動きを装うのは不可能だ）。

第14章　ドッペルゲンガー——自分自身の幻

私あての手紙で力説する人がいるように、睡眠麻痺に空中を浮遊する感覚がともない、自分自身の体を離れて空中を飛んでいる幻覚が起きることもある。その経験はおぞましい悪夢の場合とはちがって、穏やかで楽しい気持ちになるようだ（ウォータールー大学のチェーンの被験者には「至福」という言葉を使う人もいた）。ナルコレプシーと睡眠麻痺（本人の表現では「呪縛」）にずっと悩まされてきたジャネット・Bは、こんなふうに説明してくれた。

呪縛が苦しみだけでなく喜びにもなったのは、大学卒業後のことです。ある夜、麻痺から抜け出せなかったので、あきらめました。すると、自分がゆっくり自分の体から抜け出すのを感じたのです！　自分の体から脱出して浮かび上がると、恐ろしさを感じる段階は通り抜けていて、すばらしく平和な至福を感じました。これを経験して、それが幻覚だとはとても信じられないと思いました。すべての感覚が何だかいつになく鋭くて、別の部屋で誰かのラジオが鳴っていましたし、窓の外でコオロギが鳴いていました。詳しいことは省きますが、これは私が経験したどんなものよりも快い幻覚でした……。

思うに、私はこの体外離脱体験にほとんど病みつきになったせいで、神経科医から夜間の麻痺と幻覚を和らげるための治療を提案されたとき、体外離脱体験をあきらめるよりも治療を断わったのです。それが理由だとは言いませんでしたが。

かなり長いあいだ、その心地よい幻覚を意図的に起こすように試みました。たいてい大きなストレスや睡眠不足のあとに起こることがわかり、星々に囲まれて丸い地球を観察できるくらい高くまで浮かぶ経験を実現するために、自分で眠らないようにしたものです……。

しかし至福と同時に恐怖も味わうことがある。友人のピーター・Sがこのことを知ったのは、一度だけ幻覚をともなう睡眠麻痺を起こしたときだった。自分が自分の体を離れ、振り返ってその体を一瞥《いちべつ》し、そして空へと舞い上がったようだった。彼は人体という束縛を逃れて、とてつもない自由と喜びを感じた。宇宙を自由に放浪できる感じだ。しかし、無限の宇宙で迷子になって、永遠に地球上の自分の体にもどれないかもしれないという不安もあり、それが恐怖になった。

体外離脱体験は、脳卒中や片頭痛の最中に脳の特定部位が刺激されるときだけでなく、皮質を電気的に刺激することでも起こりうる。[1] さらには薬物経験や自己催眠状態でも起こるだろう。体外離脱体験は、心停止や不整脈、大量出血、またはショック状態が生じた場合、脳が十分な血液を受け取れないことによっても起こりうる。

友人のサラ・Bは、出産直後に分娩室で体外離脱体験をした。健康な赤ん坊を産んだのだが大量に出血したので、出血を止めるために子宮を圧迫する必要があると産科医に告げられた。サラはこう書いている。

子宮が強く押されるのを感じて、私は動いたり叫んだりしてはいけないと自分に言い聞かせました。……すると突然、私は後頭部を天井に押しつけて浮かんでいました。自分のものではない体を見下ろしているのです。その体は私から離れたところにあります。……私はドクターがこの女性に懸命に処置を施しているのを見ていて、彼が必死のあまり大きくうなるのが聞こえました。「この女性はとても身勝手だわ。J先生にとても迷惑をかけている」と思いました。……このように、私は時間も日付も、場所も人も出来事も、正しく認識していました。ただ、ドラマの中心にいるのが自分であることに気づかなかったのです。

しばらくすると、J先生は体から手を離し、後ろに下がり、出血は止まったと告げました。彼がそう言ったとき、私は自分が自分の体にすっともどるのを感じました。腕がコートの袖に通るみたいに。もう遠くからドクターを見下ろしているのではなく、彼がすぐ近くに立ちはだかっていました。グリーンの手術衣は血だらけでした。

サラの血圧は危険なレベルまで下がり、おそらくそのせいで――脳が十分な酸素を得られずに――体外離脱体験が引き起こされたのだろう。不安も付加的な要因だったかもしれない。なぜなら、血圧はまだ非常に低かったにもかかわらず、安心したことで発作が終わったからだ。自分の体だと気づかなかったのは奇妙だが、体を離れた自分が元のわが家を見下ろすとき、その体が「空いている」あるいは「空っぽな」ように見えるという報告は珍しくない。

別の友人で化学者のヘーゼル・Rは、何年も前にやはり出産したときの経験を話してくれた。鎮痛用にヘロインを投与され（当時のイギリスではよくあることだった）、ヘロインが効いてくると、彼女は自分が浮かび上がって、分娩室の隅の天井下で静止するのを感じた。自分の体が下のほうに見えて、何も痛みを感じない。痛みは下に見える体にとどまっているような感じだ。さらに、視力と知力がとても鋭くなったような感じがして、どんな問題でも簡単に解ける気がした（残念ながら問題は何も出てこなかったわ、と彼女はむくれて言った）。ヘロインが切れると、彼女は自分の体にもどって再び激しい陣痛に苦しんだ。産科医からもう一度投薬してもいいと言われて、彼女は赤ん坊に悪影響はないのかと尋ねた。悪影響がないと保証されると、彼女はもう一度投薬することに同意し、再び自分の体とその陣痛から離れ、頭がすばらしく冴えわたるのを感じた。[2] 五〇年以上前の出来事だが、ヘーゼルはいまだに事細かに覚えている。

経験したことがない人にとって、そのような体外離脱を想像するのは容易でない。私自身、体外離脱経験はないが、一度かなり簡単な実験に参加して、人の自己意識がいかにたやすく自分の体から離れ、ロボットに「再身体化」されるかを知った。ロボットは「目」となるビデオカメラと「手」となるロブスターのような爪がついた重たい金属製の人形で、宇宙飛行士が同じような機械を宇宙で操作する訓練のために考案されたものだった。ビデオカメラに接続されているゴーグルをかけると、実質的にロボットの目をとおして世界を見ることになり、両手にセンサーつきのグローブをはめると、自分の動きが記録されてロボットの爪に伝わる。接続されてロボットの目をとおして外を見たとたん、私は奇妙な体験をした。自分の左側一メートル弱のところに、椅子にすわってゴーグルとグローブをはめた妙に小さい人影が見えたのだが（自分が大きいロボットの体に入ったから小さく見えたのか？）、それは主のいなくなった私の人影にちがいないと気づいて仰天した。

外科医のトニー・チコリアは数年前、雷に打たれ、心停止を起こした（込み入った彼の話の全容は『音楽嗜好症《ミュージコフィリア》』に）。彼はこう話してくれた。

閃光……を覚えています。それが私の顔面を打ったんです。次に覚えているのは、自分が後ろに飛んでいたことです……［そのあと］私は前に飛んでいました。……自分の体が地面にころがっているのが見えました。「くそ、俺は死んだんだ」って思いましたね。人がその体に集まっているんです。一人の女性……が私の体の上に覆いかぶさって、人工呼吸をしていました。

チコリアの体外離脱体験は複雑さを増した。「青白い光に取り囲まれて……ものすごく幸福で平和な気持ちでした」。彼は天国に引き込まれるのを感じ（彼の体外離脱体験は「臨死体験」に進展したが、大半の体外離脱はそこまで行かない）、そのあと、雷に打たれた瞬間から三〇秒ないし四〇秒くらいしかたっていなかっただろうが、「バタン！　元に戻ったんです」。

臨死体験を表わす「near-death experience」という言葉は、レイモンド・ムーディが一九七五年の著書『かいまみた死後の世界』で提唱したものだ。大勢の人々にインタビューして情報を集めたムーディは、多くの臨死体験に共通する驚くほど画一的で型にはまった経験を、詳しく記述している。大半の人は、暗いトンネルに引き込まれたあと、（インタビューで「光の存在」と呼んだ人もいた）まぶしい輝きへと押し出されるのを感じている。そして最後に、行く手に境界や壁を感じる――たいていの人はこれを生と死の境と解釈している。人生のさまざまな出来事が早送りで再現されるのを経験した人もいれば、友人や家族の姿を見た人もいる。典型的な臨死体験ではすべてが大きな安らぎと喜びに満ちているので、（自分の体に、生きることに）「連れもどされる」ことにはとても残念な気持ちがつきまとう。そのような経験はリアルに感じられ、「現実よりリアル」とよく言われる。ムーディのインタビューを受けた人の多くは、このような異例の経験を超自然現象として解釈するほうを好んだが、幻覚の異常に複雑なタイプと考えるようになった人もいた。臨死体験はとくに心停止と関連があって、血圧が急に低下し、顔が青白くなり、頭と脳から血が引いて失神したときにも起こることがあるので、脳の活動と血流の観点から現実的な説明を追究している研究者も多い。

ケンタッキー大学のケヴィン・ネルソンらは、脳血流が危険にさらされると意識の解離が起こるので、被験者は目覚めていても体が麻痺し、レム睡眠に特有の夢のような幻覚（「レム侵入」）に襲われる——つまり睡眠麻痺に似た状態になる——ことを示唆する証拠を提示している（臨死体験も睡眠麻痺を起こしやすい人によく見られる）。これに加えて、さまざまな特殊な要素がある。「暗いトンネル」は網膜への血流障害と関連がある、とネルソンは考えている（この血流障害でトンネル視、すなわち視野狭窄《きょうさく》が生じることはよく知られており、高い重力加速度の圧力にさらされるパイロットがこの障害を起こすこともある）。ネルソンは「明るい光」を、脳幹の一部（脳橋）から皮質下の視覚中継局へ、そして後頭皮質へと移動する神経興奮の流れと関連づけている。このような神経生理学的変化に加えて、自分が生死にかかわる危機にさらされていると知って——被験者によっては自分の死が宣告されるのを実際に聞いて——感じる恐怖と畏怖、そして死が迫っていて避けられないのなら、その死は平穏で来世につながっていることを願う気持ちがある。

オラフ・ブランケもピーター・ブラッガーも、重い癲癇《てんかん》の患者数人に起きたそのような現象を研究している。一九五〇年代のワイルダー・ペンフィールドの患者のように、薬に反応しない難治性の発作を抱える人たちは、原因となっている癲癇焦点を切除する手術が必要な場合もある。そのような手術をするには、発作の焦点を特定して致命的部位を傷つけないようにするために、徹底的な検査とマッピングが必要だ。患者は自分がどんな経験をしているか報告できるように、この処置のあいだずっと目覚めていなくてはならない。ブランケはそのような患者の一人で、脳の右角回《かくかい》の特定の部位を刺激すると、軽くなって浮遊する感覚や身体イメージの変化だけでなく、体外離脱体験も必ず起こることを実証することができた。患者は自分の脚が「短くなって」、顔のほうに移動するのを見た。ブランケらは、角回は身体イメージと、重力に関係する前庭感覚を仲立ちする回路のきわめて重要な結節点であり、「自己が体から解離する経験は、体からの情報と前庭情報を統合できない結果である」と推測している。

体を離脱はしないが、通常の視点から自分の分身が見える場合もあり、その別の自分はたいがい自分自身の姿勢や動きを真似する（または共有する）。このような自己像幻覚は純粋に視覚的なもので、たいていはほんのつかの間のことだ。たとえば、片頭痛や癲癇の前兆を感じている数分のあいだに起こることもある。マクドナルド・クリッチュリーは片頭痛の興味深い症例を集めた「片頭痛――カッパドキアからクイーン・スクエアまで（“Migraine: From Cappadocia to Queen Square”）」のなかで、偉大な博物学者カロルス・リンネウスのケースを語っている。

リンネウスはしばしば「もう一人の自分」が自分と並んで庭を散策するのを見た。その幻像は、かがんで植物を調べたり花を摘んだりするなど、彼の動きを真似する。分身が書斎のデスクの彼の席を陣取ることもあった。学生に実演指導しているとき、自分の部屋から標本を取って来なくてはならないことがあった。大急ぎでドアを開けて入ろうとしたが、とっさに立ち止まって言った。「うわ！　もう僕がそこにいるよ」。

同じような分身の幻覚を、シャルル・ボネの祖父のシャルル・リュランも約三カ月にわたって定期的に見ていた。そのことをダウエ・ドラーイスマが次のように書いている。

ある朝、窓のそばで静かにパイプをふかしていると、窓枠に何気なくよりかかっている男が左手に見えた。頭一つ分、背が高いことをのぞけば、その男は彼にそっくりだった。やはりパイプをふかし、同じキャップをかぶり、同じ部屋着を着ている。男は翌朝にもまた現われ、次第になじみの幻になった。

自己像幻覚は文字どおり自分自身の鏡像であり、右が左に左が右に入れ替わっていて、本人の姿勢と行動を映している。分身は純粋に視覚的現象で、独自のアイデンティティも意図もない。何の欲望も持たず、何かを率先してやることもない。受け身で中立だ。[3]

ジャン・レルミットは一九五一年に自己像幻視について概説し、こう書いている。「分身の現象は癲癇以外にも、全身麻痺［神経梅毒］、脳炎、統合失調症の脳症、脳の局所性病変、心的外傷後障害など、さまざまな脳の疾患によって生じる可能性がある。……分身の幻影によって、人は病気の発症を真剣に疑うはずである」。

自己像幻視の全症例のうちかなりの数——おそらく三分の一——が、統合失調症に関係している可能性があり、明らかに身体的または器質的な原因の症例でも、暗示に反応することがあると考えられている。T・R・デニングとジャーマン・ベリオスが報告している三五歳の男性は、頭を負傷したあと、側頭葉発作にともなう幻影を見ていた。男性は吊るされている自分のネクタイがヘビに見えたことがあると言ったが、本格的な幻覚や自己像幻視の経験があるかと訊かれると、ないと答えた。一週間後、彼は少し興奮した状態で診察にやって来た。自己像幻視を経験したのだ。

カフェにすわっていたとき、突然、一五メートルか二〇メートル離れたところで、カフェの窓越しにのぞき込んでいる自分の像に気づいた。像は暗く、（事故が起きた）一九歳のときの自分に似ていた。像は何も話さず、一分も続かなかっただろう。彼はまるで体を殴られたかのようにびっくりして不安になり、立ち上がってその場を去らなくてはならない気がした。この出来事のタイミングは、前の週に精神科医から訊かれた質問に影響されたと考えざるをえない。

ほとんどの場合、自己像幻視はかなり短時間で終わるが、長時間にわたるものも記録されている。ザンボーニらは二〇〇五年の論文で、このことを詳しく説明している。彼らの患者だったB・Fは若い女性で、妊娠中に子癇《しかん》を起こして二日間昏睡状態だった。回復し始めたとき、彼女は皮質障害で目が見えず、左右両半身とも部分的に麻痺し、さらに左半身と左側の空間を認識しない、いわゆる半側空間無視になっていた。さらに回復すると、彼女の視野は完全にもどり、色を識別することができるようになったが、物体や形さえも認識できない深刻な失認症が見られた。ザンボーニらによると、この段階で患者は最初、一メートルほど前に自分自身の姿が、まるで鏡に映っているかのように見えるようになったという。その像は「ガラス板」に映っているように透明だったが、少しぼやけていた。等身大で、肩から上だけだったが、彼女が目を落とすと脚も見える。服装はいつも彼女とまったく同じ。目を閉じると消えて、目を開けたとたんにまた現われる（ただし、目新しさがなくなるにつれ、彼女は一度に何時間もその像を「忘れる」ことができた）。その像に対して特別な気持ちはわかず、原因となる考えも感情も意図も思いつかなかった。

B・Fの失認症が消えるにつれ、鏡像も次第に薄れていき、最初の脳損傷の六ヵ月後には完全に消滅した。この鏡像が異常に長く持続したのは、深刻な視覚障害に加えて、比較的高いレベル、おそらく側頭頭頂接合部で、多感覚統合の混乱があったことと関係があるかもしれない、とザンボーニらは述べている。

さらに奇妙で複雑な自己幻覚が、「ホートスコピー（heautoscopy）」である。これは極端にまれなかたちの自己像幻視で、本人とその分身のあいだに相互交流がある。相互交流は友好的な場合もあるが、敵対的なことのほうが多い。さらに、どちらが「オリジナル」でどちらが「分身」なのかに関して、ひどい混乱が起こる場合もある。というのも、自己意識が一方から他方へ移る傾向があるのだ。初めは自分自身の目で世界を見ていたのに、そのあと分身の目をとおして見ることがあり、そのせいで彼――もう一人のほう――が本当の人間だと思ってしまうこともありえる。自己像幻視の場合とちがって、分身は本人の姿勢や行動を受け身でそのまま映し出しているとは解釈されない。ホートスコピーの分身は、限界はあるものの、やりたいことを何でもできるのだ（あるいは、まったく何もせずにじっと横たわっていることもある）。

「ふつうの」――リンネウスやリュランが経験したような――自己像幻視は、比較的良性のようだ。自己像幻覚は純粋に視覚性のものであり、まれに現われるが、本人の動きを繰り返すだけで、自主性の主張も意図もないようで、相互交流しようとすることもない。しかしホートスコピーの分身は、本人のアイデンティティを真似したり盗んだりして、不安と恐怖の感情を喚起し、衝動的な自暴自棄の行為を誘発することがある。ブラッガーは同僚とともに一九九四年の論文で、側頭葉癲癇をわずらう若い男性のそのような症状を記述している。

ホートスコピーが発現したのは入院の少し前だった。患者はフェニトインの服用をやめて、ビールを数杯飲み、翌日はまる一日寝ていて、その晩、三階にある自分の部屋の真下にある大きい茂みのなかで、困惑してブツブツ言っているところを発見された。茂みはほぼ壊滅状態だった。……患者は次のように説明している。その朝、彼はめまいがするような気分で起きた。あたりを見回すと、まだベッドに寝ている自分が見えた。彼は「自分だとわかっていて、起きないで仕事に遅刻する危険を冒しているこの男」に腹が立ってきた。その体を起こそうと、まず大声で呼びかけ、次に揺さぶってみて、そのあと何度もベッドのなかの分身に飛び乗った。寝ている体は何の反応も示さない。そのとき初めて患者は、自分が二人いることにとまどい始め、どちらが本当の自分かがわからなくなったことへの恐怖が募った。自覚のある体が、立っているほうとまだベッドで寝ているほうとで何回か切り替わった。ベッドに寝ているモードのとき、はっきり目が覚めているのに完全に体が麻痺していて、自分の上に覆いかぶさって自分をたたいている人物におびえていた。彼の目的はただ一つ、再び一人の人間になることだ。窓のそばに立って（まだベッドに寝ている自分の体が見えて）、窓から外を見て突然、「二つに分かれているという耐えがたい感覚を終わらせるために」、飛び降りることにした。同時に、「この捨て鉢の行動がベッドに寝ている自分を怖がらせ、もう一度私と合体するよう促す」ことを願っていた。次に覚えているのは、痛みで目が覚めると病院にいたことだ。

一九三五年に提唱された「heautoscopy」（héautoscopy と綴られることもある）という言葉は、必ずしも有用と見なされてはいない。たとえば、T・R・デニングとジャーマン・ベリオスは、「私たちはこの用語の利点がまったくわからない。学者ぶっていて、ほとんど発音不可能で、通常の実務ではあまり使われていない」と書いている。彼らは自己像幻視現象とははっきり二分されるようなものではなく、連続性やスペクトルがあるものと考えている。その場合、自己像との関係に対する意識は、ごく弱いものから非常に強いものまで、無関心から熱烈まで、さまざまな可能性があり、その「現実味」の感覚も同じように多彩でまちまちなのだ。一九五五年の論文でケネス・デューハーストとジョン・ピアソンは、くも膜下出血の開始時に、四日にわたって自己像幻覚の「分身」を見た学校教師について記述している。

まるで鏡を見ているようにはっきりと現われ、彼とまったく同じ服装だった。どこにでも彼についてきて、食事のときは椅子の後ろに立っていて、食べ終わるまでは再び現われない。夜には服を脱ぎ、アパートの隣の部屋でテーブルかソファに横になる。分身は彼に話しかけることも合図をすることもなく、ただ彼の行動を繰り返すだけで、いつも悲しい表情を浮かべている。患者にとって、これがすべて幻覚であることは明らかだったが、それでも自分の一部になっていたので、彼が初めてかかりつけ医を訪れたときには、分身のために椅子を引き寄せたほどだった。

この用語が考案される一世紀前の一八四四年、医師のA・L・ウィーガンが悲劇的な結果を招いた極端なホートスコピーの症例を記述している。

私が知っていた、ある非常に知的で感じのいい男性は、目の前の自分自身を認識する力を持っていた。そしてよく彼の分身に愛想よく笑いかけ、そのたびに相手も笑い返してくるようだった。これは長年楽しみとジョークのタネだったが、最終的には痛ましい結果を招いた。彼は次第に自分が［もう一人の］自分に取りつかれたのだと思い込むようになった。このもう一人の自分は頑固に彼と言い争い、彼にとってひどく悔しいことに、彼を論破することもあった。論客として自らたのむところのあった彼は、そのことにひどく傷ついた。彼は常軌を逸していたが、監禁されることも拘束されることもなかった。しまいに、いら立たしさに疲れ果てた彼は、生きて新しい年を迎えるまいと決意し――借金をすべて返し、毎週の請求額を別々の紙にくるんで――一二月三一日の夜にピストルを片手に待ち、時計が一二時を打つと同時に口にくわえて発砲した。

分身、ドッペルゲンガー、半分自分で半分別人の存在というテーマは、文学者にとって非常に魅力的であり、たいていは死や災難の不吉な前兆として描かれている。場合によっては、エドガー・アラン・ポーの「ウィリアム・ウィルソン」のように、分身は目に見える具体的な罪悪感の投影であり、その罪悪感が耐えがたいほど強くなって、最終的に本人が分身に殺意を抱き、気づくと自分自身を刺している。ギ・ド・モーパッサンの「オルラ」に出てくるもののように、分身は目に見えず実体もないのに、それでも存在の証拠を残す場合もある（たとえば、語り手が水差しに入れておいた水を飲む）。

モーパッサンはこれを書いた当時、しばしば自身の分身を見ていた、つまり自己像幻視を起こしていた。友人に語ったところでは、「帰宅するとほとんどいつも自分の分身が見える。ドアを開けると、肘掛椅子に自分がすわっているのが見えるんだ。見た瞬間幻覚だとわかる。しかし、異常なことじゃないか？　冷静な頭の持ち主でなかったら、怖くてたまらないだろうね」。

モーパッサンはこの時点で神経梅毒をわずらっていて、病気がさらに進行すると、鏡に映った自分を認識できなくなり、鏡のなかの自分の像にあいさつし、おじぎをし、握手をしようとしたと言われている。

人を苦しめるのに目に見えないオルラは、そのような自己像幻視の経験から思いついたものかもしれないが、まったく別物であり、ウィリアム・ウィルソンやドストエフスキーの短篇小説に登場するゴリャートキンの分身のように、本質的には一八世紀末から二〇世紀初頭にかけてはやった、ゴシック文学のドッペルゲンガーにほかならない。

現実世界では、ホートスコピーの分身は——ブラッガーらによって報告されている極端な症例はあるが——それほど悪意はないようでもある。温厚なものや、前向きで品行方正なものもある。オリン・デヴィンスキーの患者の一人は、側頭葉発作にともなうホートスコピーを起こして、その症状をこう説明している。「夢のようでしたが、私は目が覚めていました。突然、一メートル半ほど向こうに自分が見えました。私の分身は芝刈りをしていたのですが、それは私がやっているべきことだったのです」。この男性はそのあと一〇回以上、発作の直前にそのような症状を経験し、発作活動とは関係なさそうな発症も何度もあった。一九八九年の論文にデヴィンスキーらは次のように書いている。

彼の分身はつねに透けていて、全身像で、等身大より少し小さい。患者とはちがう服を着ていることが多く、患者とちがう考えや感情を抱いている。分身はたいてい患者自身がやっていなくてはならないと思う活動をやっていて、彼は「あいつは私の罪の意識です」と言っている。

身体性は世界で最も確かなもの、反論の余地のない事実であるように思われる。私たちは自分自身が自分の体のなかにあって、自分の体は自分のもの、自分だけのもの、だから自分の目で外の世界を見て、自分の脚で歩いて、自分自身の手で握手している、と考えている。そして意識は自分の頭のなかにあるという感覚も持っている。身体イメージや身体図式（ボディ・スキーマ）は人の意識のなかで一定不変の部分であり、おそらくある程度生まれつき備わっていて、関節と筋肉の受容体から継続的に送られてくる、自分の手足の位置と動きに関する固有受容フィードバックによって維持され、再確認されている。そう長年考えられていた。

そのため、マシュー・ボトヴィニクとジョナサン・コーエンが一九九八年に、条件がそろえばゴムの手を自分の手とまちがえる可能性があることを示したとき、それを知った者は一様に驚いた。被験者の本物の手がテーブルの下に隠され、ゴム製の手が目の前にあって、両方が同時にたたかれると、分別のある被験者でも、ゴムの手が自分の手だと強く錯覚してしまう——たたかれている感覚は、無生物だが実物そっくりのこの物体にある、と。私がロボットの「目」をとおして見たときに経験したように、そのような状況にあるのだとわかっていても、錯覚を払いのける役には立たない。脳はすべての感覚を関連づけようと全力を尽くすが、この場合は視覚入力が触覚に勝る。

スウェーデンのヘンリク・エールソンは、ごく単純な装置——映像ゴーグル、マネキン人形、ゴム製の腕——を使って、そのような錯覚を生じさせる実験をいろいろと考案している。正常な触覚、視覚、そして固有受容感覚の調和を混乱させることによって、一部の人々に不可思議な経験を誘発し、自分の体が縮んだり巨大化したり、ほかの人と体を交換したとさえ信じさせたのだ。さまざまな実験を行なっているストックホルムの彼の研究所を訪ねたとき、私はこれを実地に経験させてもらった。ある実験では自分に三本めの腕があると確信し、別の実験では自分が身長六〇センチの人形の体になったように感じ、映像ゴーグルによって「その」目をとおして見ると、部屋にあるふつうの物が巨大に見えた。

この研究を踏まえるとどうやら、さまざまな感覚器官からの入力が混乱するだけで、脳による身体の表象が往々にして惑わされるのはまちがいなさそうだ。視覚と触覚の言っていることが一致しているなら、それがいかにばかげていても、生まれたときからの固有受容感覚と確実な身体イメージでさえ、受け入れてしまうことがありえる（そのような錯覚の影響を受けるかどうかは個人差があり、自分の体が空間のどこにあるかに関して、飛び抜けて鋭い感覚を持っているダンサーやアスリートを、この方法で惑わすのが難しいかもしれないことは想像できる）。

エールソンが研究している身体錯覚は、単なるパーティー用の手品ではない。私たちの身体自我や自己感覚が、触覚と視覚だけでなく固有受容感覚とおそらく前庭感覚も含めて、いくつもの感覚の協調からつくり出されることを暗示しているのだ。エールソンらは、おそらく脳のあちこちに「多感覚」のニューロンがあって、脳に入ってくる複雑な（そして通常は矛盾のない）感覚情報を協調させるのに一役買っているという考えを支持している。しかし、もしこれが自然の力または実験によって邪魔されると、身体と自己についての盤石《ばんじゃく》であるかに見える確実性が、たちまち消え去ることもありえるのだ。

（注1）体外離脱体験を表わす「out-of-body experience」という用語は、一九六〇年代にオックスフォード大学の心理学者、シーリア・グリーンによって提唱された。何世紀も前から体外離脱体験の話はあ

ったが、数多くの体験者に直接取材して体系的に研究したのはグリーンが初めてだった。彼女は新聞とBBCを通じて公に募って見つけた四〇〇人を超える人たちから、直接話を聞き出したのだ。一九六八年の著書『体外離脱体験（*Out-of-the-Body Experiences*）』で、彼女はそれを詳しく分析している。

（注2）シーリア・グリーンの被験者にも、同じような感覚を話している人が数名いる。一人は「頭が前よりはっきりして、よく回った」と書いている。もう一人は「全知全能」になったことを話している。グリーンの記述によると、そのような被験者は「自分が考えると決めたどんな疑問の答えも得られる」と思っていた。

（注3）アウグスト・ストリンドベリは自伝小説『地獄』のなかで、奇妙な影武者、自分の動きをいちいち真似する「もう一人」について書いている。

この見知らぬ男は一言も発さず、仕切りになっている木製の衝立の向こうで何かを書くのに忙しいようだ。それなのに妙なことに、私が自分の椅子を動かすたびに、彼は彼の椅子を押し戻す。真似をして私をいらつかせたいみたいに、私の一挙手一投足を繰り返している。……私がベッドに入ると、部屋のなかで私のデスクの隣にいた男もベッドに入った。……彼がそこに横になり、私と並んで体を伸ばしているのが聞こえる。彼が本のページをめくり、明かりを消し、深呼吸をして、寝返りを打ち、眠りに落ちるのが聞こえた。

ストリンドベリの「見知らぬ男」はある意味でストリンドベリとそっくりだ。少なくとも彼の動き、振る舞い、身体イメージを投影している。しかし同時に、男はほかの誰か、ストリンドベリを「いらつかせる」ときもあれば打ち解けようとするときもある他人でもある。男は文字どおりの意味で「もう一人の」ストリンドベリ、彼の「分身」なのだ。

第15章 幻肢、影、感覚のゴースト

幻視と幻聴――「幻」と「声」――は聖書で、『イリアス』と『オデュッセイア』で、世界のあらゆる偉大な叙事詩で描写されているが、幻肢、つまり手足が切断されてもまだあるように感じる幻覚の存在については、これらのいずれの中でも言及されていない。それどころか、このことを表わす用語は、サイラス・ウィアー・ミッチェルが一八七〇年代に命名するまでなかったのだ。それでも幻肢は珍しくない。アメリカでは毎年一〇万人以上が切断術を受けていて、その大半が切断されたあとに幻覚を経験している。幻肢経験は切断術そのものと同じくらい昔からあったはずで、切断術はけっして新しくはなく、何千年も前から行なわれている。古代インドの聖典『リグ・ヴェーダ』には、片脚を失ったあと鉄の義足をつけて戦争に行った、戦う王妃ヴィシュプラの話が語られている。

一六世紀、フランス軍医として何十本という傷ついた手足を切断したアンブロワーズ・パレがこう書いている。「切断手術が行なわれたずっとあとに、患者は切断した部位にまだ痛みを感じると言い……それは経験のない人々にはほとんど信じられないように思える」。

デカルトは『省察』のなかで、視覚がつねに信頼できるとはかぎらないのと同じように、「内部感覚」にも「判断ミス」が起こりえると述べている。「腕や脚を切断された当事者から、いまだに時おり失った体の部位に痛みを感じるような気がする、と告げられたことが何度かある。その状況から、自分の手足のどれかに痛みを感じたとき、そこが本当に罹患しているかどうか、よくわからないと考えるようになった」。

しかし全般的に見て、神経科医のジョージ・リドックが（一九四一年に）浮き彫りにしたように、この話題は沈黙と秘密主義の奇妙な空気に包まれているようだ。「幻肢に関する自発的な記述はほとんど提示されない」と彼は書いている。「これほど当事者の口が重いことの背景には、異常性への恐れ、信じられないという思い、さらには精神異常と言われることへの不安があるのかもしれない」。

ウィアー・ミッチェル自身、何年も二の足を踏んだすえに、ようやくこのテーマについて専門的に書いている。最初は（医師であり作家でもあった彼は）フィクションのかたちで、一八六六年の『アトランティック・マンスリー』誌に匿名で寄せた「ジョージ・デッドローの場合（"The Case of George Dedlow"）」で発表した。南北戦争中にフィラデルフィアの軍病院（陰で「義足病院」と呼ばれていた）で働く神経科医として、ミッチェルは切断術を受けた人を何十人と診察し、好奇心と同情心に駆られて、彼らに自分の経験を語るよう促した。彼が見たり患者から聞いたりしたことをすべてまとめるには数年かかったが、一八七二年に名著『神経の損傷（*Injuries of Nerves*）』のなかで、幻肢について詳細に説明し、論じることができた——医学文献では初めてだった[1]。

ミッチェルは著書の最終章を幻肢に充て、このテーマを次のように紹介している。

断端の生理に関する記録は、失った手足について患者が抱く感覚的妄想の説明なしには完成しない。これらの幻覚は非常に鮮明で、とても奇妙で、深く論じている著作がほとんどないので、研究に十分値すると同時に、なかには、長く議論されてきた筋肉感覚の問題に光を投げかけるので、私にはとくに貴重と思われるものもある。手足を失った人はほぼ全員、失った手足の幻、つまり自分自身のその部分の感覚的痕跡を、絶えずにせよ時々にせよ経験している。

ミッチェルがこの問題に注目してから、幻肢の研究に引き込まれた神経学者や心理学者がほかにもいた。そのうちの一人だったウィリアム・ジェイムズが、切断術を受けた八〇〇人に（義肢メーカーの協力を得て）アンケートを送ったところ、そのうちほぼ二〇〇人から回答を受けとり、数名と直接会って話を聞くことができた[2]。

南北戦争で手足を切断された人たちを診ていたミッチェルの観察対象は、新たに発症したばかりの幻肢だったが、ジェイムズははるかに多様な（六〇年前に大腿部切断術を受けた七〇代の男性一人も含めた）集団を研究することができたので、数年または数十年にわたる幻肢の変化を説明しやすい立場にあり、その変化を一八八七年の論文「失った手足の意識（"The Consciousness of Lost Limbs"）」に詳述している。

ジェイムズがとくに興味を抱いたのは、最初は生々しくて動かすこともできた幻肢が、たいていの場合、時間とともに短くなったり消えたりする傾向があることだった。このことのほうが幻肢の存在よりも、彼にとっては驚きだった。幻肢は、失った手足の感覚と動きを表現する脳領域の活動が継続しているから、当然予想されることだと彼は思っていた。「一般の人たちは、どうして失った足をまだ感じるのか不思議に思う」とジェイムズは書いている。「私が不思議だと思うのは、失った足を感じない人がいることだ」。手の幻は脚や腕の幻とちがって、めったに消えないことに彼は気づいた（その理由は指と手の脳内表現がとくに多いことにあると、現在では知られている）。しかし、中間にある腕は消えることもあるので、そうなると残った幻の手は肩から生えているように思えることを、ジェイムズは指摘している(3)。

さらに彼は、当初は動かせた幻が動かせなくなったり、麻痺したりすることもあって、「どうがんばっても［その位置を］変えられない」ことにも驚いた（彼が言うには、まれに「変えようとする努力そのものが不可能になる」こともある）。ジェイムズは、ここに「意志」と「努力」の神経生理学に関する根本的問題があると考えたが、それに答えることはできなかった。その問題に答えが出たのは一世紀以上あと、一九九〇年代にV・S・ラマチャンドランが幻肢の「学習された」麻痺という性質を明らかにしたときのことだった。

幻肢は、外界に存在しないものの知覚であるかぎりにおいて幻覚だが、光景や音の幻覚とはあまり比較できない。視覚や聴覚を失った人のうち、幻視や幻聴を起こすのは一〇～二〇パーセントなのに対して、手足を切断された人はほぼ全員が幻肢を起こす。視力や聴力を失ってから幻覚が起こるまでは、数ヵ月または数年が過ぎることもあるのに対し、幻肢は切断されてすぐ、あるいは数日以内に現われる。しかもほかの幻覚とはちがって、自分自身の体の一部分として感じられる。さらに、シャルル・ボネ症候群の場合のような幻視が多種多様で創作が多いのに対して、幻肢は切断された現実の手足に大きさも形もよく似ている。本物の足に腫れ物があったのなら、幻の足にもある。本物の腕が腕時計をしていたのなら、幻の腕もしている。この意味で、幻肢は創作というよりむしろ記憶に似ている。

幻肢は切断後ほとんど誰にでも起こり、すぐに現われ、本物の手足と同一であることから、ある意味で、幻肢はすでに所定の位置にあるとも考えられる。言ってみれば、それが切断という行為によって表面化するのだ。複雑な幻視を構成する素材は生まれたときからの視覚経験から得られる。人、顔、動物、風景を見たことがなければ、その幻覚を見ることはできない。音楽の幻聴を感じるには、その音楽を聴いたことがなくてはならない。しかし自分自身の感覚および運動器官としての手足の感覚は、生まれつき備わっているものと思われる――この推測は、生まれつき手足のない人も、その場所に生々しい幻覚が生じる可能性があるという事実によって裏打ちされている。(4)

幻肢とほかの幻覚の最も根本的な差異は、幻肢は自分の意のままに動かせるのに対し、視覚および聴覚の幻覚は勝手に進行し、自分ではコントロールできないことだ。ウィアー・ミッチェルもこのことを力説している。

「切断術を受けた人の大半は」意志の力で動かそうとすることができて、どうやら本人としては、程度の差はあれ、うまく動かしているようだ。……患者が「幻肢の動きを」断定的に語り、動かした部位の場所について自信たっぷりな様子は、実に驚くべきもので……その効果で断端がピクピク動く傾向がある。……手に動く筋肉がまったくない症例もあるが、そういう場合でも「手の筋肉が部分的に残っている場合と同じくらい」、指の動きとその位置の変化が明確にはっきりと認識される。

ほかの幻覚は、ひどく特殊ではあっても感覚や知覚にすぎないのに対し、幻肢は幻の動作が可能である。適切な義肢があれば、（多くの患者が言うように「手に手袋をはめるように」）幻肢をその義肢にはめられる。そしてはめて動かせば、義肢を本物のように使うことができる。実際、義肢を効果的に使えば、そうなるにちがいない。義肢が本人の体の一部、本人の身体イメージの一部になる。目の見えない人の持っている杖が本人の一部になるのと同じだ。たとえば、義足を幻肢が「まとう」と、幻肢は使えるものになり、主観的な感覚と運動の実体を得ると言っていい。そうなると本物の脚とほとんど同じように、地面の小さいでこぼこを「感じ」、反応できることが多い(5)（だからこそ、第一次世界大戦中に片脚を失った偉大な登山家のジェフリー・ウィンスロップ・ヤングは、自分で設計した義肢を使ってマッターホルンを登ることができたのだ(6)）。

さらに踏み込んで、幻肢は、自然な形ある住みか（身体）をなくした、あるいは切り離された、身体イメージの一部だと言えるかもしれない——そしてそれ自体が外在するものとして、本人を邪魔したり惑わしたりすることもありえる（だから幻肢で歩道の縁石を離れて歩くのは危険だ）。迷子の幻肢は（たとえ話を許されるなら）新しい住みかを欲しがり、適切な義肢がそれになるのだろう。大勢の患者から、夜には幻肢に悩まされるが、朝になって義肢を装着した瞬間に幻が消える——つまり、義肢のなかに消えて完璧に融合して、幻肢と義肢が一つになる——ので、ほっとすると聞いたことがある。

たとえ義肢がなくても、自分が幻肢で何をしているか実に正確にわかることもある。名ピアニストのエルナ・オッテンが若いときに師事していた、偉大なパウル・ウィトゲンシュタインは、第一次大戦で右腕を失っても左手で演奏を続けた（そして大勢の作曲家に左手用の曲を書くように依頼した）。しかし彼はある意味で、両手を使って教えていた。オッテンは『ニューヨーク・レビュー・オブ・ブックス』誌あての手紙に、私の書いた記事に応えて、次のように書いている。

　新しい楽曲の運指を検討するたびに、彼の右の断端が動くところを、私は何度も見かけました。彼はいつも「私は右手の指をすべて感じるので、私の運指の選択を信頼しなさい」と言っていたんです。彼が目を閉じ、断端がずっと左右に振れるように動いているあいだ、私は黙って静かにすわっているだけのときもありました。彼が腕をなくしてから何年も経ったあとの話です。

残念ながら、すべての幻肢がウィトゲンシュタインのもののように、うまく形成されていて、痛みがなくて、動かせるものとはかぎらない。時間とともに縮んだり「入れ子」になったりする傾向を示すことが多い。幻の腕が縮んでなくなり、肩から直接手が生えているように思えるようになることもある。もっとも、幻肢を義肢にはめ込んで、できるだけたくさん使うことによって、この縮む傾向を最小限に抑えることが可能ではあるが。幻肢が麻痺したり、痛む格好にねじられて「筋肉」がけいれんしたりすることもある。そのため、ネルソン提督が戦闘で右腕を失ったあとに生じた幻肢は、永遠に拳を握っていて、指が手のひらに耐えがたいほどめり込んでいた。[7]

長年、このような身体イメージの障害は不可解で治療不可能と思われてきた。しかしこの二~三〇年で、身体イメージはかつて考えられていたほど固定的ではないことが明らかになった。それどころか著しく柔軟で、幻肢によって広範囲の再編成や再マッピングが起こる可能性もある。

脊髄や末梢神経の損傷または疾患による神経機能の障害があって、脳への正常な感覚入力が中断または減少すると、それが身体イメージの大きな混乱につながり、奇妙な錯覚のイメージが、本物だが知覚のない体の部位に重なることがある。これは私の同僚のジャネット・Wにとって、ひどく衝撃的だった。彼女は自動車事故で首を骨折して四肢麻痺になり、骨折箇所から下の感覚がまったくなくなった。彼女はある意味で首から下を「切断」されたのであり、首から下の体の感覚がほとんどなかった。しかし代わりに彼女には幻の体があり、それは不安定で、ねじれたりゆがんだりしやすかった。自分の体が形も構造も正常なのを見ることによって、しばらくのあいだ、そのねじれやゆがみを直すことができたので、彼女はオフィスや病院の廊下に鏡を設置してもらい、車いすで通り過ぎるときに、（彼女の言葉を借りれば）視覚情報を「ひとつまみする」ことができるようにした。

正常な感覚がさえぎられると、身体イメージの混乱はすぐにでも起こりうる。たいていの人は、歯医者の麻酔で頬や舌がグロテスクに腫れているとか、変形したとか、おかしな位置にあるとか、そんな妙な幻覚を経験したことがある。鏡を見てもその錯覚を追い払うにはほとんど役に立たないが、正常な感覚がもどれば錯覚は消える。私の患者の一人は、大きな脳腫瘍を切除したことで、顔の片側の感覚神経根が犠牲になった。そのあと何年も、顔の右側全体が「緩んでいる」、「崩れている」、または「なくなっている」、そしてそちら側の舌と頬がものすごく腫れて、グロテスクな外観になっている、という感覚が消えなかった。彼女はのちに片脚を切断することになり、手術のあとすぐに幻肢に気づいた。そしてこう言った。「自分の顔のどこが悪いのかわかりました。まったく同じ感じ――幻肢ならぬ幻顔《げんがん》なんです」。

体の特定の領域の神経が麻痺すると、余分な手足――余剰幻肢――が現われることもある。その顕著な例を、リチャード・メイユーとフランク・ベンソンが記述している。彼らの患者で多発性硬化症の若い男性が、右半身にしびれを生じ、そのあと次のような経験をした。

> 二本めの右腕が胸の下部から腹の上部に覆いかぶさっているという、触覚性幻覚が起こった。余分な腕は胸板についているように思われた。……そっくりの幻想の前腕下部、手首、そして手のひらの感覚はあいまいだったが、腹に乗っている指の感触は生々しかった。……この錯覚は五分ないし三〇分続き、幻想の手が「握っている」感覚もあった。……幻肢の感覚はつねに、本物の右腕の硬直、しびれ、ヒリヒリ［感］が増すのと同時に生じた。

ネルソン提督の握り拳は、幻肢に起こりえる不快な進展の典型だ。当初は自由で、動かすことができて、本人の意思にしたがっていた幻肢が、そのあと麻痺し、よじれ、しばしば強く痛むようになることがある。一九九〇年代より前には、幻肢がこのように硬直する理由に関するもっともらしい説明も、硬直を解く方法についての意見もなかった。しかし一九九三年にV・S・ラマチャンドランが、幻肢によくある随意運動の進行性消失を説明できる生理学的シナリオを提示した。彼の考えでは、幻肢を自由に動かせるという生々しい感覚は、脳が幻肢に出している自分の運動命令を監視できるから生まれる。しかし視覚または固有受容感覚で動きの確認ができない状態が続くと、脳は事実上、その肢を「見捨てる」のかもしれない。こうして麻痺は「学習される」のであり、そうならばその学習内容を意識的に忘れることができはしないだろうか、とラマチャンドランは考えた。

人は視覚や固有受容感覚のフィードバックを模倣することによって脳をだまし、幻肢が再び動くようになり、随意運動ができるようになったと信じ込ませることはできるのか？　ラマチャンドランは見事なほど簡単な装置を開発した。それは直方体の木製の箱で、鏡で左右を仕切られているので、箱の一方の側をのぞくと、現実には片手とその鏡像しか見えていないのに、両手が見えている錯覚に陥る。ラマチャンドランはこの装置を、左腕を部分的に切断した若い男性に試した。彼の硬直してしまった幻の手は「樹脂で覆われたマネキン人形の前腕のように断端から突き出ていた。さらに悪いことに、痛みをともなう痙攣も起こしていて、医師にはどうすることもできなかった」。

ラマチャンドランは自分の意図を説明したあと、若者に幻の腕を鏡の左側に「差し込む」よう指示した。ラマチャンドランはこのことを著書『脳のなかの天使』で説明している。

彼は麻痺した幻肢を鏡の左側に伸ばしてから、箱の右側をのぞき込んで、幻肢がここにあると感じる位置と鏡像が一致するように、右手の位置を慎重に合わせた。すると早速、幻肢が生き返ったという驚くべき視覚的印象が生まれた。次に私は彼に、鏡をのぞき込みながら両腕と両手を鏡面対称に動かすよう指示した。すると彼は「元にもどったみたいだ！」と喜びの声を上げた。幻肢が自分の命令にしたがっているだけでなく、驚いたことに、痛みをともなう幻肢の痙攣が数年ぶりに和らぎ始めていると、はっきり感じたのだ。鏡による視覚フィードバック（MVF）のおかげで、彼の脳が学習された麻痺を「忘れた」かのようだった。

この非常にシンプルな手順は（幻肢の生成とその変化にかかわるさまざまな相互作用因子について、慎重に熟慮し、ごく独創的な完全な理論を構築したうえではじめて考案されたものであり）、幻の脚など、身体イメージのゆがみをともなうさまざまなほかの疾患に対応するよう、容易に変更することができる。

手が動くのが見えるという錯視は、それが動いている感じを生み出すのには十分である。私はこれの逆のケースを『心の視力』に書いた。視野に大きな盲点があったために、私は視覚で手を「切断」することができた。しかし、それをしたとき、見えなくなった拳を開いたり握ったり、指を動かしたりすると、目に見える「断端」からピンク色の原形質の延長のようなものが伸びてきて、（目に見える）手の幻になったのだ。

ジョナサン・コールらは、幻肢痛を減らすためのバーチャルリアリティ・システムを試していて、同じようなことを観察した。脚や腕を切断された人の実験で、患者の切断された断端が動きを記録する装置に接続され、その装置がコンピューター画面上のバーチャルな腕や脚の動きを決定する。被験者の大半は、自分の動きを画面上のアバターの動きと連動させることを学習し、動作の主体である感覚、つまり当事者意識を覚えたので、バーチャルな手足を驚くほどの繊細さで動かす（たとえば、バーチャルのテーブルに置かれているバーチャルなリンゴに手を伸ばしてつかむ）ことができた。そのような学習はかなり迅速に、およそ半時間以内に起こっている。この、自分が動作の主体であり意図して行なっているという感覚とともに、幻肢痛が軽くなることも多かった。たとえば、ある男性はバーチャルなリンゴを拾い上げたとき、それを「感じる」ことができた。コールらによると、「手足の動きだけでなく触感も知覚していて、バーチャルと視覚のクロスモーダルな知覚だった」。

一八六四年、ウィアー・ミッチェルと二人の同僚は、『反射麻痺』というタイトルで特別な回状を軍医総監局から発行した。反射麻痺の場合、けがをした手足に損傷がなくても動かすことができず、なくなってしまったか、体の一部ではない「異物」のように思える。ある意味でそれは幻肢の逆である――生きていて存在すると感じるための内部イメージがない、自分とは無縁の手足なのだ。

私は一九七四年に登山中の事故で左脚の大腿四頭筋腱を断裂させたときに、そのような経験をした。腱は手術で修復されたが、神経筋接合部に損傷があり、それに加えて、脚が長い不透明なギプスをはめられて視覚と触覚から遮断され、しかも動かすことができなかった。このように、傷ついた筋肉に命令を送ることができず、感覚や視覚のフィードバックもない状況下で、脚は私の身体イメージから消え、その位置にある異質の無生物として残されたように私には思えた）。それが一三日にわたって続いたのだ（自分の体験を振り返ってみると、ラマチャンドランのミラー・ボックスがあったら、もっと早くこの脚の動きと現実感を回復できただろうかと思う。もしもギプスが透明で、少なくとも脚を見ることができていたら、さらに状況は好転していたかもしれない）。

それはあまりに不可思議な経験だったので、それだけをテーマに本を一冊『左足をとりもどすまで』というタイトルで書いた。私は半分冗談で、読者が脊椎麻酔を打ってこの本を読んだら、そのような経験を想像しやすくなるだろうと提案している。麻酔が脊髄の活動を妨げると、下半身は麻痺して無感覚になるだけでなく、主観的に存在しなくなるからだ。自分の体が真ん中で終わっていて、その下にあるもの――腰と両脚――が自分のものではないように感じるのだ。人体博物館から持ってきた蠟《ろう》製の模型も同然だ。この自分のものではない感覚、この違和感は、奇妙な経験である。私は自分の脚が自分とは無縁に思えた一三日間、その感覚はとても我慢できないと思った――回復するのだろうか、もし回復しなかったら、使えない脚を切断してもらうほうがいいのだろうか、と暗い気持ちで考えた。

非常にまれではあるが、ほかの点では正常な手足の身体イメージが先天的に欠如していることすらありえる。このことは少なくとも、ピーター・ブラッガーが「身体完全同一性障害」と呼ぶものの多数の報告症例に示唆されている。そのような人たちは子どものころからずっと、自分の手足の一つ、あるいは手足の一部が自分のものではなく、異質な邪魔ものと感じていて、この感覚から「余分な」手足を切断したいという強い願望が生まれることもある。

一九九〇年より前、幻肢その他の身体イメージ障害の分野は、患者の説明と行動から現象学的に研究するしかなかった。そのような疾患はしばしばヒステリーや過剰な想像のせいにされていたが、精密な脳画像診断の開発により、そのような奇妙な体験の根底にある脳内（とくに頭頂葉の各領域）の生理学的変化が示されるようになって、事態が変わった。この技術とラマチャンドランのミラー・ボックスのような巧妙な実験のおかげで、身体性の、行為主体性の、そして自己の神経基盤がはっきり見えてきて、純粋に臨床的な発想と、ときに純粋に哲学的な概念を、神経科学の領域に持ち込むことができるようになったのだ。

「影」と「分身」――身体と身体イメージのゆがみによる幻覚――には、もっと奇妙な世界がある。手足や体の一部が神経や脊髄の損傷で「生気を奪われる」と、生気を奪われた部位自体が、自分とは無縁の生きていない無生物に感じられることがある。しかし、右頭頂葉に損傷がある場合、もっとはるかに深い違和感が生じる可能性がある。生気を奪われた身体部位が――そもそもその存在が認識されればの話だが――誰かほかの人、謎の「他人」のものに感じられるのだ。ずっと昔、医学生だったとき、頭頂葉の腫瘍を切除する脳神経外科の手術を受けるために入院していた患者と出会った。手術を待っていたある晩、彼はおかしな具合にベッドから落ちた。看護師が言うには、まるで自分でベッドから身を投げたようだった。

私がそのことについて尋ねると、彼は眠っていて目覚めると、ベッドのなかに脚——死んでいて、冷たくて、毛深い脚——があったのだと言った。看護師が解剖学研究室から脚を持って来て、冗談で彼のベッドにそっと入れたのだという考えが突然浮かんだが、そうでなければ、どうして誰かほかの人の脚が自分のベッドに入っているのか、見当もつかなかった。ショックを受けゾッとした彼は、健康な右脚を使って、その異物をベッドから蹴り出したが、もちろん、彼も続いてベッドから出てしまい、「それ」が自分にくっついていることに仰天した。私は「でも、それはあなたの脚ですよ」と言って、二本の脚は大きさも、形も、輪郭も、色も、まったく同じだと指摘したが、彼は認めようとしなかった。それが誰かほかの人のものだと確信していたのだ[8]。

私は長年のあいだに、右脳半球の卒中の結果、左半身の感覚と機能をすべて失った患者をほかにも診てきた。たいていの場合、彼らは何かが起きていることを自覚していないが、自分の左半身が誰かほかの人（「双子の弟」、「隣にいる人」、はては「あなたのですよ、先生、ご冗談でしょう？」）のものだと信じている人もいる。おそらく「双子の弟」は、体の半分が異質に思える一方で、自分によく似ていて、ほとんどそっくりであること、奇妙なことに見かけは確かに自分自身であることの、象徴的な表現なのだろう。ここで強調しておかなくてはならないのだが、そのような患者はとても知的で、正気で、理路整然とした話し方をする——奇妙な身体イメージのゆがみに関することだけを、非現実的なことにもかかわらず断固として主張するのだ。

左か右か、あるいは背後に、「誰かがいる」という感じは、私たちみんなが知っている。単になんとなく感じるのではなく、はっきりした感覚だ。潜んでいる人物をつかまえようと振り返っても、誰の姿も見えない。しかし、何度も繰り返される経験から、そのような気配が幻覚か錯覚だとわかっていても、その感覚を追い払うことはできない。

独りきりで、暗がりにいて、おそらく慣れない環境で、ひどく警戒している場合、この感覚がよく生じる。登山家と極地探検家の場合、広大で危険な地形、そして孤独と疲労（さらに山の場合は酸素の薄さ）によって、そうした感覚が促されることはよく知られている。気配、見えない仲間、「サードマン」、影人間――呼び方はさまざまだが――はこちらのことを十分認識していて、善悪はともかく明確な意図を持っている。忍び寄る影には何か考えがある。影に意図や力があるという感覚こそが、私たちの身の毛をよだたせもすれば、自分は独りではなく守られているという、うれしい穏やかな気持ちを生み出しもする。

「誰かがいる」という感覚は、何らかの不安、薬物、あるいは統合失調症によって誘発される、異常なまでに警戒している状態でよく起こるが、神経の病気でも生じることがある。たとえば、進行性のパーキンソン病をわずらっているR教授とエド・Wは、ある種の存在――実際には見えない何かや誰か――を絶えず感じている。この存在はつねに同じ側にいるのだ。片頭痛や脳卒中に襲われたとき、一時的に「誰かがいる」感覚を生じることもあるが、つねに同じ側にいる存在を絶えず感じるということから、脳障害が疑われる（既視感のような経験は誰もがたまに経験するが、非常に頻繁な場合は、発作性障害か脳病変が疑われるのと同じだ）。

二〇〇六年にオラフ・ブランケとその同僚（シャハル・アルジーら）が、癲癇《てんかん》の外科的治療を受けるべきと診断された若い女性について、左側頭頭頂接合部を電気的に刺激することで、予想どおりに「影人間」を誘発できたことについて記述している。女性が横になっているとき、この領域を軽く刺激すると、彼女は誰かが背後にいると感じた。刺激を強くすると、その「誰か」は若いけれども性別はわからず、自分自身と同じ位置に横になっている人だと、はっきり説明できた。両膝を両腕で抱える姿勢ですわって刺激が繰り返されると、背後に男性が自分と同じ姿勢ですわっていて、触知できない腕で彼女を抱きしめているのを感じた。言語学習テストのために読むカードを渡されると、すわっている「男性」が彼女の右側に移動し、彼女には彼に攻撃的な意図があるのがわかった（「彼はカードを取り上げたがっています。……私に読ませたくないのです」）。このように、この症例では「他者」の要素だけでなく、「自己」の要素もあって、影人間は彼女の姿勢を模倣または共有している。(9)

身体イメージの障害と「存在」の幻覚には何らかのつながりがあるかもしれないという考えは、ブランケらが二〇〇六年の論文に書いているように、早くも一九三〇年にはエンゲルトとホッフによって示されている。エンゲルトとホッフは、脳卒中のあと半盲になった高齢の男性について記述している。彼は視野の見えないほうの半分に「銀色のもの」が見えて、そのあと左から自動車と、さらに人々がこちらに向かってくるのが見えた。「無数の」人々はみんな外見がそっくりで、歩き方がぎごちなく、よろめいていて、右腕を伸ばしている。患者自身が左側にいる人々とぶつかるのを避けて歩こうとするときに示すのと、まったく同じぎごちなさだった。

　しかし彼は左半身に違和感もあって、自分の体のそちら側は「変なものでいっぱい」だと感じていた。

　エンゲルトとホッフはこう書いている。「最終的に大勢の幻覚は消えて、次に患者が『忠実な友』と呼ぶものが現われた。患者がどこへ行こうと、左に並んで歩く誰かが見える。……その友が現われた瞬間、左半身の違和感が消えた」。そして「この『友』のなかに独立した左半身があると考えてもまちがいではないだろう」と結論づけた。

　この「忠実な友」を「存在の気配」と自己像幻視の「分身」、どちらに分類すべきかわからない――どちらの特徴も兼ね備えているのだ。そして、このような一見異なる幻覚の分類には、一つにまとまるものもあるかもしれない。ブランケらは二〇〇三年に身体イメージあるいは「身体認識」の障害について書き、なくなった身体部位があるような錯覚、身体部位の変形（拡大または縮小）、身体部位の転位または切断、幻肢、余剰幻肢、自分自身の体の自己像幻視、「存在の感覚」など、さまざまなタイプがありえると述べている。視覚、触覚、固有受容感覚の幻覚をともなうこれらの障害はすべて、頭頂葉または側頭葉の損傷と関連があることを、ブランケは強調している。

J・アラン・チェーンも、何かの気配について、人が完全に意識があるときに生じる比較的軽いものと、おもに睡眠麻痺とともに起こる恐ろしいものの、両方を研究している。この「存在」の気配は人間が（そしておそらく動物も）みな経験するもので、「とくに脅威や安全にかかわりそうな、行為主体性が求められる刺激の察知に特化した側頭葉の奥深くの……独特の進化的機能的な『相手をとらえる感覚』の活性化」に、生物学的起源があるかもしれない、と彼は考えている。

　存在の気配は、神経学の文献で取り上げられるだけでなく、ウィリアム・ジェイムズの『宗教的経験の諸相』でも一章が充てられている。当初はぶしつけで威圧的な「存在」に対する恐怖感が、楽しくて至福とさえ言える感情へと転じた例が数多く挙げられていて、そのうちの一人は次のように話している。

> 初めて経験したのは一八八四年九月ごろのことで……突然何かが部屋に入ってきて、私のベッドのそばにいるのを感じた。そこにいたのは一分か二分だけ。常識では何なのかわからなかったが、それにはおそろしく不快な「感覚」がつきまとっていた。通常のどんな知覚よりも、私の存在の根っこにあるものをかき乱したのだ。……何かが私と一緒にそこにあって、知っている限りのどんな肉体的な生きものの存在よりも、はるかに確実にその存在がわかった。それが現われたことと同じように、消えたことも感じた。瞬時と言えるほど素早くドアを通り抜け、「恐ろしい感覚」は消えた……。

［次のときには］何かがそこにあるという意識だけでなく、その中心部の幸福感に、はっとするような言いようのない善への気づきが溶け合っていた。あいまいでもなく、詩や光景や花や音楽による心情的影響のようなものでもなく、言ってみれば、偉大な人が近くにいることが確実にわかるのだ。

ジェイムズはこうつけ加えた。「もちろん、このような経験が宗教の領域と結びつくわけではなく……［そして］私の友人は……後半の経験を、有神論的に神の存在の表われとは解釈していない」。

しかし、おそらく考え方の傾向がちがって、「言ってみれば偉大な人が近くにいることが確実にわかる」ことや「はっとするような言いようのない善への気づき」を、宗教ではないにしても超常的な観点から解釈する人もいる理由は、容易に理解できる。ジェイムズが書いたその章のほかの症例でこのことが実証されており、それゆえに彼は次のように言う。「信仰の対象を、知性が真実と認める単なる観念のかたちではなく、ある意味で知覚できて直接感知される現実のかたちで持っている人は多い（どれほど多いかはわからない）」。

このように、原始的で動物的な「相手をとらえる」感覚は、脅威を察知するために進化したとも考えられるが、人間においては高尚で超越的でさえある役割を担うことがある。この感覚を生物学的基盤として、その「相手」や「存在」が神の子になると、宗教的な情熱と信念が生まれるのだ。

（注1）医学的説明がなされるかなり前から、この現象について大衆や民間の認識はあったようだ。ウィアー・ミッチェルが幻肢と命名する二〇年前、ハーマン・メルヴィルが『白鯨』に、船大工が鯨骨製の義足をこしらえるためにエイハブ船長の寸法を採っている興味深いシーンを盛り込んでいる。エイハブが大工に言う。

いいか、大工、おぬしは自分のことをちゃんとした職人らしい職人だとうぬぼれていて、神さまにもそう言うつもりだろう、どうだ？　それなら聞くが、わしがおぬしのつくる脚にのっかったとき、それときっかりおなじ場所にあった脚、つまり、むかしなくした血も肉もあった生きた脚のことだがな、そいつのことをなつかしいと感じるとしたら、それでもおぬしはちゃんとした仕事をしたと言いはるつもりか？　あのむかしのアダムを追い出すことはできんのか？

［大工が答える］。なるほど、船長、おっしゃっていることがすこしわかりかけてきました。ええ、そんなふうな話は聞いたことがあります。手足を抜かれた人間は古い手足をどうしてもわすれられず、ときどきそれがうずくって話ですがね。こんなこと聞いちゃなんですが、それってほんとうですか？

ほんとうだ［とエイハブが言う］。いいか、おぬしの生きた脚を、わしの脚がむかしあったところに置いてみろ。そう、そうだ。ところで見た目には一本しかない、ところが魂には二本に見える。いまおぬしが生命《いのち》のうずきを感じている、ちょうどそのところに、寸分たがわぬその場所に、わしもうずきを感じている。（八木敏雄訳、岩波文庫）

（注2）本人の報告の重要性をウィリアム・ジェイムズは一八八七年の論文「失われた四肢の意識」で強調している。

このようなデリケートな質問では、アンケートを配っても得るものはほとんどない。回答が調査者によって徹底的に照合されないにもかかわらず、平均的な患者が答えた一〇〇〇枚の質問表よりも、条件に合った障害と科学的な考え方を持っている一人の患者に慎重に詳しく質問するほうが、私たちの理解が深まる可能性は高い。

（注3）その理由は明らかでなかったが、一世紀後、機能的MRIによって、切断術後に起こりうる脳の身体マッピングの著しい変化を視覚化することができるようになってわかった。カリフォルニア大学サンフランシスコ校のマイケル・マーゼニックらは、サルとヒトの両方を研究して、そのような変化が、場合によってはいかに迅速かつ急激に起こるかを示した。

（注4）「先天的な」幻覚は起こりえないと多くの人が断定的に主張しているが、（スカテナがこのテーマの概説で指摘しているように）確かに幻覚を感じている形成不全症の――生まれながらに手足が不完全または欠如している――患者がいることを示す報告がいくつかある。一九六四年にクラウス・ペッ

クは、生まれつき前腕、つまり手がない一一歳の少女が、幻の手を「動かす」ことができることについて記述している。ペックによると「小学校低学年のとき、彼女は自分の指を数えることで簡単な算数の問題を解くことを覚えた。……このような場合、彼女は幻の手をテーブルの上に置いて、伸ばした指を一本ずつ数えた」。

生まれつき手足がない人で、幻肢を経験する人もいればしない人もいる理由は不明だ。明らかなのは、ファンク、シフラー、ブラッガーがある研究で述べているように、幻肢を感じる人には、正常に手足のある人のものと似た脳の「行動観察システム」があるので、他人を観察することによって動作パターンを把握し、それを動かせる幻肢として自分のものにできるようだということである。ファンクらの意見によると、生まれつき手足がなくて幻肢を感じない人たちは、動きの知覚、とくに他人の手足の動きの判断に、問題があるのかもしれない。

（注5）ヘンリー・ヘッドが「身体イメージ」という言葉を（ウィアー・ミッチェルが「幻肢」という言葉を提唱してからおよそ五〇年後に）提唱したとき、脳内の純粋な感覚イメージやマップを指すつもりはなかった――彼の念頭にあったのは行為主体性と行為のイメージやモデルであり、義肢で体現する必要があるのはそれなのだ。

哲学者は「身体性」や「身体化した行為者性」の話をしたがるが、幻肢の性質と義肢におけるその身体性ほど、それを研究しやすい場はない。義肢と幻肢は肉体と精神のように相ともなうものである。ルートヴィヒ・ウィトゲンシュタインの哲学的概念の一部は、兄の幻の腕に着想を得たのではないか、と私は思っている――だから、彼の最後の著作『確実性の問題』は、身体の確実性、身体化した行為者性としての身体の確実性から始まっているのではないか、と。

（注6）ウェイド・デイヴィスがこのことを著書『沈黙へ（*Into the Silence: The Great War, Mallory, and the Conquest of Everest*）』で語っている。

（注7）それでも、ネルソンは自分の幻肢を「魂が存在することの直接的な証」と考えていた。本物の腕が消滅したあとに精神的な腕が生き残ったことは、肉体の死後も魂が生き残ることを典型的に示すと考えたのだ。

しかしエイハブ船長にとって、これは感嘆すべきことであるだけでなく、恐ろしいことでもあった。「食いちぎられた脚のうずきを、もうとっくのむかしに朽ちはててしまった脚のうずきを、まだわしが感じるとすれば、大工よ、おぬしにしろ、地獄の火で焼かれる苦痛を、肉体がなくなったあとも、永劫に感じることにならないと、どうして言える？」（八木敏雄訳）

（注8）「ベッドから落ちた男」の話は『妻を帽子とまちがえた男』にもっと詳しく語られている。

（注9）眠りに落ちるときや目覚めようとしているとき、同じように存在を感じる話を手紙に書いてくれた人が数名いる。リンダ・Pは、知らず知らず眠りに落ちながら、「まるで右側から抱かれているような、誰かが腕を私に回して、私の髪を撫でているような感じがしました。心地よい感覚でした。そして自分が独りであることを思い出すと、［その感覚は消えました］」。

謝辞

真っ先に深く感謝したいのは、何十年にもわたって私に幻覚経験を話してくれている何百人という患者および手紙のやり取りをしている人たち、とくに、この本で言葉を引用し、経験談を語ることを許してくれた人たちである。

友人で同僚のオリン・デヴィンスキーには大変お世話になった。数々の発表された論文および近日発表される論文で私の思考を刺激し、患者を大勢紹介してくれた。ジャン・ダーク・ブロムとの議論や、彼の素晴らしい大著『幻覚辞典（*Dictionary of Hallucinations*）』と『幻覚――研究と臨床（*Hallucinations: Research and Practice*）』を読むのは楽しかったし、得るところも多かった。同僚のスー・バリー、ビル・ボーデン、ウィリアム・バーク、ケヴィン・ケーヒル、ジョナサン・コール、ダウエ・ドラーイスマ、ヘンリク・エールソン、ドミニク・フィッチェ、スティーヴン・フルクト、マーク・グリーン、ジェイムズ・ランス、リチャード・メイユー、アルバロ・パスカル＝レオーネ、スタンリー・プルシナー、V・S

・ラマチャンドラン、レナード・シェンゴールドの友情と助言に心から感謝する。そしてゲール・デラニー、アンドレアス・マヴロマティス、ライラス・モック、ジェフ・オデル、ロベルト・テウニッセ、自分の（そして時に患者の）経験を話してくれてありがとう。モリー・バーンバウム、ダニエル・ブレスロー、レスリー・バークハート、エリザベス・チェース、アレン・ファーベック、カイ・ファーベック、ベン・ヘルフゴット、リチャード・ハワード、ヘーゼル・ロソッティ、ピーター・セルギン、エイミ・タン、ボニー・トンプソン、カッパ・ウォー、エドワード・ワインバーガーにも、お礼を言わなくてはならない。イーヴリン・ホニッグ、オードリー・キンドレッド、シャロン・スミス、その他の〈ナルコレプシー・ネットワーク〉の方々は、親切にナルコレプシーと睡眠麻痺を抱える多くの人たちを紹介してくれた。友人であり尊敬する作家であるビル・ヘイズは、作家としての独自の目で各章を読み、多くの貴重なアドバイスをくれた。

デイヴィッドとスージー・セインズベリーの支援と励ましに感謝する。この本の原稿を（これまでの多くの本と同様）何度も辛抱強く見直してくれたダン・フランク、有能なリサーチ助手でタイピストで水泳仲間であるヘイリー・ヴォイチクに、ありがとうと言いたい。そして友人であり編集者であり、三〇年来の協力者であるケイト・エドガーに、この本を捧げる。

訳者あとがき

本書は、脳神経科医であり多くの魅力的な医学エッセイで知られるオリヴァー・サックスの最新作 ***Hallucinations***（二〇一二年刊行）の全訳である。テーマは原題にずばり示されているとおり「幻覚」だ。幻覚とはその場にないものを実際にあるように知覚すること。見えるはずのないものが見えたり、聞こえるはずのないものが聞こえたりするのだから、幻覚を経験する人は驚きを通り越して恐怖や畏怖《いふ》を感じることもあるだろう。そして神や霊、あるいは悪魔など、超常的なものと結びつけるのも無理はない。さもなければ、自分は頭がおかしくなったのではないかと不安になる。周囲の人たちも、幻覚が見えるという人は精神に異常をきたしたのではないか、高齢者ならぼけてしまったのではないかと心配する。だからよけいに、本人は自分の幻覚症状について語ろうとしない。しかし幻覚の原因はじつに多種多様であり、精神にまったく異常がなくても起こりうる。そのような症例を数多く診《み》てきたサックス医師は、幻覚はけっして狂気のしるしではないことを、それどころか脳の働きを洞察するための貴重な情報源であることを、広く世間に伝えたいという思いで、この本を書いている。

ものが見えることの不可思議さを思い知らされるのは、目の見えない人たちが「見る」幻覚だ。シャルル・ボネ症候群と呼ばれるこの幻覚は、視力の喪失または衰えに対する脳の反応である。つまり人は目で見るのではなく、脳で見ているのだ。シャルル・ボネ症候群で見える幻影は本人とかかわりの薄いもので、映画を見ているような気持ちになるらしく、慣れてしまうとちょっと楽しくさえなるようだ。視覚を失わなくても、暗闇に閉じ込められて何も見えなくなるだけでも、脳は幻覚をつくり出す。もっと言えば、見えるものや聞こえるものが変化に乏しいだけでも、幻覚が見えたり聞こえたりする。長い航海に出る船乗りがその好例だという。また、脳や神経の損傷によって左右どちらかの視野が見えなくなると、そこにも幻覚が生じることがある。シャルル・ボネ、感覚遮断、半盲が原因で生じる幻覚はいずれも、正常な感覚入力が途切れたために、脳が懸命に情報を補い、つじつまを合わせようと活発に活動する結果なのだ。

感覚機能や知的機能に問題がなくても、幻覚が起こることはありえる。たとえば片頭痛や癲癇《てんかん》など、脳神経の活動に異常があるときに幻覚が生じるのは、ある意味で当然とも思える話だ。高熱にうなされているとき、何かが見えたり聞こえたりするほか、自分の体が膨らんだり縮んだりするような奇妙な感じを覚える（「不思議の国のアリス症候群」）と語る人も多いそうだ。そしてもちろん薬物によっても幻覚は生まれる。サックスの著書にはしばしば自身の体験が語られるのだが、今回のそれは薬物による幻覚体験である。サックスが若かりし頃はまだ薬物に対して寛容な時代だったこともあり、彼は神経科医としての興味関心から幻覚剤が脳におよぼす影響を実体験するために、マリファナやLSDやモルヒネなど、さまざまな薬物を試したのだ。その実体験の描写はじつに生々しく鮮明で、とても興味深い。

健康な人も幻覚を経験する。その代表例が、「目覚めと眠りのはざま」に生じるものだ。あまりにかすかなので本人も気づかないで終わるかもしれないが、大部分の人が経験している可能性があるという。体は基本的に健康でも、精神的に大きなショックを受けて非常に強い感情が生まれると、脳に消えない印象が残り、その出来事がいやおうなく再現されて幻覚として現われることもある。愛する人との別離、重大な事故、戦争、虐待、暴行など、さまざまな経験によるトラウマから起こる幻覚は、心的外傷後ストレス障害の一症状であり、本人をいつまでも苦しめる。

幻覚というと、そこにないものが見えたり聞こえたりする幻視や幻聴が一般的かもしれないが、あらゆる感覚に幻覚はありえる。たとえば、実際にはしていないにおいを感じる幻嗅もある。不快なにおいにつきまとわれたら、日常生活がどんなにつらいことだろう。手足の切断手術を受けた人が、失った手足がまだあるように感じるのが幻肢である。逆に自分の手足が自分のものでなくて他人のもののように感じる幻覚もあるというから驚きだ。さらには自分が自分の体から離脱して空中に浮遊する感覚、自分の分身が隣にいるのが見える現象など、ちょっと信じがたい幻覚もある。

このように本書には、じつにさまざまな幻覚の原因と症状が網羅されていて、それぞれについて具体的な症例を知ることができる。そして幻覚と脳の働きの関係についても、科学的に考察がなされている。サックス医師に自分の幻覚体験を話した大勢の人たちの「幻覚というもの全体を取り巻くつらい誤解が解けてほしい」という願いは、多少なりともかなうのではないだろうか。

オリヴァー・サックスの著書を三作翻訳する機会をいただいて、私はつくづく思う。人間がものを見たり、聞いたり、さわったり、味わったり、かいだりして、周囲の世界のことをきちんと理解できるのは、じつは奇跡的なことだと言えるのではないか。それは体の各部位と脳との複雑で精緻《せいち》なネットワークのうえに成り立っている。そこに少しでも不具合が生じると、たとえ目や耳に異常がなくても、見たり聞いたりすることができなくなり、「現実」が崩壊してしまう。けれどもそのような試練に直面したとき、脳はすばらしい適応力を発揮して、崩壊した現実を立て直そうと懸命に働く。サックス医師が著書に記す数多くの症例から、そんな知覚と脳の関係のあやうさ、不可思議さ、そして強さをかいま見ることができる。

最後になったが、本書刊行までにお世話になった多くの方々に、この場をお借りして感謝したい。とりわけ、本書の翻訳の機会と貴重な情報や意見、助言をくださった早川書房編集部の伊藤浩氏、そして校正の労をお取りいただいた林清次氏に、心からお礼を申し上げる。

二〇一四年九月

文庫化にあたって

本書に関しては、怪談文芸の専門誌から寄稿を依頼されるという思いがけない経験もあった。幻覚というのは一方では脳の働きを実証する科学的現象でありながら、他方では「昔から私たちの精神生活や文化に重要な役割を果たしてきた」のだと実感した。だからよけいに、著者のオリヴァー・サックスがこの世を去ってから二年以上が過ぎたいま、この本がより多くの方々に手に取りやすい文庫になったことを、とてもうれしく思う。

なお、文庫化にあたって大変お世話になった早川書房編集部の金田裕美子さんに、この場をお借りして感謝申し上げます。

二〇一八年二月

大田直子

解説

精神科医
春日武彦

本書を著したドクター・オリヴァー・サックス（以下、OSと記します）について、著作を読むたびに気になっていたことがある。それは、なぜ彼は精神科医ではなく脳神経科医になったのか、という疑問だ。

兄の一人マイケルは統合失調症を患い、結果として、持って生まれた素晴らしい能力を発揮出来ずに終わっている。病気の苦しさや悲惨さをOSは目の当たりにしてきた。しかも当時の精神科医療には人道的にもかなり問題があった筈だ。熱血漢の彼としては、自分こそが兄を治療しなければ、といった発想には至らなかったのだろうか。

一八歳のときには、同性愛を告白した結果、母から「おまえは憎むべきもの。おまえなんか生まれてこなければよかったのに」などと冷酷な言葉を浴びせられている。そうした辛い記憶について精神科医の立ち位置からあらためて対峙し、自身の心に決着をつけようとは考えなかったのか。

ベッドから幻覚によって転がり落ちた患者が床に座り込んだまま喚いていたとき、駆け付けたＯＳは患者の横に座り込み、同じ高さの視線で話し掛けた。まだ新米医師の頃である。こういった振る舞いを反射的に行えるのは、精神科医に相応しい素養である。

そして彼は患者の人生そのものに深い関心を寄せた。疾患をただそれだけで眺めようとはせず、人生において「病」がどのような位置づけとなっているかを見据えつつ理解に努めている。病の意味や、生育史や生活史の把握に重点を置くのは精神科の伝統だ。

今回の解説を書くに当たって、『道程——オリヴァー・サックス自伝』を読み返してみた。すると以前にはうっかり読み落としていた部分に気が付いた。ＯＳが二〇〇九年に、強烈な座骨神経痛に悩まされた際の記述である。

> 一二月には座骨神経痛があまりにもひどくなって、読むことも考えることも書くこともできなくなり、生まれてはじめて自殺を考えた。

この箇所には驚かされた。

ＯＳはエネルギッシュな正義漢であるぶん、いささか情動に不安定なところがあったようだ（年齢を重ねると安定してきたようだが）。本書にもある通り、メスカリンやＬＳＤやアンフェタミン（いわゆる覚醒剤）も経験している。時代を考慮すれば同性愛であることはかなり深刻な悩みであったに違いないし、キャリアは必ずしも順風満帆とは限らなかった。そうした人物は、往々にして自殺に魅入られる時期があるものだ。ましてや文学にも傾倒していたのだから、なおさら自殺には惹かれるところがあったのではないのか。たとえ文章には書いていなくとも、きっとそうであったに違いないと勝手に決めつけていた。だが実際には、七六歳になるまで自殺なんて考えたことがなかったのである。

まことに意外であった（若い頃の無鉄砲さが、希釈され変形された自殺願望だったなどと言い出したら、それはあまりにも深読みだろう）。

自殺を考えたがるような人間が精神科医に向いているとは限らないし、自殺なんか考えもしない人間のほうがかえって患者に安心感や希望をもたらすことだってあるだろう。しかしおそらくOSは、精神科医になったとしたら自分のタフな生き方を逆に悩んだのではないか。相手に共感することの限界に、あるいは密かに抱え込んだ自らの屈託を語らないまま相手と向き合うことに、自己嫌悪に近いものを覚える可能性すらありそうに思える。そんな愚直なところが、彼の本から垣間見られるのである。

OSは本書で、「医師の資格を取った一九五八年末には、私は神経科医になりたい、そして脳がいかにして意識と自己を具現するかを研究し、知覚と創造力と記憶と幻覚の驚異的な力を理解したいと思っていた」と述べている（一三〇頁）。彼は精神医学といった曖昧なものよりも、神経科学の明快さを選んだ。だがもしかするとそうした選択の裏側には、わたしたちには窺い知れないような複雑な思いが「わだかまって」いたような気もするのである。

彼が著した精神科版の『幻覚の脳科学』や『妻を帽子とまちがえた男』はどんな本なのだ

ろうか──そんな能天気なことを、無責任な立場のわたしはつい考えてしまう。

さてOSが医師の資格を取った時代には、精神科においても脳神経科においても劇的なことが起きていた。まず一九五二年に、世界初の抗精神病薬（メジャートランキライザー）が発見されている。クロルプロマジンが一般名で、商品名はウインタミンないしはコントミン。現在につながる精神科薬物療法の嚆矢《こうし》であり、今でも処方されている。さらに一九五七年には特に幻覚妄想に大きな効果を発揮するハロペリドールが発見された。統合失調症患者の症状は画期的に改善し、しかし副作用として薬剤性パーキンソン症候群が大きな問題としてクローズアップされてきた。まさに脳神経科と精神科とがクロスし、また統合失調症の薬物治療にはかなり楽天的で高揚した空気が病院を覆っていた時代である。

そしてOSは、自らドラッグの使用にのめり込み、一九六四年には友人をニセモノだと主張し（替え玉妄想）、一九六五年には譫妄《せんもう》（幻覚妄想と興奮とが混ざり合い、寝ぼけたような状態）を呈している。無茶というか無防備なことをするものだと呆れたくなるけれど、たとえばサイケデリックロックは一九六六年が始まりとされており、時代の雰囲気そのものが浮足立っていた。そんな時期でもOSは医療と研究への熱意が途切れることはなかった。

本書の第6章で、譫妄については彼自身の体験を含めて詳しく述べられている。が、書かれていないのが意外に思われた症状があるので、ひとつわたしから補足しておきたい。

譫妄の中でも、作業譫妄と呼ばれるものがある。アルコール依存症者が、アルコールの離脱症状として現出させる場合があって、その際には「普段行っている仕事の仕草を、意識変容下で行う」というものである。たとえば寿司職人だった患者が、パントマイムのように寿司を握る動作を繰り返したり、大工が鉋《かんな》を掛ける動作をひたすら演じる、といった類である。さてある精神科病院で当直をしていたら、夜中に興奮著しい患者A氏が運び込まれた。アルコール離脱に伴う症状であるのはすぐに判明したので、身体を抑制して点滴を行うことにした。薬剤とともにビタミンB群を混ぜないと、脳に重篤な後遺症が残りかねない。で、点滴の用意をしたりベッドの手配をするまで、とりあえず保護室（興奮する患者を収容するための、外から鍵の掛かる小部屋。頭を打たないようにベッドは置かれていないことが多く、内部は空っぽで、独房のようだと悪口を言う人もいる）に入ってもらうことにした。

用意が整ったので保護室を覗いてみると、A氏はなぜか床に正座し、黙したまま、さながらイスラム教徒が祈っているかのように上半身を前屈させている。ただし両腕は前方に突き出して握り拳を作っている。その奇妙なポーズに当方は首を捻るばかりだった。

遅れて病院にやって来た妻から話を聞き、さらに後日、ギャンブル好きの友人に知識を与えられてその謎は氷解した。

A氏は競艇でボートを操縦していた。水上でスピードを競うのが彼の仕事だった。そこまでは妻から聞き取ったわけだが、友人によれば、ボートに選手（ボートレーサー）は正座した形で乗り組むのだそうである。F1のように脚を前に投げ出す姿勢で乗るわけではないらしい。それが分かれば、あの晩の祈禱をしていたみたいなA氏は、実はボートを猛スピードで操縦しているつもりだったのではないかと推察されるのである。それで辻褄が合う。意識の変容しているA氏は、主観的には、高速でボートを操縦していた。わたしの目には殺風景そのものに感じられる灰色の保護室は、A氏にとっては青空の下に広がる水面とカラフルな観客席とで構成された華やかな空間へと拡大され、耳には豪快なエンジン音と歓声とが響き渡っていたに違いないのだ。

主観と客観とのあまりにも大きな落差に、わたしは眩暈がするような気がしたものである。今にして思えば、OSへ手紙を書いて「こんなケースがありました」と報告してみればよかった（アメリカには競艇がないだろうから、興味を持ってくれたかもしれない）。返事が来たら、それは大いに自慢の種になりそうだ。

けれども手紙を出すチャンスは永遠に失われてしまった。本書（翻訳版）がハードカバーで出たのが二〇一四年、その翌年にOSは亡くなってしまったのである。まだ八十二歳であった。幻覚百科とでも称したくなる本書はもっとも彼らしさの凝縮された一冊であるけれど、OSにはもはや幻覚の中でしか会うことが出来ない。

参考文献

Abell, Truman. 1845. Remarkable case of illusive vision. *Boston Medical and Surgical Journal* 33 (21): 409–13.

Adair, Virginia Hamilton. 1996. *Ants on the Melon: A Collection of Poems*. New York: Random House.

Adamis, Dimitrios, Adrian Treloar, Finbarr C. Martin, and Alastair J. D. Macdonald. 2007. A brief review of the history of delirium as a mental disorder. *History of Psychiatry* 18 (4): 459–69.

Adler, Shelley R. 2011. *Sleep Paralysis: Night-mares, Nocebos, and the Mind-Body Connection*. Piscataway, NJ: Rutgers University Press.

Airy, Hubert. 1870. On a distinct form of transient hemiopsia. Communicated by the Astronomer Royal. *Philosophical Transactions of the Royal Society of London* 160: 247–64.

Alajouanine, T. 1963. Dostoiewski's epilepsy. *Brain* 86 (2): 209–18.

Ardis, J. Amor, and Peter McKellar. 1956. Hypnagogic imagery and mescaline. *British Journal of Psychiatry* 102: 22–29.

Arzy, Shahar, Gregor Thut, Christine Mohr, Christoph M. Michel, and Olaf Blanke. 2006. Neural basis of embodiment: Distinct contributions of temporoparietal junction and extrastriate body area. *Journal of Neuroscience* 26 (31): 8074–81.

Asheim, Hansen B., and Eylert Brodtkorb. 2003. Partial epilepsy with "ecstatic" seizures. *Epilepsy & Behavior* 4 (6): 667–73.

Baethge, Christopher. 2002. Grief hallucinations: True or pseudo? Serious or not? An inquiry into psychopathological and clinical features of a common phenomenon. *Psychopathology* 35: 296–302.

Bartlett, Frederic C. 1932. *Remembering: A Study in Experimental and Social Psychology*. Cambridge: Cambridge University Press.（『想起の心理学――実験的社会的心理学における一研究』宇津木保・辻正三訳、誠信書房）

Baudelaire, Charles. 1860/1995. *Artificial Paradises*. New York: Citadel.（『人工楽園』渡邊一夫訳、角川文庫）

Berrios, German E. 1981. Delirium and confusion in the nineteenth century:

A conceptual history. *British Journal of Psychiatry* 139: 439–49.

Bexton, William H., Woodburn Heron, and T. H. Scott. 1954. Effects of decreased variation in the sensory environment. *Canadian Journal of Psychology* 8 (2): 70–76.

Birnbaum, Molly. 2011. *Season to Taste: How I Lost My Sense of Smell and Found My Way*. New York: Ecco / Harper Collins.（『アノスミア——わたしが嗅覚を失ってからとり戻すまでの物語』ニキリンコ訳、勁草書房）

Blanke, Olaf, Stephanie Ortigue, Alessandra Coeytaux, Marie-Dominique Martory, and Theodor Landis. 2003. Hearing of a presence. *Neurocase* 9 (4): 329–39.

Blanke, Olaf, Shahar Arzy, Margitta Seeck, Stephanie Ortigue, and Laurent Spinelli. 2006. Induction of an illusory shadow person. *Nature* 443: 287.

Bleuler, Eugen. 1911/1950. *Dementia Praecox; or, The Group of Schizophrenias*. Oxford: International Universities Press.（『早発性痴呆または精神分裂病群』飯田真ほか訳、医学書院）

Blodgett, Bonnie. 2010. *Remembering Smell: A Memoir of Losing—and Discovering—the Primal Sense*. New York: Houghton Mifflin Harcourt.

Blom, Jan Dirk. 2010. *A Dictionary of Hallucinations*. New York: Springer.

Blom, Jan Dirk, and Iris E. C. Sommer, eds. 2012. *Hallucinations: Research and Practice*. New York: Springer.

Bonnet, Charles. 1760. *Essai analytique sur les facultés de l'âme*. Copenhagen: Freres Cl. & Ant. Philibert.

Boroojerdi, Babak, Khalaf O. Bushara, Brian Corwell, Ilka Immisch, Fortunato Battaglia, Wolf Muellbacher, and Leonardo G. Cohen. 2000. Enhanced excitability of the human visual cortex induced by short-term light deprivation. *Cerebral Cortex* 10: 529–34.

Botvinick, Matthew, and Jonathan Cohen. 1998. Rubber hands "feel" touch that eyes see. *Nature* 391: 756.

Brady, John Paul, and Eugene E. Levitt. 1966. Hypnotically induced visual hallucinations. *Psychosomatic Medicine* 28 (4): 351–63.

Brann, Eva. 1993. *The World of the Imagination: Sum and Substance*. Lanham, MD: Rowman & Littlefield.

Brewin, Chris, and Steph J. Hellawell. 2004. A comparison of flashbacks and ordinary autobiographical memories of trauma: Content and language. *Behaviour Research and Therapy* 42 (1): 1–12.

Brierre de Boismont, A. 1845. *Hallucinations; or, The Rational History of Apparitions, Visions, Dreams, Ecstasy, Magnetism and Somnambulism*. First English edition, 1853. Philadelphia: Lindsay and Blakiston.

Brock, Samuel. 1928. Idiopathic narcolepsy, cataplexia and catalepsy associated with an unusual hallucination: A case report. *Journal of Nervous and Mental Disease* 68 (6): 583–90.

Brugger, Peter. 2012. Phantom limb, phantom body, phantom self. A phenomenology of "body hallucinations." In *Hallucinations: Research and Practice*, ed. Jan Dirk Blom and Iris E. C. Sommer. New York: Springer.

Brugger, Peter, R. Agosti, M. Regard, H. G. Wieser, and T. Landis. 1994. Heautoscopy, epilepsy, and suicide. *Journal of Neurology, Neurosurgery and Psychiatry* 57: 838–39.

Burke, William. 2002. The neural basis of Charles Bonnet hallucinations: A hypothesis. *Journal of Neurology, Neurosurgery and Psychiatry* 73: 535–41.

Carlson, Laurie Winn. 1999. *A Fever in Salem: A New Interpretation of the New England Witch Trials*. Chicago: Ivan R. Dee.

Cheyne, J. Allan. 2001. The ominous numinous: Sensed presence and "other" hallucinations. *Journal of Consciousness Studies* 8 (5–7): 133–50.

———. 2003. Sleep paralysis and the structure of waking-nightmare hallucinations. *Dreaming* 13 (3): 163–79.

Cheyne, J. Allan, Steve D. Rueffer, and Ian R. Newby-Clark. 1999. Hypnagogic and hypnopompic hallucinations during sleep paralysis: Neurological and cultural construction of the night-mare. *Consciousness and Cognition* 8 (3): 319–37.

Chodoff, Paul. 1963. Late effects of the concentration camp syndrome. *Archives of General Psychiatry* 8 (4): 323–33.

Cogan, David G. 1973. Visual hallucinations as release phenomena. *Albrecht von Graefes Archiv für klinische und experimentelle Ophthalmologie* 188 (2): 139–50.

Cole, Jonathan, Oliver Sacks, and Ian Waterman. 2000. On the immunity principle: A view from a robot. *Trends in Cognitive Sciences* 4 (5): 167.

Cole, Jonathan, Simon Crowle, Greg Austwick, and David Henderson Slater. 2009. Exploratory findings with virtual reality for phantom limb pain; from stump motion to agency and analgesia. *Disability and Rehabilitation* 31

(10): 846–54.
Cole, Monroe. 1999. When the left brain is not right the right brain may be left: Report of personal experience of occipital hemianopia. *Journal of Neurology, Neurosurgery and Psychiatry* 67: 169–73.
Critchley, Macdonald. 1939. Neurological aspect of visual and auditory hallucinations. *British Medical Journal* 2 (4107): 634–39.
———. 1951. Types of visual perseveration: "Paliopsia" and "illusory visual spread." *Brain* 74: 267–98.
———. 1967. Migraine: From Cappadocia to Queen Square. In *Background to Migraine*, ed. Robert Smith. London: William Heinemann.

Daly, David. 1958. Uncinate fits. *Neurology* 8: 250–60.
Davies, Owen. 2003. The nightmare experience, sleep paralysis, and witchcraft accusations. *Folklore* 114 (2): 181–203.
Davis, Wade. 2011. *Into the Silence: The Great War, Mallory, and the Conquest of Everest*. New York: Knopf.
de Morsier, G. 1967. Le syndrome de Charles Bonnet: Hallucinations visuelles des vieillards sans déficience mentale. *Annales Médico-Psychologiques* 125: 677–701.
Dening, T. R., and German E. Berrios. 1994. Autoscopic phenomena. *British Journal of Psychiatry* 165: 808–17.
De Quincey, Thomas. 1822. *Confessions of an English Opium-Eater*. London: Taylor and Hessey.（『阿片常用者の告白』野島秀勝訳、岩波文庫）
Descartes, René. 1641/1960. *Meditations on First Philosophy*. New York: Prentice Hall.（『省察』山田弘明訳、ちくま学芸文庫）
Devinsky, Orrin. 2009. Norman Geschwind: Influence on his career and comments on his course on the neurology of behavior. *Epilepsy & Behavior* 15 (4): 413–16.
Devinsky, Orrin, and George Lai. 2008. Spirituality and religion in epilepsy. *Epilepsy & Behavior* 12 (4): 636–43.
Devinsky, Orrin, Edward Feldman, Kelly Burrowes, and Edward Bromfield. 1989. Autoscopic phenomena with seizures. *Archives of Neurology* 46 (10): 1080–88.
Devinsky, O., L. Davachi, C. Santchi, B. T. Quinn, B. P. Staresina, and T. Thesen. 2010. Hyperfamiliarity for faces. *Neurology* 74 (12): 970–74.

Dewhurst, Kenneth, and A. W. Beard. 1970. Sudden religious conversions in temporal lobe epilepsy. *British Journal of Psychiatry* 117: 497–507.

Dewhurst, Kenneth, and John Pearson. 1955. Visual hallucinations of the self in organic disease. *Journal of Neurology, Neurosurgery, and Psychiatry* 18: 53–57.

Dickens, Charles. 1861. *Great Expectations*. London: Chapman and Hall.（『大いなる遺産』山西英一訳、新潮文庫）

Dostoevsky, Fyodor M. 1869/2002. *The Idiot*. New York: Everyman's Library.（『白痴』望月哲男訳、河出文庫）

———. 1846/2005. *The Double* and *The Gambler*. New York: Everyman's Library.（『二重人格』小沼文彦訳、岩波文庫）

Draaisma, Douwe. 2009. *Disturbances of the Mind*. New York: Cambridge University Press.（『アルツハイマーはなぜアルツハイマーになったのか――病名になった人々の物語』鈴木晶訳、講談社）

Ebin, David, ed. 1961. *The Drug Experience: First-Person Accounts of Addicts, Writers, Scientists and Others*. New York: Orion.

Efron, Robert. 1956. The effect of olfactory stimuli in arresting uncinate fits. *Brain* 79 (2): 267–81.

Ehrsson, H. Henrik. 2007. The experimental induction of out-of-body experiences. *Science* 317 (5841): 1048.

Ehrsson, H. Henrik, Charles Spence, and Richard E. Passingham. 2004. That's my hand! Activity in the premotor cortex reflects feeling of ownership of a limb. *Science* 305 (5685): 875–77.

Ehrsson, H. Henrik, Nicholas P. Holmes, and Richard E. Passingham. 2005. Touching a rubber hand: Feeling of body ownership is associated with activity in multisensory brain areas. *Journal of Neuroscience* 25 (45): 10564–73.

Ellis, Havelock. 1898. Mescal: A new artificial paradise. *Contemporary Review* 73: 130–41 (reprinted in the Smithsonian Institution Annual Report 1898, pp. 537–48).

Escher, Sandra, and Marius Romme. 2012. The hearing voices movement. In *Hallucinations: Research and Practice*, ed. Jan Dirk Blom and Iris E. C. Sommer. New York: Springer.

Fénelon, Gilles, Florence Mahieux, Renaud Huon, and Marc Ziégler. 2000. Hallucinations in Parkinson's disease: Prevalence, phenomenology and risk factors. *Brain* 123 (4): 733–45.

ffytche, Dominic H. 2007. Visual hallucinatory syndromes: Past, present, and future. *Dialogues in Clinical Neuroscience* 9: 173–89.

———. 2008. The hodology of hallucinations. *Cortex* 44: 1067–83.

ffytche, D. H., R. J. Howard, M. J. Brammer, A. David, P. Woodruff, and S. Williams. 1998. The anatomy of conscious vision: An fMRI study of visual hallucinations. *Nature Neuroscience* 1 (8): 738–42.

Foote-Smith, Elizabeth, and Lydia Bayne. 1991. Joan of Arc. *Epilepsia* 32 (6): 810–15.

Freud, Sigmund. 1891/1953. *On Aphasia: A Critical Study*. Oxford: International Universities Press.（『失語症の理解にむけて——批判的研究』中村靖子訳、『フロイト全集１』岩波書店に収録）

———. 1901/1990. *The Psychopathology of Everyday Life*. New York: Norton.（『日常生活の精神病理学』高田珠樹訳、『フロイト全集７』岩波書店に収録）

Freud, Sigmund, and Josef Breuer. 1895/1991. *Studies on Hysteria*. New York: Penguin.（『ヒステリー研究』金関猛訳、ちくま学芸文庫）

Friedman, Diane Broadbent. 2008. *A Matter of Life and Death: The Brain Revealed by the Mind of Michael Powell*. Bloomington, IN: AuthorHouse.

Fuller, G. N., and R. J. Guiloff. 1987. Migrainous olfactory hallucinations. *Journal of Neurology, Neurosurgery and Psychiatry* 50: 1688–90.

Fuller, John Grant. 1968. *The Day of St. Anthony's Fire*. New York: Macmillan.

Funk, Marion, Maggie Shiffrar, and Peter Brugger. Hand movement observation by individuals born without hands: Phantom limb experience constrains visual limb perception. *Experimental Brain Research* 164 (3): 341–46.

Galton, Francis. 1883. *Inquiries into Human Faculty*. London: Macmillan.

Gastaut, Henri, and Benjamin G. Zifkin. 1984. Ictal visual hallucinations of numerals. *Neurology* 34 (7): 950–53.

Gélineau, J. B. E. 1880. De la narcolepsie. *Gazette des hôpitaux* 54: 635–37.

Geschwind, Norman. 1984. Dostoievsky's epilepsy. In *Psychiatric Aspects of Epilepsy*, ed. Dietrich Blumer (pp. 325–33). Washington, D.C.: American

Psychiatric Press.

———. 2009. Personality changes in temporal lobe epilepsy. *Epilepsy & Behavior* 15: 425–33.

Gilbert, Martin. 1997. *The Boys: The Story of 732 Young Concentration Camp Survivors*. New York: Holt.

Gowers, W. R. 1881. *Epilepsy and Other Chronic Convulsive Diseases: Their Causes, Symptoms and Treatment*. London: Churchill.

———. 1907. *The Border-land of Epilepsy*. London: Churchill.

Green, Celia. 1968. *Out-of-the-Body Experiences*. Oxford: Institute of Psychophysical Research.

Gurney, Edmund, F. W. H. Myers, and Frank Podmore. 1886. *Phantasms of the Living*. London: Trubner & Co.

Hayes, Bill. 2001. *Sleep Demons: An Insomniac's Memoir*. New York: Washington Square.

Hayter, Alethea. 1998. *Opium and the Romantic Imagination: Addiction and Creativity in De Quincey, Coleridge, Baudelaire and Others*. New York: HarperCollins.

Heins, Terry, A. Gray, and M. Tennant. 1990. Persisting hallucinations following childhood sexual abuse. *Australian and New Zealand Journal of Psychiatry* 24: 561–65.

Hobson, Allan. 1999. *Dreaming as Delirium: How the Brain Goes Out of Its Mind*. Cambridge, MA: MIT Press.（『夢に迷う脳——夜ごと心はどこへ行く?』池谷香訳、朝日出版社）

Holmes, Douglas S., and Louis W. Tinnin. 1995. The problem of auditory hallucinations in combat PTSD. *Traumatology* 1 (2): 1–7.

Hughes, Robert. 2006. *Goya*. New York: Knopf.

Hustvedt, Siri. 2008. Lifting, lights, and little people. In *Migraines: Perspectives on a Headache* (blog). *New York Times*, February 17, 2008. http://migraine.blogs.nytimes.com/2008/02/17/lifting-lights-and-little-people/.

Huxley, Aldous. 1952. *The Devils of Loudon*. London: Chatto & Windus.（『ルーダンの悪魔』中山容・丸山美知代訳、人文書院）

———. 1954. "*The Doors of Perception*" and "*Heaven and Hell*." New York: Harper & Row.（『知覚の扉・天国と地獄』今村光一訳、河出書房新社）

Jackson, John Hughlings. 1925. *Neurological Fragments*. London: Oxford Medical.

———. 1932. *Selected Writings*. Vol. 2, ed. James Taylor, Gordon Holmes, and F. M. R. Walshe. London: Hodder and Stoughton.

Jackson, John Hughlings, and W. S. Colman. 1898. Case of epilepsy with tasting movements and "dreamy state"—very small patch of softening in the left uncinate gyrus. *Brain* 21 (4): 580–90.

Jaffe, Ruth. 1968. Dissociative phenomena in former concentration camp inmates. *International Journal of Psycho-Analysis* 49: 310–12.

James, William. 1887. The consciousness of lost limbs. *Proceedings of the American Society for Psychical Research* 1 (3): 249–58.

———. 1890. *The Principles of Psychology*. London: Macmillan.（縮約版の邦訳に『心理学』今田寛訳、岩波文庫がある）

———. 1896/1984. *William James on Exceptional Mental States: The 1896 Lowell Lectures*, ed. Eugene Taylor. Amherst: University of Massachusetts Press.

———. 1902. *The Varieties of Religious Experience: A Study in Human Nature*. London: Longmans, Green.（『宗教的経験の諸相』桝田啓三郎訳、岩波文庫）

Jaynes, Julian. 1976. *The Origin of Consciousness in the Breakdown of the Bicameral Mind*. New York: Houghton Mifflin.（『神々の沈黙——意識の誕生と文明の興亡』柴田裕之訳、紀伊國屋書店）

Jones, Ernest. 1951. *On the Nightmare*. New York: Grove Press.

Kaplan, Fred. 1992. *Henry James: The Imagination of Genius*. Baltimore: Johns Hopkins University Press.

Keynes, John Maynard. 1949. *Two Memoirs: "Dr. Melchior, a Defeated Enemy" and "My Early Beliefs."* London: Rupert Hart-Davis.

Klüver, Heinrich. 1928. *Mescal: The "Divine" Plant and Its Psychological Effects*. London: Kegan Paul, Trench, Trübner.

———. 1942. Mechanisms of hallucinations. In *Studies in Personality*, ed. Q. McNemar and M. A. Merrill (pp. 175–207). New York: McGraw-Hill.

Kraepelin, Emil. 1904. *Lectures on Clinical Psychiatry*. New York: William Wood.

La Barre, Weston. 1975. Anthropological perspectives on hallucination and hallucinogens. In *Hallucinations: Behavior, Experience, and Theory*, ed. R. K. Siegel and L. J. West (pp. 9–52). New York: John Wiley & Sons.

Lance, James. 1976. Simple formed hallucinations confined to the area of a specific visual field defect. *Brain* 99 (4): 719–34.

Landis, Basile N., and Pierre R. Burkhard. 2008. Phantosmias and Parkinson disease. *Archives of Neurology* 65 (9): 1237–39.

Leaning, F. E. 1925. An introductory study of hypnagogic phenomena. *Proceedings of the Society for Psychical Research* 35: 289–409.

Leiderman, Herbert, Jack H. Mendelson, Donald Wexler, and Philip Solomon. 1958. Sensory deprivation: Clinical aspects. *Archives of Internal Medicine* 101: 389–96.

Leudar, Ivan, and Philip Thomas. 2000. *Voices of Reason, Voices of Madness: Studies of Verbal Hallucinations*. London: Routledge.

Lewin, Louis. 1886/1964. *Phantastica: Narcotic and Stimulating Drugs*. London: Routledge & Kegan Paul.

Lhermitte, Jean. 1922. Syndrome de la calotte du pédoncule cerebral: Les troubles psycho-sensoriels dans les lésions du mésocéphale. *Revue Neurologique* (Paris) 38: 1359–65.

———. 1951. Visual hallucinations of the self. *British Medical Journal* 1 (4704): 431–34.

Lippman, Caro W. 1952. Certain hallucinations peculiar to migraine. *Journal of Nervous and Mental Disease* 116 (4): 346–51.

Liveing, Edward. 1873. *On Megrim, Sick-Headache, and Some Allied Disorders: A Contribution to the Pathology of Nerve-Storms*. London: J. & A. Churchill.

Luhrmann, T. M. 2012. *When God Talks Back: Understanding the American Evangelical Relationship with God*. New York: Knopf.

Macnish, Robert. 1834. *The Philosophy of Sleep*. New York: D. Appleton.

Maupassant, Guy de. 1903. *Short Stories of the Tragedy and Comedy of Life*. Akron, OH: St. Dunstan Society.（本文で触れられる「オルラ」は青柳瑞穂訳で『怪奇小説精華』東雅夫編、ちくま文庫に収録）

Maury, Louis Ferdinand Alfred. 1848. Des hallucinations hypnagogiques, ou des erreurs des sens dans l'état intermediaire entre la veille et le sommeil.

Annales medico-psychologiques du système nerveux 11: 26–40.

Mavromatis, Andreas. 1991. *Hypnagogia: The Unique State of Consciousness Between Wakefulness and Sleep*. London: Routledge.

Mayeux, Richard, and D. Frank Benson. Phantom limb and multiple sclerosis. *Neurology* 29: 724–26.

McGinn, Colin. 2006. *Mindsight: Image, Dream, Meaning*. Cambridge, MA: Harvard University Press.（『マインドサイト――イメージ・夢・妄想』五十嵐靖博・荒川直哉訳、青土社）

McKellar, Peter, and Lorna Simpson. 1954. Between wakefulness and sleep: Hypnagogic imagery. *British Journal of Psychology* 45 (4): 266–76.

Melville, Herman. 1851. *Moby-Dick; or, The Whale*. New York: Harper and Brothers.（『白鯨』八木敏雄訳、岩波文庫）

Merabet, Lotfi B., Denise Maguire, Aisling Warde, Karin Alterescu, Robert Stickgold, and Alvaro Pascual-Leone. 2004. Visual hallucinations during prolonged blindfolding in sighted subjects. *Journal of Neuro-Ophthalmology* 24 (2): 109–13.

Merzenich, Michael. 1998. Long-term change of mind. *Science* 282 (5391): 1062–63.

Mitchell, Silas Weir. 1866. The case of George Dedlow. *Atlantic Monthly*.

———. 1872/1965. *Injuries of Nerves and Their Consequences*. New York: Dover.

———. 1896. Remarks on the effects of *Anhelonium lewinii* (the mescal button). *British Medical Journal* 2 (1875): 1624–29.

Mitchell, Silas Weir, William Williams Keen, and George Read Morehouse. 1864. *Reflex Paralysis*. Washington, D.C.: Surgeon General's Office.

Mogk, Lylas G., and Marja Mogk. 2003. *Macular Degeneration: The Complete Guide to Saving and Maximizing Your Sight*. New York: Ballantine Books.（『豊かに老いる眼――黄斑変性とともに生きる』田野保雄監訳・関恒子訳、文光堂）

Mogk, Lylas G., Anne Riddering, David Dahl, Cathy Bruce, and Shannon Brafford. 2000. Charles Bonnet syndrome in adults with visual impairments from age-related macular degeneration. In *Vision Rehabilitation (Assessment, Intervention and Outcomes)*, ed. Cynthia Stuen et al. (pp. 117–19). Downingtown, PA: Swets and Zeitlinger.

Moody, Raymond A. 1975. *Life After Life: The Investigation of a*

Phenomenon—Survival of Bodily Death. Atlanta: Mockingbird Books.（『かいまみた死後の世界』中山善之訳、評論社）

Moreau, Jacques Joseph. 1845/1973. *Hashish and Mental Illness*. New York: Raven Press.

Myers, F. W. H. 1903. *Human Personality and Its Survival of Bodily Death*. London: Longmans, Green.

Nabokov, Vladimir. 1966. *Speak, Memory: An Autobiography Revisited*. New York: McGraw-Hill.（『ナボコフ自伝——記憶よ、語れ』大津栄一郎訳、晶文社）

Nasrallah, Henry A. 1985. The unintegrated right cerebral hemispheric consciousness as alien intruder: A possible mechanism for Schneiderian delusions in schizophrenia. *Comprehensive Psychiatry* 26 (3): 273–82.

Nelson, Kevin. 2011. *The Spiritual Doorway in the Brain: A Neurologist's Search for the God Experience*. New York: Dutton.（『死と神秘と夢のボーダーランド——死ぬとき、脳はなにを感じるか』小松淳子訳、インターシフト）

Newberg, Andrew B., Nancy Wintering, Mark R. Waldman, Daniel Amen, Dharma S. Khalsa, and Abass Alavi. 2010. Cerebral blood flow differences between long-term meditators and non-meditators. *Consciousness and Cognition* 19 (4): 899–905.

Omalu, Bennet, Jennifer L. Hammers, Julian Bailes, Ronald L. Hamilton, M. Ilyas Kamboh, Garrett Webster, and Robert P. Fitzsimmons. 2011. Chronic traumatic encephalopathy in an Iraqi war veteran with posttraumatic stress disorder who committed suicide. *Neurosurgical Focus* 31 (5): E3.

Otten, Erna. 1992. Phantom limbs [letter to the editor and reply from Oliver Sacks]. *New York Review of Books* 39 (3): 45–46.

Parkinson, James. 1817. *An Essay on the Shaking Palsy*. London: Whittingham and Bowland.

Penfield, Wilder, and Phanor Perot. 1963. The brain's record of auditory and visual experience. *Brain* 86 (4): 596–696.

Peters, J. C. 1853. *A Treatise on Headache*. New York: William Radde.

Podoll, Klaus, and Derek Robinson. 2008. *Migraine Art: The Migraine*

Experience from Within. Berkeley, CA: North Atlantic Books.

Poe, Edgar Allan. 1902. *The Complete Works of Edgar Allan Poe*. New York: G. P. Putnam's Sons.（『ポオ小説全集１〜４』阿部知二ほか訳、創元推理文庫）

Poeck, K. 1964. Phantoms following amputation in early childhood and in congenital absence of limbs. *Cortex* 1 (3): 269–74.

Ramachandran, V. S. 2012. *The Tell-Tale Brain*. New York: W. W. Norton.（『脳のなかの天使』山下篤子訳、角川書店）

Ramachandran, V. S., and W. Hirstein. 1998. The perception of phantom limbs. *Brain*. 121(9): 1603–30.

Rees, W. Dewi. 1971. The hallucinations of widowhood. *British Medical Journal* 4: 37–41.

Richards, Whitman. 1971. The fortification illusions of migraines. *Scientific American* 224 (5): 88–96.

Riddoch, George. 1941. Phantom limbs and body shape. *Brain* 4 (4): 197–222.

Rosenhan, D. L. 1973. On being sane in insane places. *Science* 179 (4070): 250–58.

Sacks, Oliver. 1970. *Migraine*. Berkeley: University of California Press.（『サックス博士の片頭痛大全』春日井晶子・大庭紀雄訳、ハヤカワ文庫）

———. 1973. *Awakenings*. New York: Doubleday.（『レナードの朝』春日井晶子訳、ハヤカワ文庫）

———. 1984. *A Leg to Stand On*. New York: Summit Books.（『左足をとりもどすまで』金沢泰子訳、晶文社）

———. 1985. *The Man Who Mistook His Wife for a Hat*. New York: Summit Books.（『妻を帽子とまちがえた男』高見幸郎・金沢泰子訳、ハヤカワ文庫）

———. 1992. Phantom faces. *British Medical Journal* 304: 364.

———. 1995. *An Anthropologist on Mars*. New York: Knopf.（『火星の人類学者——脳神経科医と７人の奇妙な患者』吉田利子訳、ハヤカワ文庫）

———. 1996. *The Island of the Colorblind*. New York: Knopf.（『色のない島へ——脳神経科医のミクロネシア探訪記』大庭紀雄監訳・春日井晶子訳、ハヤカワ文庫）

———. 2004. In the river of consciousness. *New York Review of Books*, January 15, 2004.

———. 2004. Speed. *New Yorker*, August 23, 2004, 60–69.

———. 2007. *Musicophilia: Tales of Music and the Brain*. New York: Knopf.（『音楽嗜好症《ミュージコフィリア》——脳神経科医と音楽に憑かれた人々』大田直子訳、ハヤカワ文庫）

———. 2010. *The Mind's Eye*. New York: Knopf.（『心の視力——脳神経科医と失われた視覚の世界』大田直子訳、早川書房）

Salzman, Mark. 2000. *Lying Awake*. New York: Knopf.

Santhouse, A. M., R. J. Howard, and D. H. ffytche. 2000. Visual hallucinatory syndromes and the anatomy of the visual brain. *Brain* 123: 2055–64.

Scatena, Paul. 1990. Phantom representations of congenitally absent limbs. *Perceptual and Motor Skills* 70: 1227–32.

Schneck, J. M. S. 1989. Weir Mitchell's visual hallucinations as a grief reaction. *American Journal of Psychiatry* 146 (3): 409.

Schultes, Richard Evans, and Albert Hofmann. 1992. *Plants of the Gods: Their Sacred, Healing and Hallucinogenic Powers*. Rochester, VT: Healing Arts Press.（『図説快楽植物大全』鈴木立子訳、東洋書林）

Shanon, Benny. 2002. *The Antipodes of the Mind: Charting the Phenomenology of the Ayahuasca Experience*. Oxford: Oxford University Press.

Shengold, Leonard. 2006. *Haunted by Parents*. New Haven: Yale University Press.

Shermer, Michael. 2005. Abducted! *Scientific American* 292: 34.

———. 2011. *The Believing Brain: From Ghosts and Gods to Politics and Conspiracies—How We Construct Beliefs and Reinforce Them as Truths*. New York: Times Books.

Shively, Sharon B., and Daniel P. Perl. 2012. Traumatic brain injury, shell shock, and posttraumatic stress disorder in the military—past, present, and future. *Journal of Head Trauma Rehabilitation*, in press.

Siegel, Ronald K. 1977. Hallucinations. *Scientific American* 237 (4): 132–40.

———. 1984. Hostage hallucinations: Visual imagery induced by isolation and life-threatening stress. *Journal of Nervous and Mental Disease* 172 (5): 264–72.

Siegel, Ronald K., and Murray E. Jarvik. 1975. Drug-induced hallucinations in animals and man. In *Hallucinations: Behavior, Experience, and Theory*, ed. R. K. Siegel and L. J. West (pp. 81–162). New York: John Wiley & Sons.

Siegel, Ronald K., and Louis Jolyon West. 1975. *Hallucinations: Behavior,*

Experience, and Theory. New York: John Wiley & Sons.

Simpson, Joe. 1988. *Touching the Void*. New York: HarperCollins.（『死のクレバス――アンデス氷壁の遭難』中村輝子訳、岩波現代文庫）

Sireteanu, Ruxandra, Viola Oertel, Harald Mohr, David Linden, and Wolf Singer. 2008. Graphical illustration and functional neuroimaging of visual hallucinations during prolonged blindfolding: A comparison to visual imagery. *Perception* 37: 1805–21.

Smith, Daniel B. 2007. *Muses, Madmen, and Prophets: Hearing Voices and the Borders of Sanity*. New York: Penguin.

Society for Psychical Research. 1894. Report on the census of hallucinations. *Proceedings of the Society for Psychical Research* 10: 25–422.

Spinoza, Benedict. 1883/1955. *On the Improvement of the Understanding, The Ethics, and Correspondence*. Vol. 2. New York: Dover.（『知性改善論』畠中尚志訳、岩波文庫；『エチカ』畠中尚志訳、岩波文庫；『スピノザ往復書簡集』畠中尚志訳、岩波文庫）

Stevens, Jay. 1998. *Storming Heaven: LSD and the American Dream*. New York: Grove.

Strindberg, August. 1898/1962. *Inferno*. London: Hutchinson.（『地獄』西田正一訳、『世界文学全集第 20 巻　ストリンドベリ篇』河出書房新社に収録）

Swartz, Barbara E., and John C. M. Brust. 1984. Anton's syndrome accompanying withdrawal hallucinosis in a blind alcoholic. *Neurology* 34 (7): 969.

Swash, Michael. 1979. Visual perseveration in temporal lobe epilepsy. *Journal of Neurology, Neurosurgery, and Psychiatry* 42 (6): 569–71.

Taylor, David C., and Susan M. Marsh. 1980. Hughlings Jackson's Dr Z: The paradigm of temporal lobe epilepsy revealed. *Journal of Neurology, Neurosurgery, and Psychiatry* 43: 758–67.

Teunisse, Robert J., F. G. Zitman, J. R. M. Cruysberg, W. H. L. Hoefnagels, and A. L. M. Verbeek. 1996. Visual hallucinations in psychologically normal people: Charles Bonnet's syndrome. *Lancet* 347 (9004): 794–97.

Thorpy, Michael J., and Jan Yager. 2001. *The Encyclopedia of Sleep and Sleep Disorders*. 2nd ed. New York: Facts on File.

Van Bogaert, Ludo. 1927. Peduncular hallucinosis. *Revue neurologique*. 47: 608–17.

Vygotsky, L. S. 1962. *Thought and Language*, ed. Eugenia Hanfmann and Gertrude Vahar. Cambridge, MA: MIT Press and John Wiley & Sons. Original Russian edition published in 1934.（『思考と言語』柴田義松訳、新読書社）

Watkins, John. 1998. *Hearing Voices: A Common Human Experience*. Melbourne: Hill of Content.

Waugh, Evelyn. 1957. *The Ordeal of Gilbert Pinfold*. Boston: Little, Brown.（『ピンフォールドの試練』吉田健一訳、『世界の文学（イギリス編）』川村二郎ほか編、集英社に収録）

Weissman, Judith. 1993. *Of Two Minds: Poets Who Hear Voices*. Hanover, NH: Wesleyan University Press / University Press of New England.

Wells, H. G. 1927. *The Short Stories of H. G. Wells*. London: Ernest Benn.（本文中で触れられる「蛾」は『モロー博士の島：他九篇』橋本槇矩・鈴木万里訳、岩波文庫に収録）

West, L. Jolyon, ed. 1962. *Hallucinations*. New York: Grune & Stratton.

Wigan, A. L. 1844. *A New View of Insanity: The Duality of the Mind Provided by the Structure, Functions, and Diseases of the Brain*. London: Longman, Brown, Green, and Longmans.

Wilson, Edmund. 1990. *Upstate: Records and Recollections of Northern New York*. Syracuse: Syracuse University Press.

Wilson, S. A. Kinnier. 1940. *Neurology*. London: Edward Arnold.

Wittgenstein, Ludwig. 1975. *On Certainty*. Malden, MA: Blackwell.（『確実性の問題』黒田亘・菅豊彦訳、『ウィトゲンシュタイン全集 9』大修館書店に収録）

Zamboni, Giovanna, Carla Budriesi, and Paolo Nichelli. 2005. "Seeing oneself": A case of autoscopy. *Neurocase* 11 (3): 212–15.

Zubek, John P., ed. 1969. *Sensory Deprivation: Fifteen Years of Research*. New York: Meredith.

Zubek, John P., Dolores Pushkar, Wilma Sansom, and J. Gowing. 1961. Perceptual changes after prolonged sensory isolation (darkness and silence). *Canadian Journal of Psychology* 15 (2): 83–100.

引用クレジット

以下の刊行物の引用許可をいただいたことに対し感謝する。
Grateful acknowledgment is made to the following for permission to reprint previously published material:

American Academy of Neurology: Excerpt from "Anton's Syndrome Accompanying Withdrawal Hallucinosis in a Blind Alcoholic" by Barbara E. Swartz and John C. M. Brust from *Neurology* 34 (1984). Reprinted by permission of the American Academy of Neurology as administered by Walters Kluwer Health Medical Research.

American Psychiatric Publishing: Excerpt from "Weir Mitchell's Visual Hallucinations as a Grief Reaction" by Jerome S. Schneck, M.D., from *American Journal of Psychiatry* (1989). Copyright © 1989 by *American Journal of Psychiatry.* Reprinted by permission of American Psychiatric Publishing a division of American Psychiatric Association.

BMJ Publishing Group Ltd.: Excerpt from "Heautoscopy, Epilepsy and Suicide" by P. Brugger, R. Agosti, M. Regard, H. G. Wieser and T. Landis from *Journal of Neurology, Neurosurgery and Psychiatry*. July 1, 1994. Reprinted by permission of BMJ Publishing Group Ltd. as administered by the Copyright Clearance Center.

Cambridge University Press: Excerpts from *Disturbances of the Mind* by Douwe Draaisma, translated by Barbara Fasting. Copyright © 2009 by Douwe Draaisma. Reprinted by permission of Cambridge University Press.

Canadian Psychological Association: Excerpt from "Effects of Decreased Variation in the Sensory Environment" by W. H. Bexton, W. Heron and T. H. Scott from *Canadian Journal of Psychology* (1954). Copyright © 1954 by Canadian Psychological Association. Excerpt from "Perceptual Changes after Prolonged Sensory Isolation (Darkness and Silence)" by John P.

Zubek, Dolores Pushkar, Wilma Sansom and J. Gowing from *Canadian Journal of Psychology* (1961). Copyright © 1961 by Canadian Psychological Association. Reprinted by permission of Canadian Psychological Association.

Elsevier Limited: Excerpt from "Migraine: From Cappadocia to Queen Square" in *Background to Migraine*, edited by Robert Smith (London: William Heinemann, 1967). Reprinted by permission of Elsevier Limited.

The New York Times: Excerpts from "Lifting, Lights, and Little People" by Siri Hustvedt from *The New York Times Blog*, February 17, 2008. Reprinted by permission of *The New York Times* as administered by PARS International Corp.

Oxford University Press: Excerpt from "Dostoiewski's Epilepsy" by T. Alajouanine from *Brain*, June 1, 1963. Reprinted by permission of Oxford University Press as administered by Copyright Clearance Center.

Royal College of Psychiatrists: Excerpt from "Sudden Religious Conversion in Temporal Lobe Epilepsy" by Kenneth Dewhurst and A. W. Beard from *British Journal of Psychiatry* 117 (1970). Reprinted by permission of the Royal College of Psychiatrists.

Scientific American: Excerpt from "Abducted!" by Michael Shermer from *Scientific American* 292 (2005). Copyright © 2005 by Scientific American, Inc. All rights reserved. Reprinted by permission of *Scientific American*.

Vintage Books: Excerpts from *Speak, Memory* by Vladimir Nabokov, copyright © 1947, 1948, 1949, 1950, 1951, 1967, copyright renewed 1994 by the Estate of Vladimir Nabokov. Used by permission of Vintage Books, a division of Random House, Inc.

本書は、二〇一四年十月に早川書房より単行本
として刊行された『見てしまう人びと——幻覚
の脳科学』を改題・文庫化したものです。

訳者略歴　翻訳家　東京大学文学部社会心理学科卒　訳書にサックス『道程――オリヴァー・サックス自伝』『音楽嗜好症（ミュージコフィリア）』，イーグルマン『あなたの脳のはなし』，リドレー『繁栄』（共訳），ドーキンス『ドーキンス博士が教える「世界の秘密」』（以上早川書房刊）ほか多数

HM=Hayakawa Mystery
SF=Science Fiction
JA=Japanese Author
NV=Novel
NF=Nonfiction
FT=Fantasy

幻覚《げんかく》の脳科学《のうかがく》
見てしまう人びと

〈NF519〉

二〇一八年三月二十日　印刷
二〇一八年三月二十五日　発行
（定価はカバーに表示してあります）

著者　オリヴァー・サックス
訳者　大《おお》田《た》直《なお》子《こ》
発行者　早川浩
発行所　株式会社　早川書房
郵便番号　一〇一‐〇〇四六
東京都千代田区神田多町二ノ二
電話　〇三‐三二五二‐三一一一（大代表）
振替　〇〇一六〇‐三‐四七七九九
http://www.hayakawa-online.co.jp

乱丁・落丁本は小社制作部宛お送り下さい。
送料小社負担にてお取りかえいたします。

印刷・精文堂印刷株式会社　製本・株式会社フォーネット社
Printed and bound in Japan
ISBN978-4-15-050519-6 C0147

本書は活字が大きく読みやすい〈トールサイズ〉です。